WALKER EVANS AMERIKA

Bilder aus den Jahren der Depression

Herausgegeben von Michael Brix und Birgit Mayer

Mit einem Text von Michael Brix

Schirmer/Mosel

Die Erstausgabe dieses Buches erschien anläßlich der Ausstellung
»Walker Evans – Amerika«, die vom 15. August bis
15. Oktober 1990 in der Städtischen Galerie im
Lenbachhaus München gezeigt wurde.

Die Reproduktion der FSA-Photographien von Walker Evans
erfolgt mit freundlicher Genehmigung der Library of Congress,
Washington, D. C.; die Reproduktion aller übrigen Photographien
von Walker Evans erfolgt mit freundlicher Genehmigung des
Estate of Walker Evans, Bethany, Conn.

Die Deutsche Bibliothek - CIP-Einheitsaufnahme
Evans, Walker: Amerika / Walker Evans. Hrsg. von Michael Brix und Birgit Mayer.
Mit einem Text von Michael Brix. - München; Paris; London: Schirmer/Mosel, 1997
ISBN 3-88814-830-0
NE: Brix, Michael [Mitarb.]

Lithos: O. R. T. Kirchner & Graser, Berlin
Satz: Typ-O-Graph, München
Reprinted in 1997 by EBS Verona, Italy

ISBN 3-88814-830-0
Eine Schirmer / Mosel Produktion
Programminformation Internet: http://www.schirmer-mosel.de

Inhalt

Vorwort der Herausgeber

Die erste Begegnung mit Walker Evans war für uns ein ästhetisches Schlüsselerlebnis. Seine 1936, also vor mehr als einem halben Jahrhundert entstandenen Aufnahmen aus Hale County lösten nicht nur jene Betroffenheit aus, die als natürliche Reaktion auf Bilder von Armut gilt; wir empfanden sie auch – und trotzdem – als schön. Diese in der Dokumentarphotographie so seltene Synthese von historischer Wahrheit und künstlerischer Verdichtung machte uns neugierig. Wir begannen Evans-Photographien zusammenzutragen und uns mit den Bedingungen ihrer Entstehung zu beschäftigen. Das hatte Folgen, die weiter reichten, als ursprünglich abzusehen und geplant war – bis hin zur großen Walker Evans-Retrospektive 1990 im Münchner Lenbachhaus.

Evans' Bilder eröffneten uns einen Einblick in ein komplexes und aufregendes Kapitel amerikanischer Kulturgeschichte, das heute wieder erstaunlich aktuell ist. Daß Evans in den USA als einer der »Heroen« der amerikanischen Photographie angesehen, gesammelt und gehandelt wird, war uns bewußt; er selbst hatte der musealen Existenz seiner Bilder den Weg bereitet. Überraschend war jedoch die Erfahrung, daß das derzeitige Evans-Revival vorrangig von Soziologen und Historikern getragen wird. Als Zeitzeuge und eigenwilliger Bildchronist der Großen Depression erweist sich Evans als Repräsentant eines Geschichtsbewußtseins, das noch immer Stoff zur Auseinandersetzung und Vergangenheitsbewältigung bietet. Seine stillen, scheinbar distanzierten Bilder von einfachen, armen Menschen und einfachen, alltäglichen Gegenständen berühren nachhaltig, so unser Eindruck, die Frage nach der kulturellen Identität Amerikas – eine Frage, die in den 30er Jahren von Künstlern und Politikern gemeinsam formuliert wurde und die sich heute mit veränderten Vorzeichen neu stellt. In diesem nur bedingt historisch definierten Rahmen tritt die Einzigartigkeit des künstlerischen Anspruchs von Evans um so deutlicher hervor.

In Europa war Walker Evans namentlich immer berühmt, sein photographisches Werk allerdings weitgehend unbekannt, sieht man von einigen, immer wieder reproduzierten Bildern ab. Sein Gesamtwerk und dessen vielschichtige Bedeutungen einem breiteren Publikum in Deutschland zu vermitteln, war das Ziel der Ausstellung und der begleitenden Publikation.

Ohne das Interesse, das Entgegenkommen und die Unterstützung vieler hätte weder die Ausstellung noch dieses Buch verwirklicht werden können. An erster Stelle danken wir Armin Zweite, dem Direktor der Städtischen Galerie im Lenbachhaus München, der die Ausstellung in seinem Museum ermöglichte, und John T. Hill, dem Verwalter des Estate of Walker Evans, der unser Projekt von Anfang an freundschaftlich unterstützt und durch vielfältige Anregungen gefördert hat. Unser Dank gilt ferner der Library of Congress, Washington, hier insbesondere Marita Stamey, Eva Shade, Tambra L. Johnson und Eveline S. Overmiller; Maria Morris Hambourg und Jeff L. Rosenheim vom Metropolitan Museum of Art, New York; Susan Kismaric vom Museum of Modern Art, New York; Julia Van Haaften und Mildred Wright von der New York Public Library; Paul Winkler, Walter Hopps und Susan Davidson von der Menil Collection, Houston; Peter C. Marzio, Anne Tucker und Maggie Olvey vom Museum of Fine Arts, Houston; Roy Flukinger, Debra R. Armstrong-Morgan, Andrea Inselman und Carey Thornton vom Humanities Research Center / The University of Texas at Austin; Harry S. Lunn und seinem Assistenten Michael Howells von Lunn Ltd., New York; Christopher Rauschenberg, Portland; Ulrich Keller, Santa Barbara; Christine Heiß, Bologna; William Stott, Austin; Thomas Walther, Berlin, und Renate Steffen, München. Unser besonderer Dank gilt schließlich Lothar Schirmer sowie allen beteiligten Mitarbeitern des Schirmer / Mosel Verlags und der Städtischen Galerie im Lenbachhaus, München.

Michael Brix, Brigit Mayer
München, im Oktober 1990

Walker Evans' photographisches Werk 1928–1938

Ein Feldzug gegen Richtig-Denken und Optimismus

Das Museum of Modern Art präsentierte 1938, erstmals in seiner Geschichte, das Werk eines einzigen Photographen in einer Ausstellung. Der knappe Titel *American Photographs* benannte nicht nur die Thematik der Bilder, sondern zugleich das Programm einer spezifisch amerikanischen Erneuerung des Mediums. Evans bezog doppelte Front gegen die damals noch einflußreiche ambitionierte Kunstphotographie und die höchst aktuelle journalistische Dokumentarphotographie. Im Unterschied zu diesen beiden Richtungen definierte er seine eigenen Arbeiten als »dokumentarisch im Stil«[1]. Evans hatte sich vorgenommen, das Dokumentarische vom tagespolitisch Verwertbaren, das Stilistische von aller Artistik zu entkoppeln. Vielmehr sollte sich am Dokumentarischen die Reinheit photographischer Kunst bewähren, und zwar in strikter Anwendung auf das Gegenwärtige, Alltägliche. Dies war Evans' bedeutender Beitrag zur Moderne Amerikas.

Die Ausstellung bot eine konzentrierte Auslese der zehnjährigen photographischen Tätigkeit, auf die Evans 1938 zurückblicken konnte. Das außerordentlich sorgfältig gedruckte Katalogbuch ist die wichtigste Quelle zur Kenntnis seiner künstlerischen Konzeption geblieben. Daran hat der geschliffene, in kulturkämpferischem Ton gehaltene Essay des Intellektuellen Lincoln Kirstein, offenkundig in engstem Kontakt mit dem Photographen verfaßt, wesentlichen Anteil.[2] Darüber hinaus wurde *American Photographs* zu einem Klassiker photographischer Publizistik.

Abweichend von aller Konvention, hatte Evans die Photographien ohne erläuternde oder gar kommentierende Unterschriften zu einem Diskurs in Bildern verknüpft, untergliedert in zwei Teile. Lediglich am Schluß der Sequenzen waren denkbar knappe Angaben zu den Bildern abgedruckt. Während der erste Teil eine kontrastreiche Abfolge von Portraits, Bauwerken und Alltagsgegenständen brachte, zeigte der zweite Teil fast ausschließlich Stadtansichten und Bauwerke, die tiefere Einsichten in zeitlose Merkmale des Amerikanischen vermitteln sollten.[3]

Von den 87 im Katalog reproduzierten Bildern stammten knapp 40 aus der soeben zu Ende gegangenen, nur etwa zwei Jahre umfassenden Tätigkeit für die FSA. Schon damals also betonte Evans die Bedeutung dieses Werkblocks. Daß die FSA-Zeit die intensivste und kreativste seiner Laufbahn gewesen sei, hat er bis in die letzten Jahre bekräftigt. Es waren vor allem diese Bilder, die das im Motto *American Photographs* verschlüsselte Programm eingelöst hatten. Unsere heutige Vorstellung vom Amerika der 30er Jahre ist nachhaltig beeinflußt durch Evans' FSA-Photographien. Aber es stellt sich die Frage, ob das von Evans vermittelte Amerika-Bild der Wirklichkeit entsprach oder ob es eine Erfindung war.[4]

Daß Evans' Amerika-Bild nicht nur realistisch, sondern auch fiktiv war, zeigt deutlich die kalkulierte Regie seiner wortkargen Bildersequenzen. Lincoln Kirstein hat in seinem Essay klar erkannt, daß Evans nicht nur ein Bild von Land und Leuten in einer Zeit des Umbruchs vermitteln, sondern aus dem Chaos eine Schicht zeitloser amerikanischer Kulturwerte herausfiltern wollte. Das geht auch aus Äußerungen von Evans hervor. Im Konzept eines Vorwortes, das er 1961 bei der Vorbereitung zur Neuausgabe von *American Photographs* verfaßt hat, heißt es: »Evans war und ist an dem Anblick interessiert, den jede gegenwärtige Zeit als Vergangenheit darbieten wird.«[5] Damit bezog er Position gegen die Ideologie eines unablässigen geschichtlichen Fortschritts.

Evans' Werk wurde häufig als rätselhaft, gelegentlich auch als schwierig bezeichnet.[6] Das liegt an einer Ambivalenz seiner Bilder. Sie zeigen alltägliche, oft genug armselige Gegenstände, aber in solcher Klarheit und Detailgenauigkeit, daß sie eine im gewöhnlichen Kontext nicht bemerkte Präsenz gewinnen. Und dies verweist auf eine unzerstörbare kulturelle Energie jener Menschen, die die Gegenstände geschaffen haben, sie benutzen.[7] Das war Evans' komplexe, vielleicht auch schwierige Alternative zu den gängigen photographischen Elendsberichten aus dem ländlichen Amerika. Inmitten der Armut, die er aufmerksam registrierte, entdeckte Evans auch Werte, die denen der anmaßenden Reformer, Angehörigen der etablierten Mittelschicht, weit überlegen schienen. Keineswegs hat er schlicht die Würde der Armut gepredigt wie gelegentlich in der Literatur behauptet.

Die Auseinandersetzung mit der Alltagskultur brachte Evans zur Absage an die herrschende Auffassung, daß Geschichte von großen Persönlichkeiten und bedeutenden Ereignissen bestimmt werde. Im Konzept einer Vorbemerkung zum Katalog *American Photographs* (1938) machte sich Evans einen Gedanken zu eigen, den Charles Flato in seinem Aufsatz über Mathew Brady, den Photographen des Civil War, formuliert hatte: »Menschliche Geschöpfe ... sind weitaus bedeutender als große Ereignisse in der Geschichte; aus sich selbst heraus besitzen sie eine Größe jenseits der eindrucksvollen Struktur der Geschichte.« Und in den folgenden Sätzen wird deutlich, daß Evans die einfachen Leute und ihre Lebenswelt meinte, auf die es sich mit der Kamera zu konzentrieren gelte.[8]

Diese Vorliebe pflegte Evans mit der ihm eigenen Distanz und mit dem in einem späten Interview eingestandenen Widerspruch, daß er »im Herzen ein Aristokrat«[9] sei.

Er wußte, daß seine soziale Zugehörigkeit eine andere war als die der einfachen Leute. Ihrer Welt hat sich Evans immer von außen, nicht selten auch mit Ironie oder Pessimismus genähert. Die mangelnde Eindeutigkeit seines sozialen Engagements ist die hauptsächliche Ursache der erstaunlich kontroversen Urteile, die über den Photographen gefällt worden sind. Dem Konsens des Richtig-Denkens hat sich Evans hartnäckig verweigert.[10] Auf keinen Fall wollte er bei den Betrachtern seiner Photographien eine Identifikation mit den abgelichteten Personen und Situationen erreichen.

»NO POLITICS whatever«: Tätigkeit für die FSA

Der Aufbau der monumentalen Sammlung sozialdokumentarischer Photographien im Rahmen der New-Deal-Politik gehört zu den erstaunlichsten Kapiteln amerikanischer Kulturgeschichte. Rückschauend hat Roy Stryker, der Leiter der Sammlung, die Einzigartigkeit des Unternehmens hervorgehoben: »Es war einer von jenen seltenen Zufällen; es kann nicht noch einmal geschehen.«[11] Es konnte nur im Amerika der 30er Jahre geschehen. Damals ereignete sich eine Umwälzung: der Übergang von der Kultur des Lesens zur Kultur des Sehens.[12] Bildbände und Bildmagazine beherrschten die Szene. Neugegründete Zeitschriften wie *Life* und *Look* transformierten die Lesegewohnheiten der Gesellschaft. Nur vor diesem Hintergrund ist der umfassende, moderne Einsatz der Photographie durch die Resettlement Administration (später: FSA) zu verstehen. Dem neuen Bedarf an authentischer Information trug auch die Soziologie Rechnung, indem sie Methoden der teilnehmenden Beobachtung verfeinerte; James Agees und Walker Evans' Aufenthalt bei den Pächterfamilien war eine im Ergebnis zwar exzentrische, im Ansatz jedoch vergleichbare Kampagne.[13]

Als Evans im Oktober 1935 zur Resettlement Administration stieß, wurde er als Senior-Photograph mit einem höheren Gehalt als üblich eingestuft. In Fachkreisen hatte er sich bereits einen Namen gemacht durch Bildbeiträge in Publikationen wie Hart Cranes *The Bridge* und Carleton Beals' *The Crime of Cuba;* eine Empfehlung waren auch seine photographischen Studien über Viktorianische Häuser im Umkreis von Boston und New York.[14]

Walker Evans hatte 1934 einer Freundin geschrieben: »Was ich gern tun würde? ... Ich weiß, daß jetzt die Zeit für Bildbände ist. Eine amerikanische Stadt ist das beste, Pittsburgh besser als Washington.«[15] Die Anstellung bei der Regierung bot Gelegenheit, entsprechendes Material zu sammeln.

Die Möglichkeit finanziell abgesicherter Arbeit war jedoch für Evans auch mit Risiken verbunden. Würde er seine Unabhängigkeit behaupten können? Würde er dem verhaßten Photojournalismus und der Indienstnahme für politische Zwecke entkommen? Es galt, sich abzusichern.

Im Konzept eines Memorandums an die Resettlement Administration, verfaßt im Frühjahr 1935, sind Bedingungen formuliert: »Jedenfalls nie photographische Erklärungen oder Handlangerdienste für die Regierung oder irgendeinen Regierungsbeamten – gleichgültig wie einflußreich. ... Der Wert und, wenn Sie so wollen, sogar der Propaganda-Wert für die Regierung liegt in der Aufzeichnung, die sich im Laufe der Zeit als eine intelligente und weitsichtige Unternehmung erweisen wird. NO POLITICS whatever[16]«.

Solche Konditionen ließen sich nur bedingt mit dem Programm der Historischen Sektion vereinbaren, die unter Leitung von Roy Stryker als Unterbehörde der Resettlement Administration arbeitete. Es ist bemerkenswert, daß mit der Benennung der Sektion der Akzent auf das Historische gelegt wurde. Damit konnte ja nur die gegenwärtige ländliche und kleinstädtische Kultur gemeint sein. Das entsprach im Prinzip Evans' Interesse für Geschichte. Aber die offizielle Aufgabenstellung der Historischen Sektion enthielt auch eine politische Zielsetzung: Beschreibung der Phasen der Resettlement Administration, »besonders in bezug auf die historischen, soziologischen und ökonomischen Aspekte der verschiedenen Programme und ihrer Erfüllung«[17]. Das barg Konfliktstoff für die Zusammenarbeit von Stryker und Evans.

Immerhin war die Sektion von Anfang an auf das Prinzip historischer Wahrheit verpflichtet, und darauf beruhte ihr Ruf. Nur so ist das Aufsehen in der US-Presse zu verstehen, das die Enthüllung einer Manipulation bewirkte. Arthur Rothstein, einer von Strykers Photographen, hatte einen Stierschädel von seinem Fundort auf eine von Alkali ausgedörrte Ebene verfrachtet und so ein allegorisches Bild tödlicher Erosion zustande gebracht.[18] Der Fall bescherte Stryker beträchtliche Schwierigkeiten.

Die Dokumentation von Reformprogrammen der Regierung gehörte zu den Routine-Aufgaben der Historischen Sektion. Auf Bitten Strykers hat auch Evans gelegentlich solche Projekte, etwa Wohnhäuser und Fabriken, photographiert, aber er hat es widerwillig getan.[19] In einem späten Interview gab Evans zu Protokoll, daß er derartige Aufträge schließlich verweigert habe und dies der Grund für seine Entlassung gewesen sei. Als der Interviewer die Photographie eines FSA-Hauses in Georgia auf den Tisch legte, die ganz unzweifelhaft von Evans stammte, leugnete dieser die Autorschaft.[20]

Evans' zunehmende Konzentration auf seine Vision Amerikas mußte zu Konflikten mit dem Leiter der Historischen Sektion führen. Dieses Spannungsverhältnis wird jedoch meistens allzu einseitig zu Lasten Strykers dargestellt. Gewiß gibt es Belege für rigide Anweisungen an seine Photographen, aber Evans wurde schonend behandelt und selten mit Routine-Aufträgen belastet. Stryker schätzte seine Photographien, und er wußte, wie entscheidend Evans in der Anfangszeit der Historischen Sektion deren Stil mitgeprägt hatte. In einem Rückblick schrieb Stryker, daß ihm Evans in abendlichen Gesprächen ein ganzes Feld neuer Ideen eröffnet habe.

Briefe bezeugen, daß Stryker auf die Vorlieben des schwierigen Photographen einzugehen wußte. Als Evans im Winter 1935/36 in Mississippi unterwegs war, erbat Stryker Photoberichte über den aktuellen Stand der in Regierungsauftrag errichteten Häuser in Tupelo, und er bedauerte, diesen langweiligen Job erteilen zu müssen. Offenbar ist Evans der Bitte nicht nachgekommen.[21] Außerdem schlug Stryker mehrere Tage Aufenthalt in Birmingham, Alabama vor: »Ich bin sicher, Sie werden eine großartige Zeit dort haben mit Ihrem Auge für Industrielandschaften.« (Vgl. Taf. 60) Schließlich regte Stryker einige Innenaufnahmen ländlicher Läden an: für Evans ein inspirierender Auftrag.

Es war eine Photographie von Evans, die der greise Stryker als Inbegriff eigener Kindheitserinnerungen zitierte: Bahnhof in Edwards, Mississippi.[22] Die Liebe zu den Traditionen des ländlichen, frühindustriellen Amerika teilte Stryker mit Evans. Was sie trennte, war ihre unterschiedliche geschichtliche Perspektive.

Stryker glaubte an die Kräfte, die den amerikanischen Traum unter modernen Vorzeichen zu erneuern vermöchten. Die Photographien seiner Historischen Sektion sollten zeigen, daß die Menschen über die Fähigkeit zur Reparatur des gesellschaftlichen Netzwerkes verfügten: »Man konnte die Leute anschauen und Furcht und Traurigkeit und Verzweiflung sehen. Aber man sah auch etwas anderes. Eine Entschlossenheit, die nicht einmal die Depression erschüttern konnte. Die Photographen sahen es – dokumentierten es.«[23] Dies trifft auf Arthur Rothstein, Russell Lee und insbesondere Dorothea Lange zu (vgl. Abb. 1–6).[24] In Dorothea Langes herausragenden Einzel- und Gruppenportraits erscheinen die Menschen häufig als Opfer, die Widerstand leisten. Den Portraits von Evans fehlt dieser Ausdruck zukunftsgerichteter Entschlossenheit. Optimistische Menschen wie in den Bildern von Rothstein und Lee gibt es in Evans' Werk schon gar nicht. Man stelle sich eine Photographie von ihm vor, die Allie Mae und Floyd Burroughs im neuen FSA-Heim zeigen würde, ähnlich dem berühmten Bild von Lee mit einem Farmer-Ehepaar, das sich nach Feierabend beidseits des monströsen Radios niedergelassen hat (Abb. 5; vgl. Taf. 79, 80).

Das Ziel der Resettlement Administration/FSA war die Mo-

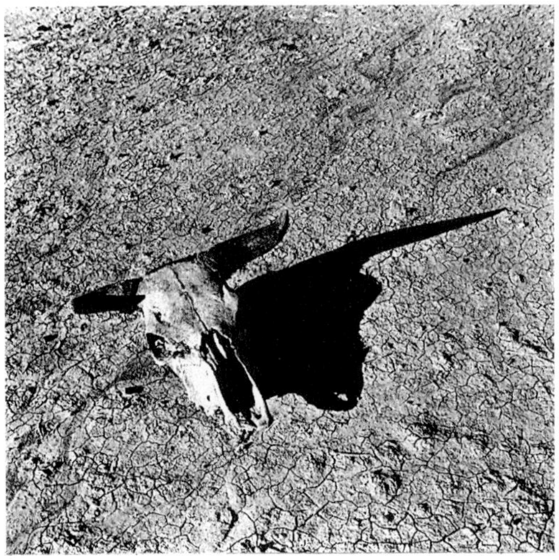

Abb. 2 Arthur Rothstein: »Skull« (Schädel), Badlands, South Dakota, 1936

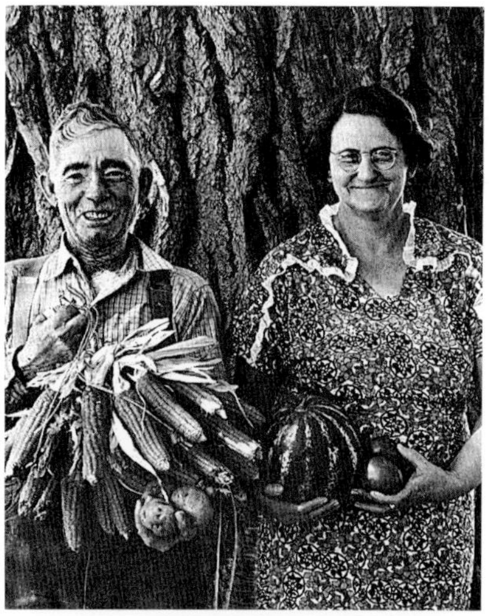

Abb. 1 Arthur Rothstein: Mr. und Mrs. Andy Bahain auf ihrer Farm bei Kersey, Colorado, 1939

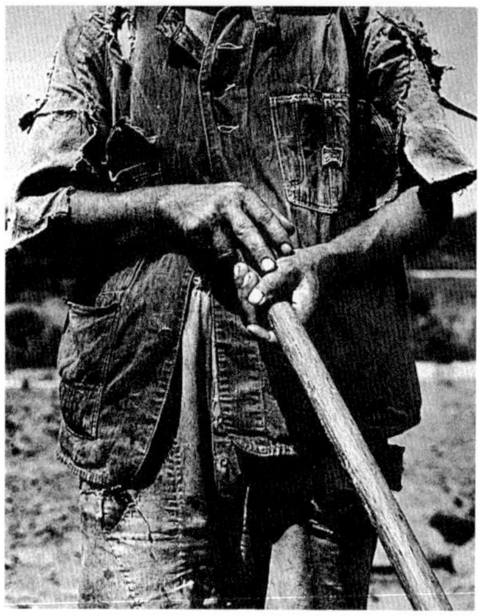

Abb. 3 Dorothea Lange: Landarbeiter bei Anniston, Alabama, 1936

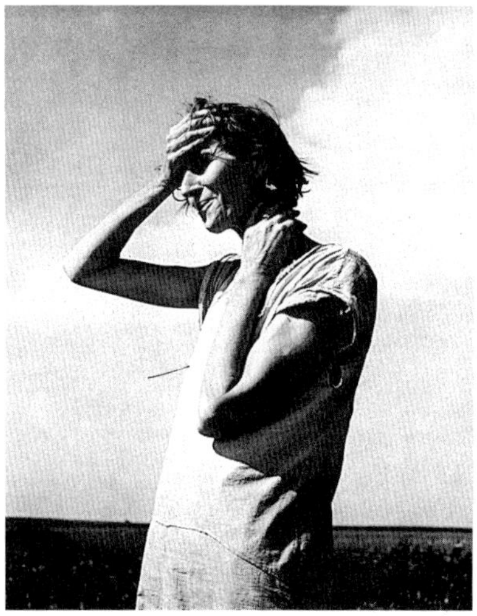

Abb. 4 Dorothea Lange: »Woman of the High Plains«, Texas, 1938

dernisierung der Landwirtschaft. Trotz der Hilfe für arme oder nichtseßhafte Farmer unterstützte die Regierung langfristig den Wandel von der Agrar- zur Industriegesellschaft. So berichtet letztlich das monumentale photodokumentarische Werk der FSA »von dem irreversiblen Exodus der Farmer vom Land und ihrem darauffolgenden Status als wiederum entwurzeltes Proletariat«[25]. Eindringlichstes Dokument dieses Umbruchs ist das 1939 erschienene Buch *An American Exodus* von Dorothea Lange und Paul Taylor.[26]
Insofern hatte die Arbeit von Strykers Sektion tatsächlich eine historische Perspektive, freilich in einer Akzentsetzung, die Evans nicht akzeptieren konnte. Mit den politischen und gesellschaftlichen Umwälzungen im Zeichen des New Deal wollte er nichts zu schaffen haben. Und doch waren es gerade diese Zeitumstände, die ihn kulturkämpferisch inspiriert und die kreativste Phase seines Schaffens begünstigt haben.
Inmitten von Unordnung und Armut entdeckte Evans eine reiche, bedeutungsvolle Alltagskultur, die er zumindest im Bild festzuhalten suchte. Nicht der Impuls zur Veränderung, sondern das Bedenken eines möglichen Survival war die wichtigste Botschaft seiner Bilder. In seinem Essay zu *American Photographs* bezeichnete Lincoln Kirstein das eindringende Auge des Photographen Evans als »Verschwörer gegen die Zeit und ihre Hammerschläge«. Seine Bilder seien Zeugnisse des Eigennutzes und der Vergeudung, die den

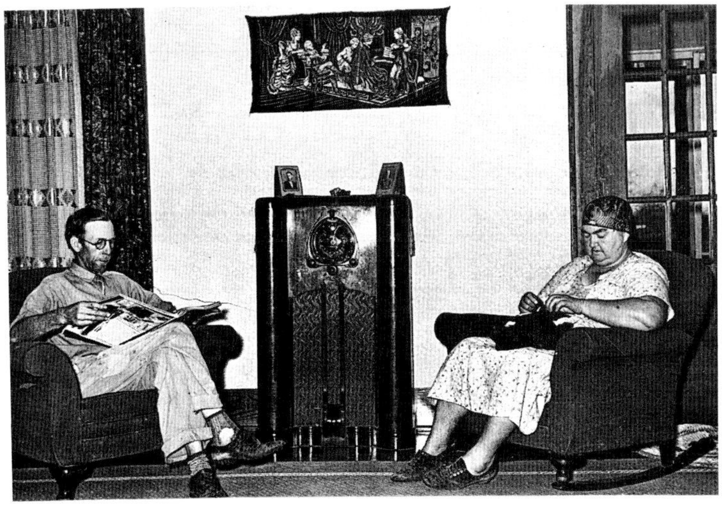

Abb. 5 Russell Lee: Hidalgo County, Texas, 1939

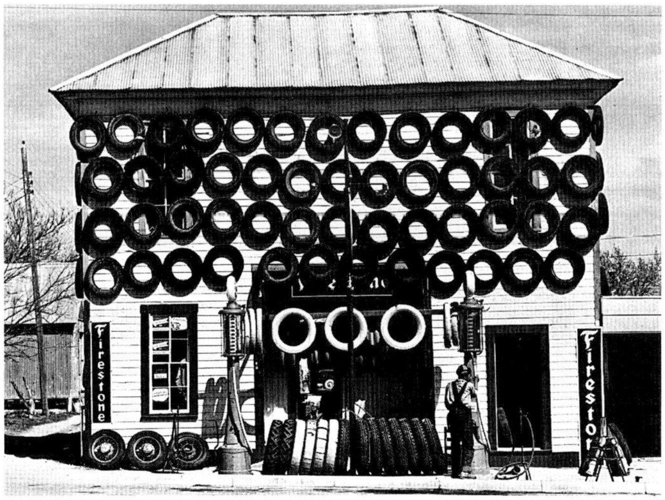

Abb. 6 Russell Lee: San Marcos, Texas, 1940

Ruin verursacht hätten, und sie würden für die Überlebenden bewahren, »was einst glänzend gewesen sein mag«.[27]

Amerika als Idee: eine Suchbewegung

In den Jahren der Depression gewann die Phrase vom »American Way of Life« an Popularität. Die Regierung unternahm eine Plakat-Aktion, die unter dem Motto »There's no way like the American Way« die USA als das fortschrittlichste Land der Welt mit dem höchsten Lebensstandard und den kürzesten Arbeitszeiten anpries. Dies war die materialistische Variante des Amerikanischen Traumes. Mehrere FSA-Photographien dokumentieren die widersprüchliche, geradezu aggressive Präsenz der riesigen Werbetafeln in ärmlicher ländlicher Umgebung.[28]

Der Ideologie vom prosperierenden Amerika haben sich viele Künstler und Schriftsteller widersetzt. Angesichts des ökonomischen Desasters im eigenen Land und des Faschismus im Ausland propagierten sie eine Wiederbesinnung auf fundamentale Werte. Es galt, »Amerika *als eine Idee* zu entdecken«[29]. Der Historiker Warren I. Susman nennt als wichtigstes Merkmal zum Verständnis der dreißiger Jahre »die allgemeine und sogar populäre *Entdeckung* des Begriffs *Kultur*«. »Entdeckt wurden die ›unausweichlichen Zusammenhänge zwischen den Dingen‹, so daß Kultur nicht länger als die Kenntnis der größten Errungenschaften der Kunst und des Intellekts durch die Geschichte bezeichnet werden konnte, sondern als Hinweis auf alles, was Menschen einer bestimmten geographischen Region tun, die Art ihres Handelns und Denkens und Fühlens, ihrer materiellen Werkzeuge wie auch ihrer Werte und Symbole.«[30]

Die so definierte Kultur Amerikas schien am ehesten aufspürbar in der Alltagswelt der Kleinstädte und ländlichen Gebiete. Hier meinte man eine Alternative zur »Korruptheit« (L. Kirstein), zum Materialismus der herrschenden Gesinnung zu finden. Das photographische Projekt der FSA ist das bedeutendste Zeugnis eines starken Interesses an der Volkskultur in diesen Jahren.[31]

In diesen generellen Kontext der Suche nach kultureller Identität gehört auch Evans' Werk der 30er Jahre. Evans war unmittelbar vor der Depression aufgewachsen, hatte die damalige Gesellschaft als haßerfüllt und »unbewußt sehr faschistisch« erlebt; noch in späten Jahren bekundete er »wenig Respekt und gewiß nicht viel Liebe für die Struktur der amerikanischen Zivilisation«, womit er die politischen und ökonomischen Leitbilder meinte.[32] Es gab im Lande jedoch genug respektable kulturelle Werte, verkörpert etwa in den klar geformten Holzbauten, die Evans immer wieder photographiert hat und auf die sich seine Äußerung bezieht: »... und ich denke, ich bin heftig verliebt in Amerika...«[33] Pessimismus und Liebe waren in seiner Einstellung gegenüber Amerika eng verknüpft. Auch dies läßt seine Photographien schwierig erscheinen.

In einer Zeit gesellschaftlicher Umwälzung hielt Evans an der Idealvorstellung eines Amerika fest, in dem sich der Mensch noch als Schöpfer seiner Umwelt behauptet, entgegen den offenkundigen Symptomen des Verfalls.[34] Was Evans an den einfachen Leuten interessierte, war die unmittelbare Lesbarkeit ihres Lebens. In ihrer Welt erschien alles exponiert: der unverstellte Ausdruck der Gesichter ebenso wie der eindeutige Gebrauchswert der Gegenstände. Dennoch blieb es für Evans eine fremde Welt. Er knüpfte die Beziehung mit der Kamera: durch die Artikulation seines Stils, »der wie seine Gegenstände rein, direkt, karg und scharf war«[35].

Für Evans war Kultur gleichbedeutend mit Arbeit, und dies erklärt seine Vorliebe für die einfachen Leute. »Ich bin fasziniert von der Arbeit des Menschen und von der Zivilisation, die er geschaffen hat.«[36] Dabei zeigen seine Photographien Arbeit fast nie direkt, sondern indirekt als Prägung der Gesichter und als gestaltende Kraft, die den Gebrauchsgegenständen ihre Form gegeben hat. Auch das häusliche und sonntägliche Leben ist indirekt dargestellt. Das Paar Stiefel steht für die Arbeit, das stillebenartig an die Wand gesteckte Eßgerät für die Mahlzeit, der sorgsam aus Brettern gefügte Kirchenbau für die Andacht (Taf. 86, 104, 53). Ständig hat Evans Ursachen durch Wirkungen ersetzt.[37] Er war überzeugt, daß nur so das Medium Photographie der unmittelbaren Sichtbarkeit der Alltagskultur gerecht werden könne.

Lincoln Kirstein hatte 1938 in seinem Essay zu *American Photographs* festgestellt: »Das kennzeichnendste Merkmal des Werkes von Evans ist seine Reinheit oder sogar sein Puritanismus.«[38] Damit hatte er eine amerikanische Wurzel des Stils von Evans freizulegen versucht. Evans selbst hat in einem späten Interview noch direkter auf die puritanische Tradition des Landes verwiesen, die er in den Menschen Alabamas verkörpert gesehen hatte: »... ich sah das alte Amerika wieder, das so weit zurückreicht, daß einige Leute noch mit einer Reminiszenz an das Elisabethanische Zeitalter sprechen. Und ihre Gesichter sind entsprechend. Jene Halbpächtersfrau« – gemeint ist Allie Mae Burroughs (Taf. 79) – »ist ein klassisches Portrait einer wirklichen amerikanischen Pioniersfrau englischer Abstammung, und ganz rein.«[39]

Evans war ausschließlich mit Amerikas Zivilisation befaßt. »Natur langweilt mich eher als Kunstform.«[40] Wenn er überhaupt Landschaft photographiert hat, dann vorzugsweise im Zustand der Erosion, also mit negativen Auswirkungen der Zivilisation. Müßig die nachträgliche Spekulation, er hätte »sich auf die einseitige Rationalität der Zivilisation im Unterschied zur Nicht-Rationalität der Natur beziehen können«[41]. Evans' Landschaftsbilder zeigen den Aspekt des Desasters im Amerika der Depressionsjahre. In der Natur fand er nicht jene Zeichen des Beständigen und Bewahrenswerten, die er sonst auch im Chaos aufspürte.

Amerika: eine Industrie-Landschaft

Wenn Evans seine Faszination von der menschlichen Arbeit bekundete, so meinte er nicht deren moderne Formen in Fabrik und Büro. Natürlich war in den 30er Jahren die Industrie bereits so weit in die Kleinstädte und ländlichen Gebiete vorgedrungen, daß Evans sie nicht ausblenden konnte. Um so aufschlußreicher ist die Art, *wie* er sie eingeblendet hat. Evans hatte in der Tat, wie schon Roy Stryker wußte, ein Auge für Industrielandschaften; aber vorzugsweise für solche aus der Pionierzeit, die einem vertrauten Amerika-Bild entsprachen.

Während seiner Tätigkeit für die FSA hat Evans nur ein einziges Mal einen modernen Industriebetrieb photographiert: eine Staubsauger-Fabrik in Reedsville, West Virginia, erbaut im Rahmen eines Hilfsprogramms der Regierung. Es war einer jener verhaßten Routine-Aufträge. Nie hat Evans diese Bilder publiziert. Als ein Objekt kühler Zweckmäßigkeit, bezugslos auf eine Brachfläche gestellt, erschien ihm die Fabrik kaum bildwürdig.

Ein Generalthema von Evans war die mit der Industrialisierung zwangsläufig einhergehende »Vulgarisierung« (L. Kirstein). Das Stigma der Massenproduktion zeigte sich anschaulich an der Normierung der neuen Arbeiterwohnhäuser, im Gegensatz selbst zu den einfachsten älteren Häusern, die immer noch Merkmale individueller Gestaltung aufwiesen (Taf. 31). In der zweiten Bildersequenz seiner *American Photographs* hat Evans dem Leser entsprechende Vergleiche nahegelegt; allerdings sind die neuen Siedlungen mit nur drei Beispielen vertreten, weil ihre formale Eintönigkeit wenig für die Photographie hergab.[42]

Indirekt waren die sozialen Umschichtungen infolge der In-

dustrialisierung auch an der Umnutzung ehemals nobler Gebäude ablesbar. Mehrfach hat Evans sie so ins Visier genommen, daß Schilder FOR SALE, FOR RENT oder DANGER ihren aktuellen unsicheren Status bezeugen.[43]
Ein herrschaftliches neoklassizistisches Gebäude ist zur »Tuscaloosa Wrecking Co.« (Abschleppdienst) verkommen: Das Bild führt den beschleunigten Prozeß der Verschrottung vor, hier von Statussymbolen einer vergangenen und der gegenwärtigen Epoche, pointiert durch den abgestorbenen Baum (Taf. 62). Das nächste Stadium ist der Autofriedhof, zum Beispiel der bei Easton, Pennsylvania, mit einer skurrilen Ansammlung ehemals stolzer, nun außer Gefecht gesetzter Karossen in freier Landschaft (Taf. 33). Mit einem Schrott-Bild klassizistischer Bauornamentik beginnt die zweite Sequenz der *American Photographs*, und sie schließt mit einem fast identischen Bild: Beispiele der »Vulgarisierung«. Dies war der Stoff für Evans. Offensichtlich war der Zivilisationskritiker auch fasziniert von der starken figurativen Wirkung solcher Situationen, die sich im photographischen Ausschnitt zu Sinnbildern des Transitorischen verdichten ließen.
Ein unübersehbares Element der damaligen amerikanischen Industrielandschaften waren die Stahlwerke. Evans hat sie häufig aufgenommen, aber bezeichnenderweise nie isoliert, sondern als Teile der Lebensumwelt. Bei diesen Bildern mag man den Nuancenreichtum als mangelnde Eindeutigkeit von Evans' Optik besonders registrieren. Vor der Stahlmühle in Birmingham, Alabama, herrscht während der Mittagspause reges Treiben im Austausch zwischen den Arbeitern und den anderen Stadtbewohnern. Diese Fabrik erscheint integriert. Härter ist der Sachverhalt des Bildes eines anderen Stahlwerks in Birmingham: Dokument für die Herrschaft der Industrie über die Lebenswelt (Taf. 60). Aber der Kontrast zwischen den standardisierten Hütten der Arbeiter und der auftrumpfenden Silhouette der Fabrik, in deren Schatten die Häuser sich ducken, ist abgeschwächt durch die abgezirkelt klare Komposition. Zweifellos hat sich der Künstler Evans auch inspiriert gefühlt durch die formalen Bezüge der Anlage insgesamt, durch die geradezu urtümlichen Gestalten der Kessel und Schlote im besonderen.
Evans' berühmteste Photographie einer amerikanischen Industrielandschaft ist die Ansicht von Bethlehem, Pennsylvania: Friedhof, Häuser und Stahlwerk (Taf. 39). Die Aussagekraft des Bildes liegt in der – mit Hilfe eines langbrennweitigen Objektivs – erreichten Verdichtung der drei Ebenen, die dennoch klar lesbar bleiben. Die Grabkreuze sind der Häuserreihe und der bedrohlichen Fabrik dahinter zugekehrt; für den Betrachter der Photographie bilden sie eine Barriere. Eine geschlossene Welt: Arbeit, Wohnung, Tod.
Die Wahl eines so offenkundig allegorischen Motivs war untypisch für Evans. Um so mehr hat er darauf geachtet, eine kommentierende Hervorhebung einer der drei Ebenen zu vermeiden. Die Bewertung blieb dem Betrachter überlassen. Roy Stryker erinnerte sich rückblickend an die heftige Wirkung des Bildes auf eine Frau, die im Büro der Historischen Sektion einen Abzug erbat. Auf die Frage, was sie damit vorhabe, antwortete die Frau: »Ich will es meinem Bruder geben, der Direktor eines Stahlwerkes ist, und ich möchte darauf schreiben: ›*Eure* Friedhöfe, *eure* Straßen, *eure* Gebäude, *eure* Stahlwerke. Aber *unsere* Seelen, sei verflucht.‹«[44]
Den Prozeß der Industrialisierung, bis in die entlegenste Provinz Amerikas hinein, hat Evans noch auf eine andere, subtile Weise dokumentiert. Zu seinen bevorzugten Sujets gehörten die Tankstellen und Garagen, Vorposten der Ölkonzerne und Fixpunkte einer massenweisen Motorisierung. Ihnen ist Evans mit liebevollem Blick begegnet.
Manche dieser Bilder wirken beschaulich mit den im Halbschatten ausruhenden oder posierenden Männern. Aus der Ansicht des »Cherokee Parts Store« dagegen spricht Vitalität, so prall wie die im Sonnenlicht glänzenden Autoreifen, die schmückend über die Fassade verteilt sind (Taf. 51). Die abseits wartende, modisch gekleidete Frau ist einzigartig in der Ikonographie des FSA-Werks von Evans. Sie hätte ihn wohl kaum zu einer Portrait-Studie inspiriert; im Kontext der Garagenfassade war sie als ein weiteres Glanzlicht willkommen. – Zweifellos waren solche Bilder vorbildlich für andere FSA-Photographen, insbesondere für Russell Lee, der mehrfach Garagen und Tankstellen in üppigem volkstümlichen Ornat aufgenommen hat (Abb. 6).[45]
Die Tankstellen, häufig kombiniert mit einem Laden oder einem Postamt, waren Orte der Kommunikation, integriert ins Umfeld. Ihre Gehäuse boten sich in einfachster bodenständiger Holzkonstruktion dar, aber geziert mit den blinkenden Säulen der Benzinfirmen. Ein weiterer Schmuck waren die Werbetafeln für Konsumgüter, allen voran »Coca-

Cola«. So markierten die Tankstellen Schnittpunkte des regionalen Lebens zwischen Tradition und Modernisierung.

Amerika: eine Zeichen-Landschaft

Der Tempel von Natchez, Mississippi, mit viersäuligem ionischen Portikus ist eines der pursten neoklassizistischen Bauwerke, die Evans je photographiert hat (Taf. 22, 23).[46] Das Gebäude, vermutlich eine ehemalige Bank, diente jetzt als Werkstatt und Laden. Auf der Quadermauer warben große Lettern für die »SIGNS«, von denen Proben im Fenster rechts ausgestellt waren. Evans hat das Bauwerk frontal anvisiert, jedoch mit einem leichten Schwenk aus der Achse, der beim ersten Anblick des Bildes unentschieden wirkt. Aber es war Millimeter-Arbeit: Die Aufschrift sollte trotz der unvermeidlichen Überschneidung durch mindestens eine Säule so deutlich wie möglich lesbar bleiben. Der Tempel war zum Träger von Werbung im wörtlichsten Sinne geworden.

Evans hatte eine Passion für die Wort- und Bildsprache der werbenden Zeichen – nicht nur als Photograph, sondern auch als Sammler.[47] Eines der wichtigsten frühen Bilder zeigt die Demontage eines Zeichens: »DAMAGED« (Taf. 6). Und in den spätesten Bildern ist das Thema wieder aufgenommen, nun in chiffrehaften Details.[48] Das gesamte photographische Werk von Evans ist beeinflußt von der Ästhetik der Zeichen, auch wenn diese als Motiv nicht präsent sind.

Betrachtet man die Photographien seiner FSA-Zeit im Überblick, dann erscheint Evans' Amerika als ein einziges Arsenal von Werbezeichen. Dabei reicht das Spektrum von volkskünstlerischen Unikaten bis zu den gestanzten Botschaften der Massenkommunikation. Letztere waren im Amerika der 30er Jahre bereits weit überlegen. Evans' FSA-Werkblock ist eine einzigartige historische Quelle für die Geschichte der Werbung.

Bei den gemalten Zeichen fand Evans vor, was er so hoch schätzte: eine spontane, traditionsverwurzelte Kreativität. Die Zeichen der Pferdehändler, Schlachter und Schuhputzer hat er mit Hilfe der Kamera gesammelt (Taf. 71). Im März 1936 stieß Evans in Birmingham, Alabama, auf die Plakatwand eines Einrichtungshauses, frei in karger Landschaft stehend (Taf. 74). Das naive Monumentalgemälde war rätselhaft zweigeteilt. Ein schmales Feld mit idyllischer Flußlandschaft enthielt die Werbeschrift; ein breites Feld gab den illusionären Einblick in ein helles Wohnzimmer, dessen moderne Einrichtung an die schlichte Wohnkultur aus Amerikas Pionierzeit anknüpfte. Sowohl die Landschaft als auch der Wohnraum repräsentierten in Birmingham eher erträumte als reale Bilder der Lebenswelt.

Ein bisher unpubliziertes Bild von Lagerhäusern in Louisiana aus dem Jahr 1935 dokumentiert die Kunst der Reklamemaler im Ausmaß einer ganzen Fassadenreihe (Taf. 43). Besonders willkommen war dem Photographen der unbekümmerte maßstäbliche und perspektivische Bruch zwischen der Dekoration der Mauern und den davor freigestellten Werbezeichen. Gerade in der Provinz gewannen solche Dekorationen die Bedeutung öffentlicher Kunstwerke. Darauf hat Evans in einer berühmt gewordenen Photographie des Jahres 1936 angespielt. Sie zeigt einen eng begrenzten, mit Zeichen überladenen Ausschnitt einer Hausfassade in South Carolina, wobei der fragmentierte Werbeschriftzug »... ART SCHOOL« ein Motto hergab (Taf. 69). Die Erinnerungstafel an General Lafayette, der 1824 vom Balkon des Hauses gesprochen hatte, macht diese Komposition aus Zeichen noch komplexer. Evans hat sich 1971 zu der von ihm besonders geschätzten Photographie geäußert: »Es berührte mich, es war sehr lustig, absurd, naiv und unbewußt – wesentlich mehr Humor darin als in Pop Art. Das Früchte-Stilleben ist ein liebenswertes Stück primitiver Malerei.«[49]

In der Tat lassen sich Evans' Photographien von Werbezeichen nur oberflächlich als Vorläufer der Pop Art zitieren, deren radikale Vertreter – Andy Warhol oder Roy Lichtenstein – in den 60er Jahren die totale Eroberung des Menschen durch den Konsum und die Kulturindustrie behaupteten. Davon konnte bei Evans auch dort nicht die Rede sein, wo er den Vormarsch der Konsumgüter- und Filmwerbung bis in den entlegensten Winkel Amerikas dokumentierte.

Mit Vorliebe hat Evans die Allgegenwärtigkeit der Markenzeichen Coca-Cola, NEHI oder CAMEL im Kontrast zur Ärmlichkeit der Hütten, die sie zierten, vorgeführt. In einigen seiner stillsten Photographien, z. B. vom Kamin in Floyd Burroughs' Haus, stellen die Abziehbilder aufreizend blickender Mädchen, die für irgendein Produkt werben, den einzigen direkten Kontakt zum Betrachter her (Taf. 88). Der Kontext wirkt zurück auf die Werbebilder; der lächelnde

Blick verwandelt sich in ein Augenzwinkern. Ähnlich zwielichtig wirkt das standesgemäß ausstaffierte Akademiker-Paar, das für Geschenke an Graduierte wirbt, in der unvorhergesehenen Umgebung der schäbigen Wohnstube eines Bergarbeiters (Taf. 29).[50] Zu den beklemmendsten Bildern von Evans gehört ein anderer Einblick in eine Bergarbeiter-Wohnstube; hier wird ein kleiner Junge vom Optimismus der Reklamebilder schier erdrückt (Taf. 32).[51] Solche Bilder wollen jedoch nicht nur als Enthüllungen des Nicht-Integrierten gelesen sein. Sie zeugen immer auch vom Gestaltungswillen jener Menschen, die sich die Erzeugnisse der Werbung zum Schmuck ihrer Hütten angeeignet haben. Welcher Sinn für ausgewogene Komposition spricht aus den dekorierten Fassaden der Verkaufsbuden, die Evans in der Nähe von Greensboro, Alabama, und Moundville, Alabama, aufgenommen hat! Hier haben die Menschen die Werbezeichen und -bilder lediglich als Rohmaterial benutzt und zu einem prangenden Ornat der Gebäudefronten verarbeitet.

Als unerschöpfliche Quelle volkstümlicher Bilderfindung hat Evans die Plakatwände entdeckt. Häufig genügte es ihm, eine vorgefundene Collage aus verschiedenen Postern oder auch nur ein einziges Poster, das durch Abrisse mehrschichtig geworden war, einfach zu reproduzieren (Taf. 70). Wenn Evans Plakatwände in ihrer ländlichen oder kleinstädtischen Umgebung aufnahm, pointierte er Gegensätze: vor einer Stahlmühle in Montgomery, Alabama, eine riesige Anzeige für ein Schmerzmittel, oder im dreckigen Industrieviertel von New Orleans die fragmentarische Verheißung »EFFECTIVE VISION«.[52] Ähnlich eindeutige Kontrastbilder haben auch andere FSA-Photographen gemacht, und Evans wußte, warum er diese beiden Aufnahmen im Archiv ruhen ließ.

Komplex ist dagegen die Photographie einer mit Filmwerbung beklebten Mauer vor zwei ärmlichen Wohnhäusern aus Holz, aufgenommen 1936 in Atlanta, Georgia (Taf. 52). Der Aufnahmestandort wurde so gewählt, daß die Anzeige »Love Before Breakfast« mit dem verwegenen Konterfei von Carole Lombard annähernd die Mitte der Bildkomposition und die Klammer zwischen den beiden, symmetrisch gleichgewichteten Häusern bildet. Unzweideutig kommuniziert das Plakat mit dem Passanten. Subtiler ist der zufällige Bezug zur Welt jenseits der Mauer, den der Photograph aufgespürt hat: Die umflorten Augen der Schauspielerin zeigen eine Entsprechung zu den ovalen Balkon-Rahmungen der Häuser. Sollte hier möglich sein, was der Titel des Plakates verheißt?

Es ist kaum vorstellbar, daß Evans einen Filmstar wie Carole Lombard leibhaftig photographiert hätte. Ihr Plakatbild war ihm jedoch willkommen. Hier führte *er* Regie und verwickelte die Diva in ein hintergründiges Rollenspiel. In einem Proletarierviertel Atlantas betätigt sich Carole Lombard als Agentin des Luxus und der Ausschweifung.

Aufschlußreich für die Art, wie Evans die Trouvaillen aus der Welt der Werbung selektiert und für die eigenen künstlerischen Zwecke manipuliert hat, ist der Vergleich mit einer berühmten Photographie von Margaret Bourke-White aus dem Jahr 1937. Sie zeigt eine Schlange von Opfern der Flutkatastrophe in Louisville vor einem riesigen Plakat aus der Serie »There's no way like the American Way« (Abb. 7). Hier sind im voraus alle Fragen beantwortet. Die Photographie selbst ist plakativ in der schlagenden Enthüllung eines Widerspruches, und darin liegt ihre Stärke.

Solche Effekte hat Evans vermieden. Seine Regieführung war behutsam, fast unmerklich. Die Ablichtung oder gar Kommentierung eines »New-Deal«-Plakates wäre unvereinbar gewesen mit seiner Devise »NO POLITICS whatever«. Er verhielt sich wählerisch auch gegenüber dem Motivschatz der Plakate. Wo diese sich in greller oder gar offenkundig lügenhafter Rhetorik darboten, blieb Evans reserviert. Ihn

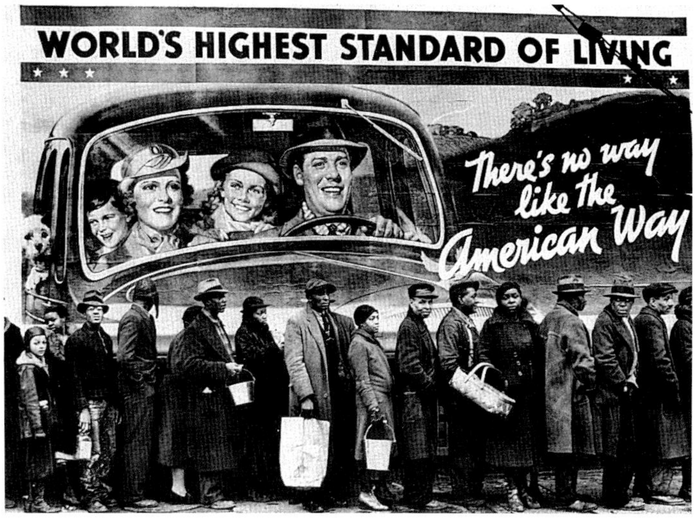
WORLD'S HIGHEST STANDARD OF LIVING
There's no way like the American Way
Abb. 7 Margaret Bourke-White: Zur Zeit der Überschwemmung in Louisville, Kentucky, 1937

inspirierten Situationen, in denen, mit Hilfe des Zufalls, die Werbung ihre sonst verborgene Poesie, natürlich eine Poesie des Scheins, offenbarte.

Amerika: eine Denkmal-Landschaft

Die Suche nach einem fundamentalen Amerikanismus führte in den 30er Jahren zur Entdeckung, daß das Land einen bis dahin nicht beachteten Reichtum an Denkmälern besaß. Evans war nicht der einzige Photograph, der dieses Gebiet bearbeitete, aber seine Recherche der typisch amerikanischen Architektur war die intensivste und weitaus folgenreichste.[53]

Die britische Fachzeitschrift *Architectural Review* veröffentlichte 1939 einen Aufsatz »Middletown and Main Street«, eine Abrechnung mit dem Klischee-Bild von Amerika als dem Gelobten Land des Überflusses. Die Herausgeber wählten zur Illustrierung neun Photographien aus dem Katalogbuch *American Photographs* mit der Bemerkung, dieses Buch zeige die Essenz des wahren Amerika.[54] Wurde hier noch der kritische Gehalt von *American Photographs* betont, so figurierten Evans' Bilder in einer 1950 erschienenen Sondernummer der *Architectural Review* als Belege für ein »manmade America«, das ein lebendiges Kunstwerk sei, geprägt vom Formwillen der Nation. Als Aufmacherbild wählten die Herausgeber die Ansicht der Main Street in Mt. Pleasant, Pennsylvania, aufgenommen 1936 (vgl. Taf. 34). Im Kommentar zu dem Bild wird der »genius« des Photographen Evans gerühmt und die Straßenansicht mit ihrer uneinheitlichen Ansammlung von Gebäuden, Telegraphenmasten, Werbung, Denkmälern etc. als Inbegriff der amerikanischen Architekturlandschaft herausgestellt.[55]

Schließlich wurde Evans von den Denkmalschützern entdeckt, wie es schon seinem Vorbild Atget widerfahren war. 1955 erschien in der Zeitschrift *American Heritage* ein Aufsatz »Zur Verteidigung des Viktorianischen Hauses«, illustriert mit etlichen Photographien von Evans und einem Bild von Edward Hopper. Der Autor begründete die Denkmaleigenschaft der damals noch mißachteten historistischen Gebäude. Sie seien ein wesentlicher Bestandteil des amerikanischen Environments, »... doch niemand scheint sie genau angesehen zu haben außer Walker Evans«.[56]

Schon vor seiner FSA-Zeit hatte Evans Hervorragendes auf dem Gebiet der Architekturphotographie geleistet. Die 1931 entstandene Serie von Bauwerken und Interieurs in Saratoga Springs, New York, war eine Studie über den Belle-Epoque-Stil in Amerika. Die Aufsicht auf die Main Street bei Regen ist das eleganteste Bild, das Evans je gemacht hat; hier dürften Erinnerungen an Paris aufgelebt sein (Taf. 13). – Ab 1931 folgte die umfangreiche Serie Viktorianischer Häuser in der Umgebung von Boston und New York, wobei Evans von Lincoln Kirstein beraten war (Taf. 15).[57] Diese Häuser, meistens weiß gestrichen, waren besonders geeignet, einen sublimen Aspekt der Architektur herauszuarbeiten. In hellstem Sonnenlicht aufgenommen, erscheint der dekorative Reichtum der Gebäude verdoppelt durch eine ephemere Ornamentschicht aus Schatten. Später hat Evans die verklärende Wirkung des Lichts an den Häusern von New Orleans mit ihren filigranen gußeisernen Galerien und selbst an den kargen Holzbauten der ländlichen Gebiete erkundet.

Im März 1935, kurz vor seinem Eintritt in die FSA, hat sich Evans mit einem der bedeutendsten Kapitel amerikanischer Architekturgeschichte, der klassizistischen Bautradition der Plantagen in den Südstaaten, photographisch auseinandergesetzt. Er fuhr nach Louisiana, wo die nobelsten Beispiele erhalten waren. Eine umfangreiche Bilddokumentation des Herrenhauses der Plantage »Uncle Sam« gibt einen Einblick in Evans' Arbeitsweise.[58] Stundenlang hat er das Bauwerk umkreist im Bemühen, dessen komplexe Gestalt mit unterschiedlichen Licht- und Schattenwirkungen sowie seinen Bezug zu den Nebengebäuden zu erfassen. Die Bilderfolge war Werkstattmaterial. Im Verfahren der Selektion, das Evans zeitlebens rigoros angewendet hat, mußte sich ein Bild als stellvertretend für die anderen bewähren. Es war die Übereck-Ansicht des Herrenhauses bei tiefstehender Sonne, mit starken Schatten-Silhouetten der Säulen auf den Mauern des Kernbaus.[59] Diese Ansicht betont nicht das Harmonische, sondern das Kontrastreiche; und sie vermittelt ein Gefühl von der Spätzeit des Tages, in der die Aufnahme entstand. Ob Evans damit eine allegorische Absicht verfolgt hat, ist schwer zu entscheiden.

Eindeutig allegorisch gemeint sind jene Bilder von Plantagen-Herrenhäusern, in denen Evans mit Bedacht, aber im Widerspruch zu seinem generellen Vorsatz der Nicht-Einmischung, Baum-Ruinen als Vordergrundmotiv eingeblendet hat. Bei der »Belle-Grove«-Plantage ist es ein Baumstumpf, bei der »Ashland«-(Belle Hélène)-Plantage ein entwurzelter Baumriese, der die Komposition beherrscht und das klassizistische Gebäude weitgehend verdeckt (Taf. 27).[60] Die verlassenen, verfallenden Bauwerke bezeugten »die Symptome des Eigennutzes und der Vergeudung, die den Ruin verursacht haben« (L. Kirstein). Das Bild des Frühstücksraums im Herrenhaus der »Belle-Grove«-Plantage, eines der stillsten Bilder von Evans, beschwört die Schönheit der Architektur noch im Untergang (Taf. 28). Knapp, aber kenntnisreich notierte der Photograph: »Belle Grove, 1858 (?), jetzt in Verfall. Das kultivierteste Beispiel klassizistischen privaten Wohnbaus im Lande.«[61]

Evans' besondere Liebe galt den schmucklosen Holzbauten, Inbegriff der Baugesinnung seines Landes. Der Urtyp des amerikanischen Hauses war die sogenannte Saltbox: die Rahmenkonstruktion vollkommen glatt von Bretterwänden umschlossen, die Fenster bündig in die Außenhaut gesetzt. Ein altes Exemplar entdeckte Evans 1936 in Charleston, South Carolina. Zahlreich sind die Photographien, die das Fortleben der extrem sparsamen Bauweise dokumentieren; zu den ausdrucksvollsten zählen die Ansichten von Reihenhäusern mit schlichten Vorbauten in Virginia, die sich bei aller formalen Askese individuell behaupten.[62] Aber auch die modernen, standardisierten Varianten der »Saltbox« in den Städten und in den Wohnquartieren von Industriegebieten hat Evans photographiert.[63] Um so verwunderlicher seine hartnäckige Weigerung, die Wiederbelebung des Bautyps im Rahmen der FSA-Förderungsprogramme zur Kenntnis zu nehmen.

In den ländlichen Gebieten von South Carolina und Alabama fand Evans 1936 die reinsten Beispiele zeitloser Holzbauweisen vor. In seinen Photographien ließ er die gezimmerten Kirchen, Schulhäuser und Hütten ganz für sich sprechen, ohne Vordergrundmotive und Menschen. Durch die streng frontale und achsiale Optik, die sorgfältige Wahl der Brennweite und die Korrektur stürzender Linien gewannen im Bild manche Kirchen eine Monumentalität, die in der Realität so nicht wahrgenommen werden konnte.[64] Und das strahlende Licht offenbarte einen Reichtum der Materialstrukturen, kostbarer als jeder Dekor. Ebendies hatte Evans an der Behausung eines schwarzen Teilpächters interessiert, deren Wände aus Brettern mit ungeglätteten Kanten gefügt waren. Die Urhütte stand in der Landschaft, als wäre sie von ihr hervorgebracht. Evans wollte, daß solche Bilder im Vergleich gesehen und beurteilt würden. Ein Gegenbeispiel ist das desintegrierte »Mayor's Office«, wie die Hütte 1936 in Alabama aufgenommen (Taf. 63).

An den einfachen ländlichen Holzbauten hat Evans, wie keiner vor ihm, eine Ästhetik des Sparsamen demonstriert. In der zweiten Bildersequenz des Katalogs *American Photographs* wird dem Leser nahegelegt, zwei Holzkirchen in South Carolina, von denen zumindest die eine von Schwarzen erbaut wurde, mit dem steinernen klassizistischen Tempel von Natchez zu vergleichen (Taf. 22).[65] Würdevoll wie ein Tempel präsentiert sich auch das aus Brettern gefügte Schulhaus in Alabama (Taf. 75). Seine Tore sind verschlossen. Es herrscht Stille; nur der primitive Glockenturm evoziert die Empfindung eines Klanges.[66]

Zur amerikanischen Denkmallandschaft gehörten jene Kleinstädte, deren Gesicht durch die frühindustrielle Epoche geprägt war. Häufig hat Evans sie in der vertrauten Art von Postkarten photographiert, für die er auch als Sammler eine Passion hatte.[67] Besonders wichtig war ihm seine 1936 aufgenommene Ansicht von Philippsburg, New Jersey. In einem Kommentar zu dem Bild verwies er auf die »Häßlichkeit und Verrücktheit« der Bauten verschiedener Zeiten, auf das unmittelbare Nebeneinander von aufrichtiger und nicht aufrichtiger Architektur: ein typisch amerikanisches Stadtbild.[68] Solche Kommentare sind die Ausnahme. In der Regel bleibt es dem Betrachter überlassen, die subtilen Dissonanzen innerhalb der Komposition, auf die es Evans ankam, auszumachen.

Daß Evans' Architekturphotographien ein Beitrag in der Auseinandersetzung um Amerikas Kulturerbe waren, hat am klarsten Lincoln Kirstein in seinem Essay zu *American Photographs* herausgearbeitet. Er betont die nationale Note der amerikanischen Neugotik und Neurenaissance im mittleren 19. Jahrhundert: Die Handwerker und Baumeister hätten die europäische Steinbauweise in die provinzielle Feinheit des heimischen Fichtenholzes und Stucks übersetzt, und zwar auf der Grundlage unkolorierter Stichvorlagen, denen Evans' harte, unkolorierte Abzüge ähnlich seien. Um 1850 seien dann korrupte Stilkopien in Mode gekommen, deren »reinste« Beispiele Evans erfaßt habe. Kirstein wertet diese Stilkopien als Überbleibsel der frühen imperialistischen Expansion Amerikas, als Zeugnisse für den Appetit auf Prestige in der Neuen Welt. Verblüffend ist seine Aussage, daß im Unterschied zum Kolosseum oder zu Chartres die Architektur Amerikas nur eindrucksvoll in Beziehung zu ihren Urhebern sei. Auch diesen Wesenszug sah Kirstein in den Photographien seines Freundes herausgearbeitet: »In Evans' Bildern von Tempeln oder Hütten ist die Gegenwart oder Abwesenheit derjenigen, die sie geschaffen haben, das Allerwichtigste. Die Gebäude sind eher soziale als künstlerische Denkmäler. Die Photographien sind soziale Dokumente.«[69]

Photographie – dokumentarisch im Stil

Evans hatte sich, wie viele amerikanische Intellektuelle seiner Generation, in Europa auf seine künstlerische Laufbahn vorbereitet. Sein bevorzugtes Medium war zunächst die Literatur. Die geknüpften Wahlverwandtschaften waren retrospektiv. Größte Bewunderung hegte er für Gustave Flaubert: »... das Nicht-Erscheinen des Autors, die Nicht-Subjektivität. Das ist wörtlich übertragbar auf die Art, wie ich die Kamera verwenden will...«[70] Noch in späten Jahren pflegte Evans, bevor er zur Erledigung eines Auftrags aus dem Haus ging, Passagen aus *Madame Bovary* zu lesen.[71] Den angehenden Photographen bestärkte das literarische Vorbild in seiner Frontstellung gegen jeglichen Romantizismus und Idealismus. Ermutigt durch Flaubert, verpflichtete er sich auf einen Realismus, der durch fanatische Durchbildung des Materials in Kunst umschlagen würde: Ein Höchstmaß an Artikuliertheit sollte dem zukommen, was in der alltäglichen Wahrnehmung und nach traditionellen kulturellen Werten unartikuliert erschien. Der mechanische Vorgang des Photographierens kam dem Vorsatz entgegen, den Autor im Werk verschwinden zu lassen.

Erst nach der Rückkehr in die USA hielt Evans Ausschau nach photographischen Vorbildern. Seine Wahl fiel auf Mathew Brady und Eugène Atget. Das Werk Bradys, insbesondere die von ihm organisierten photographischen Augenzeugenberichte aus dem Civil War, hatte Evans durch Lincoln Kirstein kennengelernt. 1936 erschien in der von Kirstein herausgegebenen Zeitschrift *Hound & Horn* ein von Charles Flato verfaßter Artikel über Brady mit elf Bildern aus dem Civil War.[72] Brady wurde damals neu entdeckt; Flato rühmte ihn als Vertreter einer »Kunst des Realen«. Es ist bezeichnend, daß Evans sich auf diesen Ahnen aus der Pionierzeit der Photographie berief. Dagegen vermochte ihm die jüngere, anerkannte Tradition sozialdokumentarischer Photographie in Amerika, repräsentiert durch Jacob A. Riis und Lewis W. Hine, keine Impulse zu vermitteln.

1931 erschien in *Hound & Horn* eine von Evans verfaßte Rezension, in der einige neue Photobücher vorgestellt wurden, darunter der 1930 erschienene Band *Atget. Paris* und der 1929 erschienene Band *Antlitz der Zeit* von August Sander.[73] Zu Sanders sozialer Dokumentation heißt es: »Dies ist eine der künftigen Möglichkeiten der Photographie, die Atget prophezeit hatte.« Auf den von Atget gewiesenen Weg wollte sich Evans selbst begeben.

Die Überschrift der Rezension hatte einen verheißungsvollen, auch selbstbezüglichen Akzent: »The Reappearance of Photography«. Evans sah sich in der vordersten Reihe jener modernen Photographen, die das Medium dokumentarisch, sozial, didaktisch einsetzten und damit der verhaßten Kunstphotographie ein Ende bereiteten. »Reappearance« – »Wiederkehr« meinte Anknüpfung an die Pionierzeit der Photographie mit ihrer einfachen, genauen Technik und ihrer aufrichtigen Sehweise; auch dies eine Parallele zu Sander, der die Daguerreotypie besonders schätzte. Evans hatte präzise Vorstellungen von der Geschichte der Photographie, für die er in der Rezension eine Periodisierung vorschlägt.

Das herausragende Vorbild für Evans war Eugène Atget. In der Rückschau betonte er, er habe dessen Werk erst nach der Findung seines eigenen Stils entdeckt. Dasselbe machte er für Henri Cartier-Bresson geltend, zu dessen Straßen-Schnappschüssen er erst im nachhinein eine Affinität erkannt habe.[74]

Die Bezüge zu Atget zeigen sich bei Evans etwa 1930, nachdem er die stark formal ausgerichteten Experimente der Anfangszeit aufgegeben hatte. Und sie sind am deutlichsten in jenen Photographien, in denen sich die Optik Atgets mit einer noch nicht ausgefeilten Technik verbindet; dazu gehören auch einige Bilder der Havanna-Kampagne (vgl. Taf. 18). Mit den ausgeloteten und meist lichtintensiven Bildern seit etwa 1935 verlieren sich die direkten Verbindungsfäden.

Schwerer nachvollziehbar ist die von Evans behauptete Affinität zu Cartier-Bresson, den übrigens auch Lincoln Kirstein in seinem Essay zu *American Photographs* als einzigen Photo-

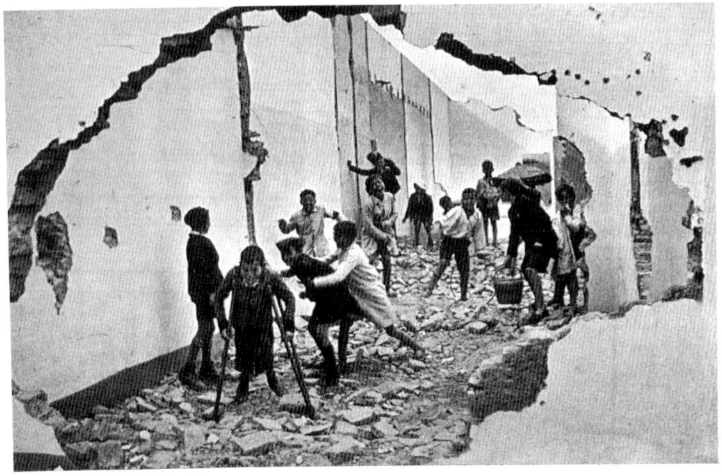

Abb. 8 Henri Cartier-Bresson: Sevilla, 1933

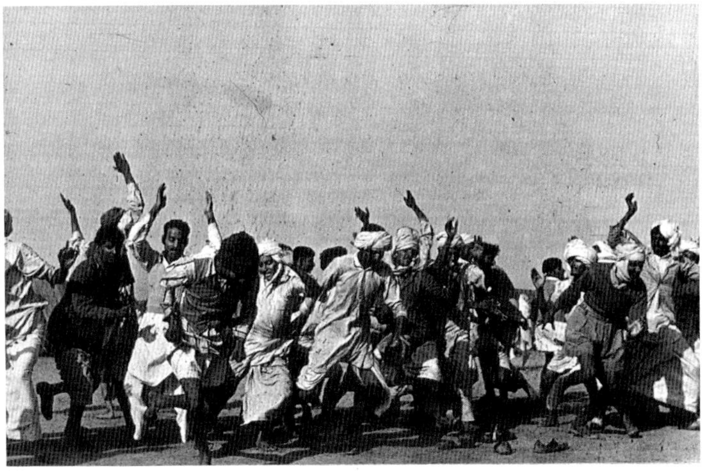

Abb. 9 Henri Cartier-Bresson: Gymnastik in einem indischen Flüchtlingslager, 1948

graphen der jungen Generation neben Evans nennt und rühmt.[75] Trotz thematischer Berührungspunkte war der Ansatz beider Photographen grundverschieden. Während Evans sich seinen Gegenständen von weit außen näherte, schuf Cartier-Bresson sein Werk aus der Mitte der Gesellschaft heraus. Ein Mauerdurchbruch bei Evans ist ein Loch, bei Cartier-Bresson eine Bresche, die die unverhoffte visuelle Teilnahme an einer vitalen Szene aus dem Volksleben gewährt (vgl. Abb. 8 und Taf. 98). Undenkbar, daß Evans, wie Cartier-Bresson es tat, die Insassen eines Flüchtlingslagers bei ekstatischen Gymnastik-Übungen photographiert hätte (vgl. Abb. 9).

Die zeitgenössische Photographie Amerikas bot dem jungen Evans wenig Anknüpfungspunkte. Indiskutabel erschien ihm der glatte Stil, der Kommerzialismus Edward Steichens (Abb. 10).[76] Alfred Stieglitz, um 1935 auf der Höhe seines Ruhms, war für den Photographen Evans eine negative Vaterfigur, Inbegriff des Artistischen und Romantischen. Evans' Ansatz war zu vorsätzlich realitätsbezogen, als daß er die Bedeutung von Stieglitz' späten, geläuterten Arbeiten — etwa seines verschlüsselten Bildes »Spiritual America« oder seiner »Equivalents«/Wolkenbilder — hätte anerkennen können (Abb. 11, 12).[77] Nicht zuletzt sein Desinteresse an der Natur trennte ihn vom Altmeister der amerikanischen Photographie. Dabei übersah Evans, daß Stieglitz auch ihm den Weg gebahnt hatte durch seinen ausdauernden Kampf um die Anerkennung der Photographie als Kunst.[78]

Beim Studium der von Stieglitz herausgegebenen Zeitschrift *Camera Work* war Evans nur ein einziges Mal auf eine ihn bewegende Aufnahme gestoßen: »Blind Woman« von Paul Strand (Abb. 13).[79] Später hat er geäußert, Strand sei bisweilen ein zu großer Techniker wie auch Ansel Adams. Für Evans mußte Photographie mehr sein als »nur ein Stück Textur und Licht«[80]. In den 20er Jahren hatten viele Avantgarde-Photographen durch verfremdende Ausschnitte und dynamische Perspektiven einer fragmentierten Alltagswelt sensationelle Bildwirkungen abgewonnen. Walter Benjamin bescheinigte dieser Art von Lichtbildnerei, daß sie »jede Konservenbüchse ins All montieren, aber nicht einen der menschlichen Zusammenhänge fassen kann, in denen sie auftritt...«[81] In seinen ersten Jahren war Evans stark beeinflußt von solchen Trends (vgl. Taf. 2, 3). Um so erstaunlicher die sprunghafte stilistische Entwicklung ab 1930: Evans begab sich auf den Boden der Realität. Die Formbestimmtheit seiner Aufnahmen unterlief seither nie die menschlichen Zusammenhänge ihrer Gegenstände, sondern machte nur deren gewöhnlich unbeachtete Komplexität sichtbar. Dazu gehört auch, daß Evans' Bildausschnitte jetzt unspektakulär und ganzheitlich wirkten, wiederum im Gegensatz zu manchen seiner frühesten Aufnahmen.

Daß Charles Sheeler für Evans' Entwicklung eine Rolle gespielt hat, ist zu vermuten (vgl. Abb. 14). Der einzige Photograph seiner Generation, dem Evans ausdrücklich einen Einfluß auf sein eigenes Werk zugebilligt hat, war Ralph

Steiner, der schon in den 20er Jahren die Reklame als Element der amerikanischen Zeichen-Landschaft entdeckt und einen Blick für die typisch amerikanische Architektur entwickelt hatte (Abb. 15, 16).[82]
Aber entscheidend für Evans waren eben nicht die photographischen, sondern die literarischen Anregungen. Berief er sich auf Flaubert als Kronzeugen seiner eigenen Ästhetik, so auf Charles Baudelaire als das einflußreichste Vorbild im Geiste: »... eine Art Gott«[83]. Es war wohl auch das gesellschaftliche Außenseitertum des »flâneur«, dem Evans nacheiferte.[84] Unter den Dichtern Amerikas hat er Walt Whitman und Henry James besonders geschätzt. Dem Katalog der großen Retrospektive im Museum of Modern Art 1971 ist ein Whitman-Zitat vorangestellt, das von der Schönheit der Welt noch in ihren einfachsten Erscheinungen und von der Unerschöpflichkeit des Sichtbaren handelt.
Die Sensibilität der Dichter auf das Medium Photographie zu übertragen, war Evans' Ziel. Zeitlebens hat er betont, Photographie solle literarisch sein. Und in diesem Zusammenhang ist die von ihm ebenso häufig geäußerte Forderung zu verstehen, Photographien müßten etwas transzendieren. »In diesem Sinne ist Photographie eine sehr schwierige Kunst...«[85]
Was Evans mit dem Literarischen und Transzendenten als unabdingbaren Kennzeichen photographischer Kunst meinte, formulierte er am deutlichsten im Kommentar zu einem eigenen Bild: Wellblechfassade in Moundville, Alabama, aufgenommen im Sommer 1936 (Taf. 64). Er war überwältigt vom Streiflicht auf dem silbrigen Wellblech, bewegt von der Nacktheit der Scheinfassade und der Art, wie der Sandhaufen das Bild bereicherte. »Ich wußte blitzartig, daß ich das wollte, und ich entdeckte vieles mehr im nachhinein, beim Redigieren. Man versucht etwas, und wenn es falsch ist, erkennt man es später. Aber erst einmal läßt man sich mit dem Film darauf ein, man speichert es ein. Es ist transzendent, man fühlt es. Es ist da, das verschwundene Transzendente (...). Es ist da, und man kann nicht gefühllos bleiben.«[86]
Die blitzartige Reaktion auf ein banales Objekt und die Enthüllung seines Geheimnisses im entscheidenden Moment: das klingt surrealistisch. Aber die Bilder, die in solchen Augenblicken der Intuition entstanden, waren nicht surreal, genausowenig wie Atgets Bilder es waren. Sie offenbarten lediglich an einfachsten Gegenständen eine Schönheit, die bei

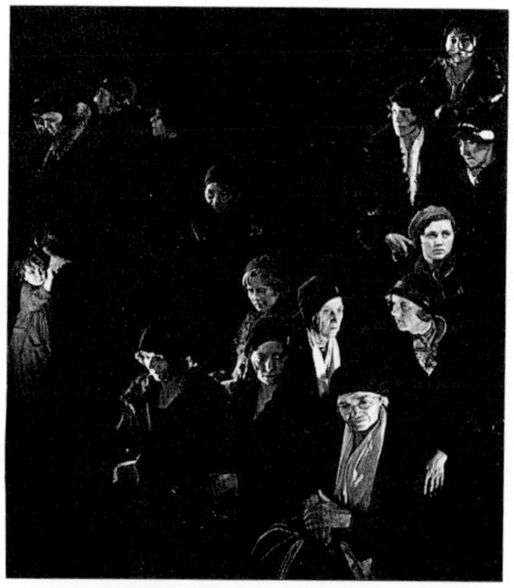

Abb. 10 Edward Steichen: »Homeless Women: The Depression«. Werbephoto für die Travelers Aid Society, 1932

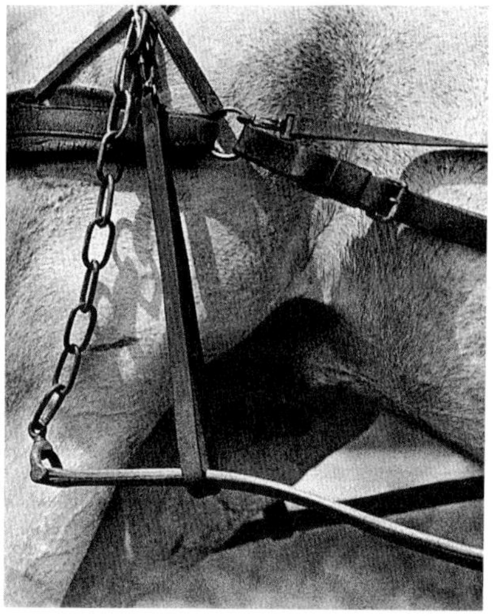

Abb. 11 Alfred Stieglitz: »Spiritual America«, New York, 1923

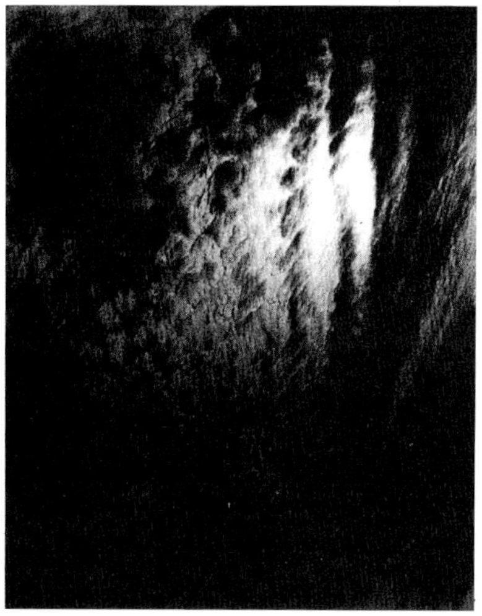

Abb. 12 Alfred Stieglitz: »Equivalent«, 1926

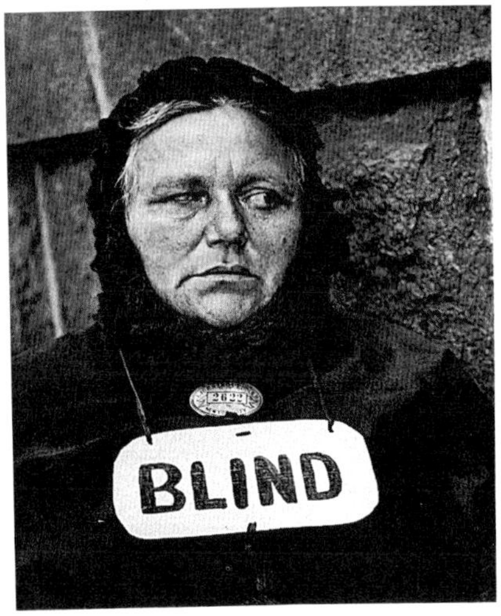

Abb. 13 Paul Strand: »Blind Woman«, New York, 1916

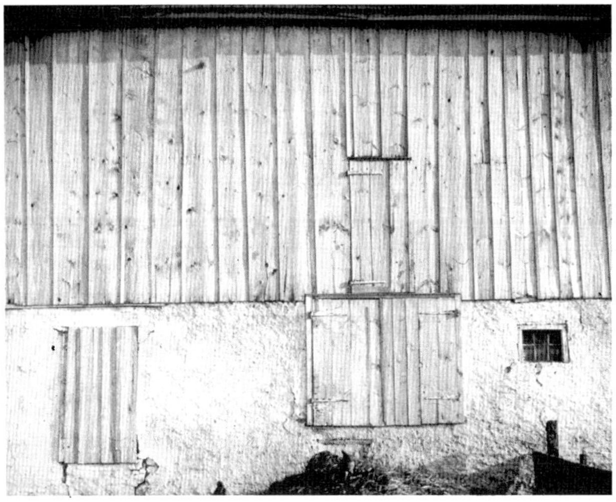

Abb. 14 Charles Sheeler: Weißer Schuppen, Bucks County, 1916

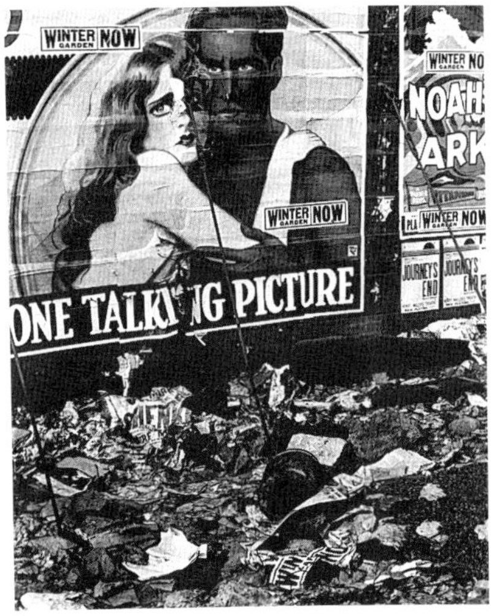

Abb. 15 Ralph Steiner: Plakatwand, um 1925

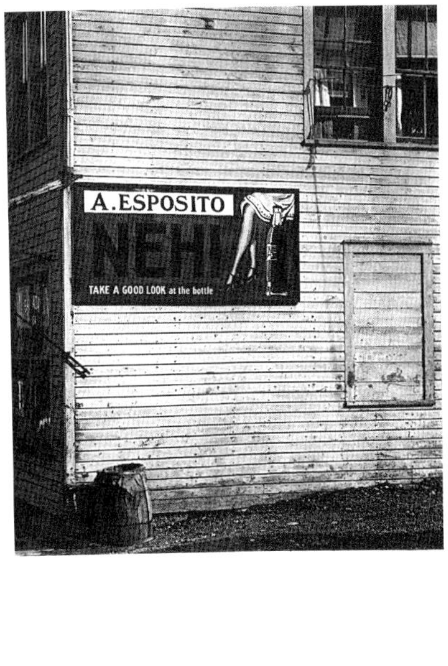

Abb. 16 Ralph Steiner: NEHI-Werbezeichen, 1928

normaler, distanzloser Betrachtung niemand beachtet hatte. Es ist schon erstaunlich, daß Evans die Wiederkehr des Transzendenten ausgerechnet an einer Wellblechfassade mit einem Sandhaufen davor ausmachte. Entscheidend dabei war das Streiflicht. Es verlieh dem Gegenstand ephemer, nur für einen Moment, ein solches Scheinen, daß sich die Materialien und Strukturen in äußerster Artikuliertheit darboten. Dies auf den Film zu übertragen, erforderte eine exakte Technik und einen fast anonymen Stil.

Das Bild der Wellblechfassade ist beispielhaft für Evans' Architekturphotographie. Wo sich die Gelegenheit bot, bannte er Holzkirchen, Holzhäuser oder kleinstädtische Fassadenreihen in hellstem Licht, vorzugsweise Streiflicht, auf den Planfilm (Taf. 57). So ist in den meisten Architektur-Bildern nicht nur das Statische, sondern auch ein Aspekt des Vergänglichen betont. Und wenn sich Menschen vor den Häusern oder in den Veranden aufhalten, so scheint es, als würden sie aktiv oder kontemplativ auf Sonne und Schatten reagieren (Taf. 47). Zu Evans' Meisterphotographien zählt die Aufnahme der Holzbaracke eines Gemischtwarenladens in Selma, Alabama (Taf. 65). Sie entstand 1936 im harten Sonnenlicht des Januar, also unter schwierigen photographischen Bedingungen. Evans hatte einen Moment abgewartet, in dem sich selbst die halb verschattete Laube mit ihrer Dekoration aus Werbezeichen in glimmendem Reflexlicht darbot. Es war da, »das verschwundene Transzendente«.

Gelegentlich hat Evans Photographien, denen er auf seinen Reisen begegnete, als »objets trouvés« für sich eingespeichert. Mit der abermaligen Ablichtung solcher Photographien gewann sein dokumentarischer Stil einen Doppeleffekt. In der Hütte des Teilpächters Frank Tingle in Alabama inspirierten ihn zwei an die Holzwand geheftete Schnappschüsse: das verschlissene Bild einer alten, von Arbeit gezeichneten Bäuerin und das Bild einer Mutter mit Kindern, sichtlich jüngeren Datums (Taf. 99). In keiner anderen Aufnahme von Evans ist die künstlerische Funktion der akuraten Großbildtechnik so evident wie hier. Deutlich sind die Unschärfen und Vergilbungsspuren jener Schnappschüsse erkennbar, die um so mehr ihren Anschein lebendiger Gegenwärtigkeit einbüßen und den Charakter entrückter geschichtlicher Dokumente annehmen. Dies ist Meditation über Photographie.

Ein Glücksfall war die Begegnung mit der Schaufenster-Auslage eines Photostudios in Birmingham, Alabama, 1936 (vgl. auch Taf. 56). Evans fand es geradezu märchenhaft, daß alle jene Menschen, die vor der Kamera des lokalen Studios posiert hatten, noch einmal gemeinsam für ihn posierten. »... Es ist umwerfend lustig und sehr ergreifend und sehr traurig und sehr menschlich. Dokumentarisch, sehr real, sehr komplex.«[87] Man mag in Evans' eigenen Portraitaufnahmen Merkmale des anonymen Stils von Paßbildern oder gar Polizeiphotos wiedererkennen.

Bei seinen großformatigen Portraitaufnahmen, und nur bei diesen,[88] wandte Evans die gleiche Optik an wie bei den Bildern von Bauwerken und anderen leblosen Objekten: normale Augenhöhe, Frontalität, Vermeidung starker Raumtiefe. Aber das sonst bevorzugte Sonnenlicht hat er bei Portraitsitzungen gemieden; ein in grellem Licht aufgenommenes Bild des Teilpächters Frank Tingle verfiel der Selbstzensur.[89] Die Portraits sind im Halbschatten aufgenommen; bisweilen mit starkem Reflexlicht, wie die angestrengt blinzelnden Blicke bezeugen. Gerade dieser, rein situationsbedingte Ausdruck der Abwehr dürfte dem Photographen willkommen gewesen sein; denn er schuf Distanz bei der nahsichtigen und extrem detailscharfen Protokollierung der Gesichter. Was an den Gesichtern sonst befangen oder gar verzerrt erscheinen mochte, hatte mit der Geschichte dieser Menschen und ihren Lebensbedingungen zu tun.

Die großformatigen Portraits gehören zu den schwierigsten Bildern von Evans. Es scheint, als würden die Menschen, häufig an die Wand gedrückt, dem »eiskalten Auge der Kamera« (James Agee) nur mit erheblicher psychischer Anspannung standhalten. Sie zeigen den Ausdruck des Verharrens, ohne jeden momenthaften Reflex. Offenbar war dem Photographen daran gelegen, das Angespannte der Aufnahmesituation ins Bild hereinzunehmen.

Aufschlußreich für Evans' Detailbesessenheit auch bei der Portraitphotographie ist die Serie der drei, einander sehr ähnlichen Bilder der Pächtersfrau Allie Mae Burroughs, entstanden 1936 in Alabama (Taf. 79).[90] Nur eines der Negative lieferte er dem FSA-Bildarchiv ab: Diese Aufnahme zeigt die Frau relativ gelöst, fast passiv, mit einem Anflug befangenen Lächelns. Die Linie der Augen liegt genau in einer Schattenbahn der kräftig strukturierten Holzverschalung des Hintergrundes, was deren erheblichen Anteil an der Bildwirkung unterstreicht. In der zweiten Aufnahme hebt sich der Kopf, mit einem verkrampften Lächeln, aktiver und eigenständiger von der Holzstruktur ab. Die dritte Aufnahme, von Evans am häufigsten publiziert, ist in Nuancen variiert: Der markante Kopf, nun ohne Lächeln und ganz verschlossen, behauptet sich noch entschiedener, auch plastischer, vor dem Hintergrund. Von den drei Bildern schließt dieses am entschiedensten eine Identifikation des Betrachters mit der Portraitierten aus.

Dieses erratische Bildnis gehört zu den bedeutendsten in der Kunst des 20. Jahrhunderts. Man vergleiche es mit einer sehr ähnlichen Photographie von Margaret Bourke-White: Portrait einer Bäuerin aus Locket, Georgia, reproduziert in dem 1937 erschienenen Buch *You Have Seen Their Faces* (Abb. 17).[91] Auch Margaret Bourke-White hat ihr Modell nahsichtig und detailscharf im Halbschatten vor einer Bretterwand aufgenommen. Aber im Unterschied zu Evans arbeitete sie eine hautnahe Konfrontation zwischen der Frau und ihrem Gegenüber heraus, unterstrichen durch die anklagende Unterschrift, die das Authentische dieses sozialdokumentarischen Bildes bekräftigen soll: »Ich habe mein Leben lang mein Bestes getan, so wie ich es konnte, aber es ist nicht viel dabei herausgekommen.« Margaret Bourke-White wollte die Leser ihres Buches, dessen Titel ja eine versteckte Drohung enthielt, zu richtigem sozialen Handeln bewegen.

Evans hat eine Motivierung seiner Arbeit in Richtung »Verbesserung der Gesellschaft« strikt abgelehnt.[92] Er war der

Überzeugung, daß Kunst dazu untauglich sei, und umgekehrt, daß solche Zwecksetzung mit den Zielen reiner Kunst unvereinbar sei. »Ich bin an Realismus interessiert in der Art, wie Flaubert es war, und ich denke nicht, daß man ihn einen sozialen Dokumentaristen nennen würde.«[93]
Noch nie hatte ein Photograph das Alltägliche einschließlich des Maroden in einem derart puren Stil, dem die Perfektion der Großbildtechnik unabdingbar war, behandelt.
War dieser Purismus den ärmlichen Gegenständen angemessen? Aus ihrem Umfeld isoliert, gewinnen sie im Rahmen der ausgeloteten statischen Bildkomposition eine so überwältigende stumme Präsenz, daß man in der Tat von Animismus sprechen kann.[94] Dazu Lincoln Kirstein 1938: »Sogar die unbelebten Dinge (...) scheinen in der ihnen eigenen stillen Würde darauf zu warten, für ihr Photo zu posieren.«[95] Offenbar hatte Evans diese Formulierung seines Freundes im Kopf, als er in einem späten Interview die merkwürdige Aussage machte, er habe bei seinem Aufenthalt im Süden nach gar nichts Ausschau gehalten: »... die Dinge schauten mich an, so fühlte ich – sie riefen mich geradezu an«[96].
Dies ist das eindringlichste Stilmerkmal der Bilder von Evans: Es scheint, als würden die Dinge – das Eßgeschirr an der Wand oder das Waschgerät im Flur – sich selbst präsentieren (Taf. 84). Nur ganz für sich, unbehelligt durch vorgefaßte Meinungen des Photographen, konnten die Gegenstände jene animistische Wirkung ausstrahlen. Eben dazu taugte Evans' Strategie, das Dokumentarische als stilistischen Modus, nicht als Mittel zum Zweck politischer Reformen einzusetzen.[97]
An sozial brisanten Gegenständen hat Evans die Überlegenheit einer neuen photographischen Ästhetik vorgeführt. Das macht das Irritierende seines Werkes aus, noch heute.

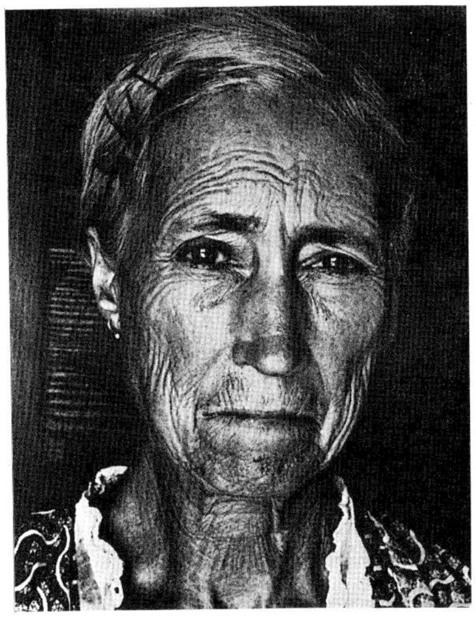

Abb. 17 Margaret Bourke-White: Locket, Georgia. Tafel aus »You Have Seen Their Faces«, 1937

»Let Us Now Praise Famous Men«

Im Sommer 1936 wurde Evans von seinem Job bei der FSA zeitweise freigestellt für ein Projekt, das zwar nicht von der Regierungsabteilung initiiert war, aber durchaus in deren Programm paßte. Das liberale Magazin *Fortune,* bei dem Evans später für zwei Jahrzehnte untertauchen sollte, plante eine Reportage über das Pächter-Wesen im Süden. Die »Sharecropper«, die den Landbesitzern einen Großteil der Ernte als Pacht abliefern mußten, hatten besonders unter der Depression zu leiden. Sie waren eine der Zielgruppen der FSA-Reformprojekte; ein Bericht über ihre Lage in dem renommierten Magazin schien unterstützenswert. Evans' Freistellung wurde unter der Bedingung ausgehandelt, daß die Ergebnisse seiner Arbeit, das heißt die Negative, in das FSA-Bildarchiv übergehen würden.
Den Bericht bestellte *Fortune* bei dem Dichter James Rufus Agee, der seit 1932 als Jungreporter für das Magazin tätig war – eine Arbeit wie »in einem Hurenhaus«[98]. Agee erbat als Photographen Walker Evans. Die beiden gingen nach Alabama. Nach langer Suche fanden sie engeren Kontakt zu der Pächter-Familie Burroughs. Hier quartierte sich Agee ein; Evans mied solche Nähe und verbrachte die meisten Nächte in einem nahen Hotel.[99] In einem späten Interview berichtete Evans: »Wir waren Journalisten, und wir sagten es ihnen. Wir erzählten genau, was wir vorhatten. Wir bezahlten unsere Angelegenheiten und bezahlten unsere Miete und bezahlten auch ein Honorar dafür, daß wir mit ihnen arbeiten durften.«[100] Auch die benachbarten, mit den Burroughs verwandten Pächter-Familien Fields und Tingle waren willig, mit sich arbeiten zu lassen.
»Wir arbeiteten Tag und Nacht ... und wir wollten etwas Bedeutendes tun.«[101] Dabei verstrickten sich die beiden Künstler; aus dem knapp zu haltenden journalistischen Essay wurde nichts. Das Projekt nahm Ausmaße an, die mit den Vorgaben eines Magazins unvereinbar waren, und wurde am Ende das sperrige Buch *Let Us Now Praise Famous*

Men, dessen Manuskript Agee erst 1938 abschloß. Als es nach Irrwegen schließlich 1941 in dem Bostoner Verlag Houghton & Mifflin erschien, war die Problematik der Pächter nicht mehr aktuell, weil teilweise entschärft durch die Reformen des New Deal und teilweise überlagert durch die Ereignisse des Zweiten Weltkriegs.[102]

Von der Kritik überwiegend reserviert aufgenommen, wurde das Buch ein Flop. Erst mit der Neuauflage 1960 avancierte es zum Kultbuch einer Generation, die nach Alternativen zu den Werten der damaligen militanten Konsumgesellschaft suchte. Auch der beginnende Kult um den 1955 gestorbenen James Agee trug zur späten Anerkennung des Buches bei.

Evans und Agee haben sich auf höchst unterschiedliche Weise mit den Problemen der Pächter auseinandergesetzt. Während der Photograph auf Verdichtung zielte und seine eigene Person so weit wie möglich ausklammerte, geriet die Prosa ausufernd und so heftig engagiert, daß manche Passagen mehr über den Autor als über die beschriebenen Gegenstände und Menschen aussagen. In seiner Studie über Agee bezeichnet Kenneth Seib das Buch als entsetzlich »overwritten«[103]. Aber das »overwriting«, mit allen Risiken des Nichtgelingens, war eine kalkulierte literarische Form: ein zorniger Protest gegen die Simplifizierungen damaliger Berichte über soziales Elend. Diese Protesthaltung teilte Agee mit Evans.

Die Zusammenarbeit zwischen Dichter und Photograph basierte auf gegenseitiger Unabhängigkeit. Der Bildteil, in der Erstausgabe nur 31 Tafeln umfassend, stand unvermittelt am Anfang, noch vor der Titelei, und ohne Seitenzahlen. Keinerlei Unterschriften gaben Anleitungen zum Sehen; der Leser blieb auf die reine Evidenz der Photographien verwiesen. Das alles war 1941 in Amerika ohne Beispiel, ein Bruch mit den photojournalistischen Praktiken.

Der Verzicht auf außerbildliche Informationen sollte um so mehr den inneren Zusammenhang der Photographien bekräftigen. Im Gegensatz zur Prosa wirkt der Bildteil in jeder Hinsicht äußerst knapp. Die drei Pächterfamilien werden in drei Sequenzen vorgestellt, wobei der ersten Folge das Portrait eines Pachtherrn vorangestellt ist.[104] Die vierte Sequenz, in der Erstausgabe nur drei Photographien umfassend, vermittelt einen Ausblick in die Kleinstadt, zugehörig zur Lebenswelt der Pächter. Diese Teilsequenz ist typisch für Evans' didaktisches Konzept des vergleichenden Sehens. Dem optimistischen Bild einer Hauptstraße voller parkender Autos folgt die Ansicht einer Reihe schuppenartiger Häuser im Verfall und schließlich das nackte, desintegrierte »Mayor's Office« (Taf. 55, 63).

Die Pächterfamilien sind durch Portraitaufnahmen und Photographien ihrer Häuser, bis auf eine Ausnahme Interieurs, repräsentiert. Am Ende jeder dieser Sequenzen steht ein Bild von allgemeingültiger, wenn nicht allegorischer Aussage: ein bandagiertes Kleinkind der Gudgers, zugedeckt mit einem Tuch aus Sackleinwand, das auch das Gesicht verhüllt; das Holzhaus der Woods mit Baumwollernte auf der Veranda; die verbleichenden Schnappschüsse an der Wand einer Kammer im Haus der Ricketts (Taf. 83, 103, 99).

Nachdrücklich hat Agee die Eigenständigkeit des Bildteils und, im Verhältnis zur Prosa, dessen nicht-illustrierenden Charakter betont. Statt dessen sollte ein Spannungsverhältnis entstehen: »ein strikter Vergleich zwischen den Photographien und der Prosa als wechselseitigen Lügnern und wechselseitigen Nachschöpfern derselben Gegenstände«[105]. Im Vorwort verweist Agee auf die notgedrungen, das heißt aus Kostengründen, geringe Anzahl der Bilder, die dennoch dem Text ebenbürtig seien. Er betont dies »im Interesse der Geschichte und der Zukunft der Photographie«, womit er den Modellcharakter von *Let Us Now Praise Famous Men* gegenüber der gängigen bebilderten Literatur herausstreicht.[106]

Tatsächlich bietet das Buch einzigartige Einsichten in die je verschiedenen Möglichkeiten literarischer und bildlicher Auseinandersetzung mit denselben Gegenständen. Es waren Gegenstände, denen vorher weder ein Dichter noch ein Photograph besondere Aufmerksamkeit geschenkt hatte. Wo nach gewöhnlichen Maßstäben nur Mangel zu registrieren war, entdeckten Agee und Evans, jeder für sich, den Stoff ihres künstlerischen Hauptwerkes. Was Evans betrifft, so zeigt das Arbeitsergebnis seines dreiwöchigen Aufenthalts bei den Pächterfamilien eine außerordentliche Konzentration und Dichte; ein Großteil seiner klassisch gewordenen Photographien stammt aus dieser Kampagne. Und Agees Ruhm ist identisch mit dem seines Preisliedes auf die Pächterfamilien. Gerade die erklärte Unabhängigkeit von Text- und Bildteil bewirkte ihre wechselseitige Resonanz.

Agee hat sich in seinem Text strikt an den Vorsatz gehalten, die Bilder nicht illustrativ einzusetzen. Das konnte zu Verunsicherungen des Lesers führen. War es nicht naheliegend, die seitenlange Beschreibung eines gezimmerten Pächterhauses mit der einzigen Außenansicht eines solchen Holzhauses im Bildteil in Verbindung zu bringen? Aber das beschriebene Haus war das der Gudgers, das abgebildete das der Woods. Der Leser war gehalten, Text und Bild sehr genau zu vergleichen. Das war auch erforderlich, wenn er die von Agee beschriebenen Menschen mit den Portraitphotos identifizieren wollte.

Nur in Ausnahmefällen hat Agee auf Photographien im Bildteil verwiesen, und dann stellvertretend für die unterlassene literarische Vertiefung. Bei der Beschreibung der Küche im Haus der Woods übergeht er das an die Wand gesteckte Eßgeschirr, bescheinigt dem Bild eine mit Worten nicht erreichbare Überzeugungskraft: »... und an den Wänden, was ihr auf einem der Photos seht«[107] (Taf. 104).

In einer Passage über die Pächtersfrau Annie Mae Gudger wird der Leser aufgefordert, die Begegnung ihrer Augen auf der Photographie zu suchen (Taf. 79).[108] Und vor der überreichen Dekoration des Kamins im Haus der Ricketts kapituliert Agee mit der Bemerkung, daß diese Einzelheiten wesentlich besser in Photographien festgehalten seien, für die im Buch aber kein Raum sei (Taf. 97).[109]

Über das Verhältnis von Prosa und Photographie hat sich Agee an mehreren Stellen des Buches programmatisch geäußert. Sein eigener Vorsatz war eine nicht-»künstlerische« Sicht und die Vermeidung oder gar Zerstörung dichterischer Imagination. Alles Bewußtsein verlagere sich vom Zurechtrückbaren hin zu dem Bestreben, einfach die grausame Erscheinung des Bestehenden zu erfassen. »Deshalb erscheint mir die Kamera neben dem beistands- und waffenlosen Bewußtsein das zentrale Instrument unserer Zeit zu sein; und deshalb bin ich so wütend über ihren Mißbrauch: er hat eine beinahe weltweite Korruption des Sehens ausgelöst, so daß ich weniger als ein Dutzend Leute kenne, auf deren Augen ich mich so verlassen kann wie auf meine eigenen.«[110] Und über die besonderen Möglichkeiten der Kamera schreibt Agee: »Soweit sie reicht (was in ihrem eigenen Reich übrigens genauso absolut ist wie die Tragweite von Worten oder Klängen) und sauber und buchstäblich gemäß ihrer ureigenen Bestimmung gehandhabt wird, als eiskaltes, in mancher Hinsicht beschränktes, in anderer Hinsicht fähigeres Auge, ist sie, wie die Schallplatte und wie wissenschaftliche Instrumente und anders als jedes andere Mittel der Kunst, unfähig, etwas anderes als die absolute, nackte Wahrheit zu verzeichnen.«[111]

Eine der Schlüsselszenen des Buches, entgegen der Chronologie der Ereignisse im letzten Teil plaziert und dadurch eigenartig gewichtet, behandelt den ersten Phototermin bei den Pächterfamilien, insbesondere die Entstehung des Portraits von Sadie Ricketts, das zweifellos zu Evans' bedeutendsten Photographien zählt (Taf. 91). Textpassage und Photographie erhellen beispielhaft die Gemeinsamkeiten wie auch die Differenzen zwischen Agees Prosa und Evans' Bildnerei.

»... und für dich war es, als ständen du und deine Kinder und dein Mann und die anderen in all eurer Schande und Erbärmlichkeit nackt vor der kalten Absorption der Kamera, um bespitzelt und ausgelacht zu werden; und deine Augen waren wild vor Wut und Scham und Angst, und die Sehnen deines dünnen Halses waren gespannt, die ganze Zeit, und eine Hand zuckte und zupfte in einem fort in den morschen Falten deines Rockes wie die Hand eines kleinen Mädchens, das vor Erwachsenen ein Gedicht aufsagen muß, und du konntest nichts tun, nichts, kein Wort des Protestes konntest du einlegen, meine Teure, meine Liebe, mein kleines verrücktes, erschrecktes Kind; denn das war Sache deines Mannes, und eine Frau tut, was ihr gesagt wird, und hält den Mund: und so standest du da, in einem einteiligen Kleid aus Lakenstoff, das von dem Loch, durch das der Kopf gesteckt war, ohne Gürtel gerade bis zum Knie fiel, so daß du durch diese fremden, städtisch gekleideten Augen wußtest, daß du wie aus einem Zelt ragtest, das zu kurz war, um deine Blöße zu bedecken: und die anderen kamen heran (...) und Walker baute das schreckliche dreibeinige Stativ auf, gekrönt von dem schwarzen viereckigen schweren Kopf der Kamera, gefährlich wie der eines Buckligen; bückte sich unter Umhang und Wolke bösen Tuches und drehte an Knöpfen; bereitete Hexerei vor, kälter als schneidendes Eis und unermeßlich grausam: und das mindeste, was ihr tun konntet und tatet, war, geschwind und gewalttätig die Gesichter eurer Kinder mit Regenwasser zu waschen (...) da seid ihr alle, die Mutter wie vor einem Erschießungskommando, die Kinder wie Säulen eines außerordentlichen Tempels (...), aber die ganze Zeit beobachtete ich insbesondere dich, Mrs. Ricketts; du kannst keine Ahnung haben, mit welcher Anteilnahme für dich, welchem Bedürfnis, dich wissen zu lassen, oh, daß du uns nicht fürchten sollst, nicht fürchten und nicht hassen sollst, daß wir deine Freunde sind, daß, ganz gleich wie es wirken muß, alles seine Ordnung hat, wahrhaftig und durch und durch seine Ordnung hat: deshalb beobachtete ich in einem fort deine Augen, und wann immer sie sich mir zuwandten, versuchte ich, deine Augen durch meine und durch ein freundliches und zärtliches Lächeln (das mich vor Ekel krank macht, wenn ich daran denke) ein wenig davon in Kenntnis zu setzen, ihnen etwas Wärme, etwas Beruhigung zu vermitteln, die dich zumindest ein wenig entspannen könnte, die dir vielleicht Wärme, Wohlbefinden oder Hoffnung auf Lächeln bringen könnte; aber dein Blick auf mir enthielt ein ums andere Mal nichts als denselben Schrecken ...«[112]

Es ist offenkundig, daß Agee bei der Abfassung des Textes nicht nur Notizen, sondern auch Evans' Photographie verwendet hat. In ihr ist Sadie Ricketts durch rigorosen Beschnitt des Negativs aus der zufälligen Aufnahmesituation, mit Kindern im Hintergrund, monumental isoliert. Viele Nuancen der Beschreibung sind im Bild wiederzuerkennen. Aber wir sehen keinerlei Reflex des Liebeswerbens, das Agee so emphatisch offenlegt.

Die rückhaltlose Einbeziehung der eigenen Person – eines der wichtigsten Merkmale der dichterischen Strategie Agees – und die Mischung aus Indiskretion und Emphase, mit der er den Pächtersleuten begegnete, waren Evans zutiefst fremd. Aber auch er ist auf seine Weise diesen Menschen zu Leibe gerückt: mit sezierendem Blick. Angesichts einiger seiner großformatigen Portraits, insbesondere von Bud Woods und Fred Ricketts, muß das geläufige Urteil über Evans, er sei ein distanzierter Beobachter, jedenfalls relativiert werden (Taf. 101). Ein schonungsloseres Kinderportrait als das der zehnjährigen Louise Gudger ist kaum vorstellbar (Taf. 81). Aber mit solchen Bildern zielte Evans nicht auf Enthüllung, erst recht nicht auf Herstellung von Nähe. Vielmehr ging es ihm um eine Konfrontation mit den Lesern des Buches, deren Leben von dem der Pächter durch einen Graben getrennt war. Die Nahsichtigkeit und Schärfe der Portraits sollte ein ätzendes Gefühl der Fremdheit vermitteln. In dieses Konzept paßte nicht jenes Familienphoto der Gudgers, das im Stil amateurhafter Gruppenschnappschüsse das Leben der Pächter von einer entspannten, heiteren Seite zeigte. Es war auf Wunsch George Gudgers zustande gekommen und nach dessen Anweisungen arrangiert. Evans hat das für ihn untypische Bild im Archiv vergraben und erst Jahrzehnte später veröffentlicht.[113]

Wo Evans es bei kühler Konfrontation beließ, hat Agee immer wieder versucht, dem Leser das quälerische Eingedenken seiner eigenen Schuld aufzudrängen. Ein Beispiel ist die bereits kurz zitierte Passage über Annie Mae Gudger, in der von der Schrecklichkeit der Arbeit und ihren Spuren auf der Gestalt der Frau die Rede ist, verschuldet durch »euch« und allein dadurch zu sühnen, dieser schrecklichen Sache ins Auge zu sehen, was Agee mit der Aufforderung an den Leser bekräftigt, die Begegnung der Augen von Annie Mae Gudger auf der Photographie im Bildteil zu suchen (Taf. 79).[114] Von Sühne hätte Evans niemals geredet. Aber auch er hat den Leser auf die Probe gestellt. Noch heute, in völlig verändertem sozialpolitischen Kontext, erfordert es Courage, den Pächtern auf seinen Bildern ins Auge zu blicken.

Photographie für's Museum

Die große Evans-Ausstellung, die das Museum of Modern Art 1971, also noch zu Lebzeiten des Künstlers, ausrichtete, war im wörtlichen Sinne retrospektiv.[115] In dem aufwendigen Katalog mit seinen 100 Tafeln ist die siebenjährige Spanne vor der FSA-Zeit mit 35, die knapp zweijährige FSA-Zeit mit 42 Bildern repräsentiert. Die mehr als drei Jahrzehnte umfassende Tätigkeit danach ist mit ganzen 23 Bildern vertreten. Diese vom Photographen selbst vorgenommene ungleichgewichtige Bewertung seines Lebenswerks bedarf einer Erklärung. Hatte er sich in den 30er Jahren, inspiriert durch die damalige gesellschaftspolitische und kulturelle Kampfstimmung, verausgabt? Oder sollte die Behauptung zutreffen, Evans' Werk zeige keine Entwicklung?[116]

In den Jahren 1938–1947 hatte sich Evans mit seinen Studien über Menschen in den New Yorker Subways und in den Straßenschluchten von Chicago neues Terrain erobert (Taf. 117–122). Im letzten Jahrzehnt seines Schaffens knüpfte er wieder an die Themen und den Stil seiner Photographien aus den 30er Jahren an. Dazwischen lag eine zwanzigjährige Tätigkeit für das Magazin *Fortune* im festen Anstellungsverhältnis.[117] Es ist schon erstaunlich, daß die

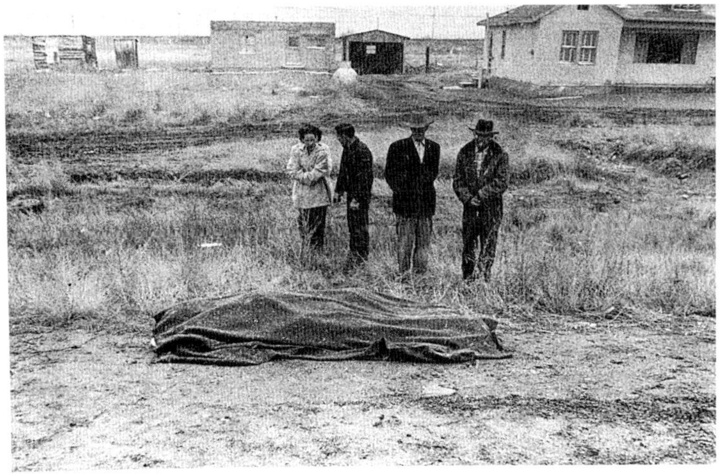

Abb. 18 Robert Frank: Autounfall – U.S. 66, zwischen Winslow und Flagstaff, Arizona, vor 1958

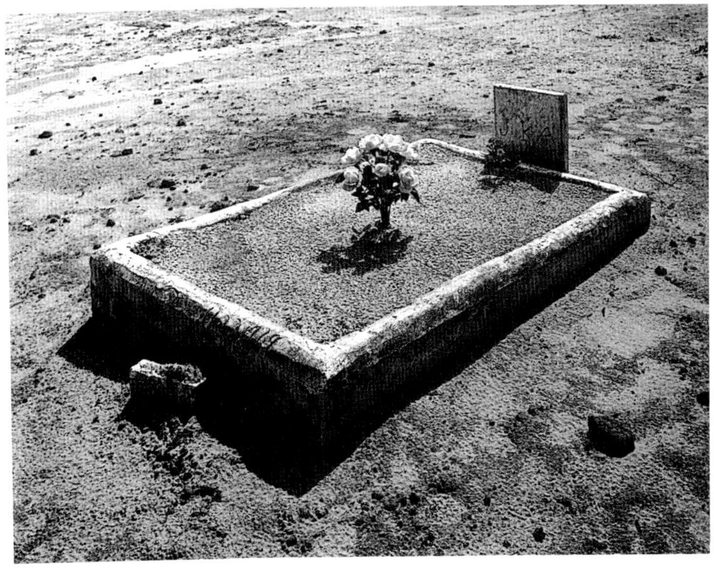

Abb. 19 William Christenberry: Grab, Hale County, Alabama, 1981

Photographien dieser langen Schaffensperiode so wenig bekannt sind. Im Katalog der Retrospektive 1971 war die *Fortune*-Zeit besonders spärlich repräsentiert. Nach eigener Aussage hatte Evans die Zeit bei dem Magazin »in Verkleidung« verbracht, seinen Lebensunterhalt als Reporter verdienend.[118] In einer Studie über Evans' Tätigkeit bei *Fortune* legt Lesley K. Baier überzeugend dar, er habe seine 20jährige photojournalistische Arbeit planvoll unterdrückt. Statt dessen habe er, stimuliert durch die Legendenbildung um seine frühen Photographien, für diese eine Zukunft im Museum entdeckt. Zu der retrospektiven Schau des eigenen Werkes trugen sicher auch die Neuauflagen der Publikationen *Let Us Now Praise Famous Men* 1960 und *American Photographs* 1962 bei, die nun zu Klassikern wurden.

Auch in den zahlreichen Interviews, die Evans im Alter gegeben hat, ist die Schaffenszeit der 30er Jahre stark betont. Unübersehbar ist dabei die Absicht, sein Image als absolut unabhängiger Künstler zu pflegen. Die künstlerische Selbstgewißheit gipfelte in der Feststellung: »... heute weiß ich, daß Flauberts Ästhetik absolut die meinige ist.«[119]

Evans hatte sich früh auf das Überleben seines Werkes im Museum eingestellt. Ausschlaggebend für diese Strategie war die Anerkennung, die ihm schon 1938 mit der Ausstellung *American Photographs* im Museum of Modern Art widerfahren war: »Sie etablierte meinen Stil ...«[120] Das Prinzip strenger Selektion, das Evans schon beim Photographieren beachtete, sollte sich erst recht im Umgang mit dem angehäuften Material bewähren. Selbst aus seinem wichtigsten, rund 500 Aufnahmen umfassenden Werkblock für die FSA hat Evans erstaunlich sparsam für eigene Publikationen und Ausstellungen geschöpft. Er war deshalb wenig erfreut über den vollständig bebilderten Gesamtkatalog seiner FSA-Photographien, den die Library of Congress 1973 herausgab.[121] Uns gewährt diese Publikation einen unschätzbaren Einblick in Evans' Arbeitsweise, insbesondere sein Verfahren des Selektierens.

Evans' Werk der 30er Jahre ist früh in das Pantheon amerikanischer Kultur eingegangen. Dazu haben auch einige jüngere Photographen beigetragen. Das 1959 erschienene Photobuch *The Americans* von Robert Frank nahm in der Thematik wie auch in der Methode der Bilder-Sequenzierung sichtlich Bezug auf das klassisch gewordene Katalogbuch *American Photographs*. Franks Einstellung war jedoch von der seines Vorbilds grundverschieden: Er vermittelte ausschließlich ein Bild Amerikas im Zustand hoffnungsloser kultureller Desintegration (Abb. 18).[122] Andere Photographen suchten die Orte auf, die durch Evans' Bilder Geschichte gemacht hatten. Chauncey Hare pilgerte 1972 nach Bethlehem.[123] Der Bildhauer und Photograph William Christenberry unternahm in den 70er und 80er Jahren Expeditionen nach Alabama und photographierte Holzkirchen, Wellblechfassaden und Gräber (Abb. 19).[124] Außer den Motiven haben seine Bilder nichts mit jenen von Evans aus den Jahren 1935/36 gemeinsam. Es war nicht mehr da, das Transzendente.

Anmerkungen

1 Memorandum von Evans für Roy Stryker (Oktober?) 1935. Hier zu einer geplanten Photokampagne: »... photography, documentary in style, of industrial subjects...«
Abgedruckt in: *Walker Evans at Work (745 Photographs together with Documents. Selected from Letters, Memoranda, Interviews, Notes.)* Mit einem Essay von Jerry L. Thompson. New York (...) 1982, S. 113. – Leslie Katz: »Interview with Walker Evans«. In: *Art in America,* März–April 1971, Vol. 59, No. 2, S. 82–89. Hier einschlägige Aussagen von Evans zu seinem »documentary style«, besonders S. 87.

2 Walker Evans: *American Photographs.* Mit einem Essay von Lincoln Kirstein. Kat. Ausst. The Museum of Modern Art, New York 1938. – 2. Aufl. 1962. – Fiftieth-Anniversary Edition, 1988 (nach dieser Neuausgabe wird im folgenden zitiert).

3 L. Kirstein, Essay (zit. Anm. 2), S. 198.

4 Alan Trachtenberg: »Walker Evans' America – A Documentary Invention«. In: David Featherstone (Hrsg.): *Observation (Essays on Documentary Photography). The Friends of Photography (...).* Carmel, Cal. (S. 56–66), S. 57.

5 *Walker Evans at Work* (zit. Anm. 1), S. 151.

6 Vgl. z.B. Alan Trachtenberg: »The Artist of the Real«. In: *The Presence of Walker Evans.* The Institute of Contemporary Art, Boston 1978 (S. 17–26), besonders S. 26: »What is exemplary about Walker Evans' art is that he, above all others, introduced difficulty into modern photography.« – Daß Evans' Bilder rätselhaft seien, wird in zahlreichen Arbeiten über den Photographen behauptet. Dazu ausführlich und kritisch: Hartmut Taube: »Walker Evans: Enigma und Realität«. In: *Amerika-Studien* 24/1, 1979, S. 99–121.

7 Zum Aspekt der Energie vgl. H. Taube, »Enigma und Realität« (zit. Anm. 6), S. 109 f.

8 *Walker Evans at Work* (zit. Anm. 1), S. 151.

9 Bill Ferris: »A Visit with Walker Evans« (= Interview). In: *Images of the South: Visits with Eudora Welty and Walker Evans. Southern Folklore Reports,* No. 1. Center for Southern Folklore, Memphis, Tennessee, 1977 (S. 27–39), S. 36.

10 Katz-Interview (zit. Anm. 1), S. 84: »My photography was a semi-conscious reaction against right-thinking and optimism...«

11 Roy Stryker in einem Interview mit F. Jack Hurley, 1967. Zitiert nach F. Jack Hurley: *Portrait of a Decade – Roy Stryker and the Development of Documentary Photography in the Thirties.* Louisiana 1972, Reprint New York 1977, S. 35.

12 Pete Daniel u. a.: *Official Images – New Deal Photography.* Washington, D.C./London 1987. Hier: Pete Daniel, Sally Stein: »Introduction«.

13 Zur Methode der »teilnehmenden Beobachtung« vgl. William Stott: *Documentary Expression and Thirties America.* New York 1973. Reprint: Chicago 1986, Kap. 9: »Social Science Writing«.

14 Zu *The Bridge* vgl.: *Walker Evans at Work* (zit. Anm. 1), S. 40–43. – Zu *The Crime of Cuba* vgl.: Gilles Mora, John T. Hill: *Walker Evans, Havanna 1933, Photographien.* München 1989. Hier: Vorbemerkung und Einleitung. – Zur Kampagne über die Viktorianischen Häuser vgl.: *Walker Evans at Work* (zit. Anm. 1), S. 50–55.

15 Brief an Ernestine Evans, Febr. 1934. Abgedruckt in: *Walker Evans at Work* (zit. Anm. 1), S. 98.

16 Abgedruckt in: *Walker Evans at Work* (zit. Anm. 1), S. 112. Hier und auf S. 113 weitere Quellen zu Evans' Tätigkeit in der Resettlement Administration.

17 Roy Stryker, »Personal File«. Zitiert nach F. J. Hurley, *Portrait of a Decade* (zit. Anm. 11), S. 36.

18 Interview Richard Doud mit Arthur Rothstein. In: *Arthur Rothstein: Words and Pictures.* New York 1979 (S. 6–10), S. 8–9. – Vgl. auch F. J. Hurley, *Portrait of a Decade* (zit. Anm. 11), S. 86.

19 *Walker Evans: Photographs for the Farm Security Administration, 1935–1938* (A Catalog of Photographic Prints Available from the Farm Security Administration Collection in the Library of Congress). New York 1973. Reprints 1975/1976. Vgl. hier: Cat. No. 30–34, No. 185–190.

20 William Stott: Interviews mit Walker Evans (Fragmente). In: W. Stott, *Documentary Expression* (zit. Anm. 13), S. 319.

21 Der lange Brief Strykers ist abgedruckt in: *Walker Evans at Work* (zit. Anm. 1), S. 118–119. Hier irrtümlich als mutmaßliche Datierung angegeben: [12/36–1/37]. – Zum Ergebnis von Evans' Photokampagne vgl.: Evans-Catalog, Library of Congress (zit. Anm. 19), No. 91–162. Statt der FSA-Häuser hat Evans in Tupelo die Hütten der Schwarzen photographiert: Cat. No. 118–125.

22 Vgl. Alan Trachtenberg: »From Image to Story – Reading the File«. In: Carl Fleischhauer, Beverly W. Brannan: *Documenting America, 1935–1943.* Berkeley/Los Angeles/London 1988 (S. 43–73), S. 59 mit Anm. 39. – Zu den Verdiensten des von der Nachlaßverwaltung herausgegebenen Buchs *Walker Evans at Work* (zit. Anm. 1) gehört es, daß hier mehrere Dokumente abgedruckt wurden, die durchaus eine gegenseitige Wertschätzung Evans-Stryker bezeugen.

23 Zitiert nach Lawrence W. Levine: »The Historian and the Icon«. In: *Documenting America* (zit. Anm. 22; S. 15–42), S. 33.

24 Das Verhältnis von Evans' Photographien zu denen anderer FSA-Photographen ist äußerst prägnant behandelt bei Hubertus Gassner: »Die Reise ins Innere – ›Amerika den Amerikanern vorstellen‹ – Die Photographen der Farm Security Administration«. In: *Amerika Traum und Depression 1920/40.* Kat. Ausst. Berlin (Neue Gesellschaft für bildende Kunst) 1980, S. 313–352.

25 Vgl. Maren Stange: »›The Record Itself‹: Farm Security Administration Photography and the Transformation of Rural Life«. In: *Official Images* (zit. Anm. 12), S. 1–5, besonders S. 2.

26 Dorothea Lange, Paul Schuster Taylor: *An American Exodus – A Record of Human Erosion in the Thirties.* Reynal & Hitchcock 1939. Überarbeitete und erweiterte Ausg. New Haven/London 1969.

27 L. Kirstein, Essay (zit. Anm. 2), S. 196.

28 *Farm Security Administration. La fotografia sociale americana del New Deal.* Kat. Ausst. Parma 1975. Hier zwei Photographien von Lange, California, März 1937: Kat. Nr. + Abb. 97, 98. – *American Photographers of the Depression* ..., Einführung von Charles Hagen (*Pantheon Photo Library,* o.J.). Hier eine Photographie von Rothstein, Alabama, 1937: Abb. 35.

29 Alfred Kazin: *On Native Grounds,* 1942. Zitiert nach Alan Trachten-

berg: *Reading American Photographs — Images as History — Mathew Brady to Walker Evans.* New York 1989, S. 248.

30 Warren I. Susman: »The Thirties«. In: *The Development of an American Culture,* hrsg. von Stanley Coben und Norman Ratner. Englewood Cliffs, New Jersey 1970. — Auszüge in deutscher Übersetzung in: *Amerika Traum und Depression* (zit. Anm. 24), S. 67–70.

31 L. W. Levine, »The Historian and the Icon« (zit. Anm. 23), S. 28. Hier auch Hinweise auf die Behandlung volkstümlicher Themen in der Musik, im Film und in der Malerei: Aaron Copland, George Gershwin, King Vidor, Frank Capra, Grant Wood, Thomas Hart Benton.

32 »Walker Evans on Himself«. Hrsg. von Lincoln Caplan. In: *The New Republic,* Nov. 13, 1976 (S. 23–27), S. 26.

33 Ferris-Interview. In: *Images of the South* (zit. Anm. 9), S. 34.

34 Dieser Aspekt ist stark betont bei H. Taube, »Enigma und Realität« (zit. Anm. 6). »... und noch sind bei Evans die Menschen Schöpfer der Welt« (S. 119).

35 Peter C. Bunnell: »An Introduction to Evans' Work and His Recollections.« In: *The New Republic,* Nov. 13, 1976 (S. 27–29), S. 28.

36 »Walker Evans on Himself« (zit. Anm. 32), S. 26. — Zur zentralen Bedeutung des Begriffs »Arbeit« im Werk von Evans vgl. die differenzierten Ausführungen bei H. Taube, »Enigma und Realität« (zit. Anm. 6).

37 Vgl. hierzu Max Kozloff: »Signs of Light — Walker Evans' American Photographs«. In: *Artforum,* April 1989 (S. 114–118), S. 115–116.

38 L. Kirstein, Essay (zit. Anm. 2), S. 197.

39 Ferris-Interview. In: *Images of the South* (zit. Anm. 9), S. 34.

40 »Walker Evans on Himself« (zit. Anm. 32), S. 26.

41 P.C. Bunnell, »An Introduction« (zit. Anm. 35), S. 29.

42 *American Photographs* (zit. Anm. 2), II/7: Häuser einer Bergwerksgesellschaft in Alabama, II/13: Reihenhäuser im Kohlerevier Scott's Run, West Virginia, II/21: Häuser von Stahlarbeitern in Williamantic, Connecticut.

43 *American Photographs* (zit. Anm. 2), I/37: New Orleans Boarding House mit Schild »FOR RENT ...«, II/26: Neugotisches Holzhaus in Massachussetts mit Schild »FOR SALE ...« — Kat. Ausst. The Museum of Modern Art 1971 (zit. Anm. 59), S. 38/39: Sommerhaus in Ossining Camp Woods, New York, mit Schild »HOUSE TO LET« etc.

44 Zitiert nach Roy Emerson Stryker: »The FSA Collection of Photographs«. In: Roy Stryker, Nancy Wood: *In This Proud Land: America 1935–1943 as Seen in the FSA Photographs.* New York 1973 (S. 7–9), S. 7. — Das Bethlehem-Bild gehörte schon in den 30er Jahren zu den meistpublizierten aus dem FSA-Bestand. Zum unterschiedlichen Gebrauch des Bildes vgl. A. Trachtenberg, *Reading American Photographs* (zit. Anm. 29), S. 253–257.

45 F. Jack Hurley: *Russell Lee Photographer.* New York 1978, Abb. S. 62. — *American Photographers of the Depression* (zit. Anm. 28), Abb. 43.

46 Eine zweite Version der Photographie, ohne Menschen am Sockel des Tempels, in: *American Photographs* (zit. Anm. 2), II/18.

47 Späte Photographien von Signs sowie Sammelobjekte in Evans' Wohnung sind abgebildet in: *Walker Evans at Work* (zit. Anm. 1), S. 226–231, S. 234–237. — Zu den Zeichen in Evans' FSA-Werkblock vgl. auch H. Gassner, »Die Reise ins Innere« (zit. Anm. 24), S. 339–343.

48 *Walker Evans at Work* (zit. Anm. 1), Abb. S. 234–237.

49 Katz-Interview (zit. Anm. 1), S. 88: Kommentar zur Abbildung der Photographie.

50 Ausführlich zu dem Bild: Janet Malcolm: *Diana & Nikon. Essays on the Aesthetic of Photography.* Boston 1980. Hier der Essay: »Slouching Towards Bethlehem, Pa.« (S. 139–162), S. 146/148.

51 Ausführlich zu dem Bild: H. Gassner, »Die Reise ins Innere« (zit. Anm. 24), S. 339.

52 Evans-Catalog, Library of Congress (zit. Anm. 19), No. 81, No. 218.

53 Beispielhaft sind die Photoserien von Berenice Abbott über das sich wandelnde New York, von Clarence John Laughlin über Viktorianische Architektur im Süden, von Minor White über die vom Abbruch bedrohten historischen Bauten Portlands. Vgl. Merry A. Foresta: »Art and Document: Photography of the Works Progress Administration's Federal Art Project«. In: *Official Images* (zit. Anm. 12, S. 148–171), besonders S. 151 f.

54 Anthony West: »Middletown and Main Street«. In: *Architectural Review,* May 1939, Vol. 85, S. 218–220.

55 »Man-made America«/*Architectural Review,* Sondernummer, Dez. 1950, Vol. 108. Über Amerika als Kunstwerk: S. 342. Aufmacherbild und Legende: S. 338/339. — Zur Rückwirkung der Publikationen in *Architectural Review* auf Evans' Entwicklung vgl. Lesley K. Baier: *Walker Evans at »Fortune« 1945–1965.* Kat. Ausst. Wellesley College Museum, Wellesley/Mass. Nov. 1977–Jan. 1978, S. 17 f.

56 John Maas: »In Defense of the Victorian House«. In: *American Heritage, The Magazine of History,* Okt. 1955, Vol. VI, No. 6, S. 34–41.

57 Abbildungen aus den beiden Serien in: *Walker Evans at Work* (zit. Anm. 1), S. 51–55, S. 58–63.

58 *Walker Evans at Work* (zit. Anm. 1), S. 108 f. — Vgl. auch die Serie über die »Belle-Grove«-Plantage: ebd. S. 110 f.

59 *Walker Evans.* Kat. Ausst. The Museum of Modern Art, New York, 1971. Mit einer Einführung von John Szarkowski. Vgl. Tafel S. 69.

60 Weitere Photographien von Herrenhäusern mit dem Baumstumpf-Motiv: »Belle-Grove«-Plantation, Abb. in: *Walker Evans at Work* (zit. Anm. 1), S. 110; Plantation House in Monticello/Georgia, Abb. in: Evans-Catalog, Library of Congress (zit. Anm. 19), No. 173.

61 Memorandum für Roy Stryker, betreffend eine von Evans geplante Reise im Nov./Dez. 1935. Abgedruckt in: *Walker Evans at Work* (zit. Anm. 1), S. 113. — Der Plan, auf der Reise durch den Südosten noch einmal, nun im Rahmen seiner FSA-Anstellung, die »Belle-Grove«-Plantage aufzusuchen, wurde offenbar nicht verwirklicht.

62 *American Photographs* (zit. Anm. 2). Hier hat Evans von der Häuserreihe ungewöhnlicherweise zwei Ansichten abgebildet, einmal schräg und einmal frontal: II/22, II/23. Vgl. auch die vorstehende Tafel II/21, die den Typ in moderner Variante zeigt: Reihenhäuser für Stahlarbeiter. Wie so oft, hat Evans mit dieser Bilderreihe zum vergleichenden Sehen aufgefordert.

63 Siehe Anm. 62. — Vgl. Evans-Catalog, Library of Congress (zit. Anm. 19), No. 4, No. 12, No. 14, No. 16, No. 221–223 etc.

64 Ein Musterbeispiel ist die Holzkirche in South Carolina, von der Evans eine Aufnahme mit längerer und eine gering abweichende Aufnahme mit kürzerer Brennweite angefertigt hat. Gegenüberstellung in: *Walker Evans at Work* (zit. Anm. 1), S. 144 f.

65 *American Photographs* (zit. Anm. 2): II/17, II/18, II/19.

66 Die Glocke ist in Seitenlage fixiert; zum Läuten wird nur der Hammer bewegt (freundl. Hinweis Lorenz Filser).

67 Katz-Interview (zit. Anm. 1), S. 85. — Zweimal hat Evans im Magazin *Fortune* Teile seiner Sammlung alter Postkarten publiziert. Vgl. L. K. Baier, *Walker Evans at »Fortune«* (zit. Anm. 55), S. 24.

68 Katz-Interview (zit. Anm. 1), S. 89: Kommentar zur Abbildung der Photographie.

69 L. Kirstein, Essay (zit. Anm. 2), S. 195.

70 Katz-Interview (zit. Anm. 1), S. 84.

71 Patricia Bosworth: *Diane Arbus — Eine Biographie.* München 1984, S. 254.

72 Flatos Bild von Brady und seiner Rolle im Civil War war in mancher Hinsicht unkorrekt. Gleichwohl trug der Aufsatz dazu bei, daß Brady zu einer Symbolfigur wurde. Hierzu sowie zum Einfluß Bradys auf Evans vgl. A. Trachtenberg, *Reading American Photographs* (zit. Anm. 29), S. 231—234.

73 Walker Evans: »The Reappearance of Photography«. In: *Hound & Horn*, Okt.—Dez. 1931, Vol. V, Number 1, S. 125—128. Die deutsche Übersetzung im Anschluß an die Anmerkungen abgedruckt.

74 »Walker Evans on Himself« (zit. Anm. 32), S. 25 und S. 26.

75 L. Kirstein, Essay (zit. Anm. 2), S. 192: Cartier-Bressons Auge könne ähnlich dem von Evans anti-graphisch, zumindest anti-kunst-photographisch genannt werden.

76 Siehe Evans' Essay »Die Wiederkehr der Photographie«. — Aufschlußreich für den Vergleich mit Evans sind nicht nur Steichens Photographien von Berühmtheiten, sondern im besonderen ein Bild (siehe Abb. 10), das das Thema »Depression« behandelt: »Homeless Women: The Depression«. Für das Bild posierten 20 Frauen eines Notlagers in New York, das von der Travelors Aid Society unterhalten wurde. Für eine Broschüre dieser Gesellschaft wurde das Bild angefertigt. Zur Entstehungsgeschichte des Bildes vgl. Edward Steichen: *A Life in Photography*. London 1963, Kap. 9.

77 Dorothy Norman: *Alfred Stieglitz: An American Seer.* New York 1973. Hier mehrere Tafeln »Equivalents«, zwischen 1922 und 1936. — Zu Evans' Stieglitz-»Komplex« vgl. P. C. Bunnell, »An Introduction« (zit. Anm. 35), S. 28 f.

78 Im Alter hat Evans diese historische Leistung von Stieglitz anerkannt: Katz-Interview (zit. Anm. 1), S. 85.

79 Brief von Evans an Hanns Skolle, 28. Juni 1929. Abgedruckt in: *Walker Evans at Work* (zit. Anm. 1), S. 24: »... and that really bowled me over (...) That's the stuff, that's the thing to do.«

80 Katz-Interview (zit. Anm. 1), S. 89.

81 Walter Benjamin: *Kleine Geschichte der Photographie*, 1931. Der zitierte Satz steht im Zusammenhang einer Kritik der »schöpferischen« Photographie und bezieht sich insbesondere auf das Buch *Die Welt ist schön* von Renger-Patzsch.

82 Brief von Evans an Hanns Skolle, 4. Juli 1931. Abgedruckt in: *Walker Evans at Work* (zit. Anm. 1), S. 50: »Ralph Steiner (...) has offered to teach me photography. (...) I will let him work on me as much as he likes.« — Ralph Steiner: *A Point of View.* Middletown, Conn. 1978. Hier Äußerungen Steiners über Evans: S. 27 f., S. 48. Vgl. hier auch die Photographien mit Reklame: S. 41, S. 44, S. 50, S. 51, sowie die Aufnahmen historischer amerikanischer Architektur: S. 54, S. 55, S. 57.

83 Katz-Interview (zit. Anm. 1), S. 89.

84 Robert Sobieszek: »Another Look at Walker Evans«. In: *Art in America,* Nov.—Dez. 1971, Vol. 59, No. 6, S. 120—122. Sobieszek betont Evans' moderne Haltung der ästhetischen Nicht-Einmischung und vergleicht sie mit der eines beobachtenden Spaziergängers: »... that quint-essentially French character, the *flâneur*«. Diese Haltung sieht Sobieszek in Evans' New Yorker Subway-Portraits und Chicago Street Portraits bestätigt: »That Evans chose (...) to hide his camera and dispense with parameters of control — save deciding when to take the picture, makes him a *flâneur* in the strictest sense.«

85 Katz-Interview (zit. Anm. 1), S. 85.

86 Katz-Interview (zit. Anm. 1), S. 82: Kommentar zur Abbildung der Photographie »Wellblechfassade«.

87 Katz-Interview (zit. Anm. 1), S. 83: Kommentar zur Abbildung der Photographie »Studio«. — Zu dieser Photographie vgl. auch die ausführliche Analyse bei H. Gaßner, »Die Reise ins Innere« (zit. Anm. 24), S. 313, S. 316, S. 318, S. 321. — Vgl. außerdem A. Trachtenberg, »Walker Evans' America« (zit. Anm. 4), S. 61.

88 Die großformatigen Portraits, überwiegend auf Planfilm im Format 8 x 10 Inches (= 20,3 x 25,4 cm), unterscheiden sich deutlich von den Personenaufnahmen, die mit der Kleinbildkamera 35 mm angefertigt wurden. Letztere sind weniger statisch und haben bisweilen Schnappschuß-Charakter. Gute Vergleichsmöglichkeiten in: Evans-Catalog, Library of Congress (zit. Anm. 19), No. 244 ff. Alle Abbildungen mit Angaben der Negativformate (Schlüssel).

89 In der Neuauflage von *Let Us Now Praise Famous Men* 1960 hat Evans das Bild gegen ein im Halbschatten aufgenommenes Portrait von Frank Tingle ausgetauscht. — Vgl. auch W. Stott, *Documentary Expression* (zit. Anm. 13), S. 279 f.

90 Abbildungen der drei Versionen in: *Walker Evans at Work* (zit. Anm. 1), S. 127. — Evans hat je eine Version in *American Photographs* und *Let Us Now Praise Famous Men* abgebildet: ein Indiz für die Wichtigkeit, die er diesem Portrait beigemessen hat. Im übrigen war er bei der Bildauswahl für die beiden Publikationen bemüht, Überschneidungen zu vermeiden. Es gab lediglich zwei weitere parallele Bildmotive: »Frank Tingle mit Familie beim Singen« (= Varianten) und »Main Street of County Seat«, Alabama (= das einzige Bild, das in beiden Publikationen identisch ist).

91 Erskine Caldwell, Margaret Bourke-White: *You Have Seen Their Faces.* Viking Press 1937. Reprint Arno Press 1975, Abb. n. p. (S. 183).

92 W. Stott, Interview-Fragmente (zit. Anm. 20), S. 320: Evans über soziales Engagement und Kunst: »Ich habe in der Tat eine Schwäche für die Benachteiligten, für arme Leute, aber ich bin mir darin verdächtig. Ich muß es sein, denn diese Schwäche sollte nicht das Motiv für künstlerisches oder ästhetisches Handeln sein. Wenn sie es doch ist, dann ist dein Werk entweder sentimental oder motiviert in Richtung ›Verbesserung der Gesellschaft‹, sozusagen. Ich glaube nicht, daß ein Künstler dies in seinem Werk tun sollte.«

93 Ferris-Interview. In: *Images of the South* (zit. Anm. 9), S. 34.

94 Zum Aspekt des Animismus sehr differenziert: H. Taube, »Enigma und Realität« (zit. Anm. 6), besonders S. 114. — Vgl. auch den Abschnitt »Die Stimme der Dinge« bei H. Gassner, »Die Reise ins Innere« (zit. Anm. 24), S. 337 f. Hier eine exemplarische Analyse der Photographie »Waschstand und Küche in Floyd Burroughs' Haus«.

95 L. Kirstein, Essay (zit. Anm. 2), S. 197.

96 Ferris-Interview. In: *Images of the South* (zit. Anm. 9), S. 28. Die Äußerung ist ein Beispiel für den nachhaltigen Einfluß von Kirsteins ein-

prägsamen Formulierungen auf Evans' Rhetorik der Selbstdarstellung.

97 Der Mangel einer eindeutigen sozialen Gesinnung ist Evans von einigen Kritikern vorgehalten worden. Vgl. dazu M. Kozloff, »Signs of Light« (zit. Anm. 37), S. 114. – Kozloff zitiert einige Beispiele für die kontroverse Beurteilung von Evans, u.a. ein schillerndes Statement von Hilton Kramer: Nachruf auf Walker Evans in der *New York Times.* Auszugsweise abgedruckt im Klappentext des Bildbandes: *Walker Evans First and Last,* New York (...) 1978. Kramer versucht, das gängige Bild vom sozial verantwortlichen Evans, das vom kulturellen Ethos der 30er Jahre beeinflußt sei, zu korrigieren. »Diese irrtümliche Betonung hat viele blind gemacht für die Tatsache, daß die humane Chronik, die den politischen Sentimentalisten ländlicher Armut und städtischen Unterschichten-Lebens so teuer ist, eine relativ geringe Rolle im gesamten Œuvre des Photographen spielt.« – Die von Kozloff zitierten, stark differierenden Urteile aus der Evans-Literatur können um etliche Facetten erweitert werden. Der humane Gehalt von Evans Photographien ist stark betont bei W. Stott, *Documentary Expression* (zit. Anm. 13). Eine gegenteilige Sicht hat J. Malcolm, *Diana & Nikon* / »Slouching Towards Bethlehem« (zit. Anm. 50). Der Tafelband *Walker Evans First and Last* (s. o.) erschien ihr »wie eine Art Führer zu einer Reise durch die Unterwelt – eine Landschaft, so steril wie die des Mondes ...« (S. 141).

98 Kenneth Seib: *James Agee: Promise and Fulfilment.* Pittsburgh 1968, S. 6.

99 Dale Maharidge, Michael Williamson: *And Their Children After Them. The Legacy of Let Us Now Praise Famous Men: James Agee, Walker Evans, and the Rise and Fall of Cotton in the South.* New York (Pantheon Books), 1989, S. 40.

100 Bill Ferris: »A Visit with Walker Evans« (Interview). In: *Images of the South: Visits with Eudora Welty and Walker Evans. Southern Folklore Reports,* No. 1. Center for Southern Folklore, Memphis, Tennessee, 1977 (S. 27–39), S. 32.

101 Ebd. S. 31.

102 James Agee, Walker Evans: *Let Us Now Praise Famous Men. Three Tenant Families.* Boston 1941. – Deutsche Übersetzung: *Preisen will ich die großen Männer. Drei Pächterfamilien.* Aus dem Amerikanischen von Karin Graf. München 1989. – Im folgenden wird aus dieser deutschen Ausgabe zitiert; parallel dazu die entsprechenden Nachweise aus der amerikanischen Paperback-Ausgabe Boston 1980. – Zur Entstehungsgeschichte des Buches vgl. William Stott: *Documentary Expression and Thirties in America.* New York 1973. Reprint: Chicago 1986, S. 259 ff.

103 K. Seib, *James Agee* (zit. Anm. 1), S. 41.

104 Das Buch handelt von den weißen Pächterfamilien Gudger, Woods und Ricketts in Hale County, Alabama. Agee gab den Personen diese fiktiven Namen. Im Bildteil sind sie überhaupt nicht benannt. In späteren Publikationen und Interviews hat Evans gelegentlich die tatsächlichen Namen der Pächtersleute verwendet (hier rechte Spalte):

Annie Mae Gudger	Annie (Allie) Mae Burroughs
George Gudger	Floyd Burroughs
Louise Gudger	Lucille Burroughs
Bud Woods	Bud Fields
Ivy Woods	Lily Rogers Fields
Sadie Ricketts	Mrs. Frank Tengle (Tingle)
Fred Ricketts	Frank Tengle (Tingle)

105 James Agee: *Plans for Work: October 1937.* Hier: *Alabama Record* – Bericht über das Projekt, aus dem *Let Us Now Praise Famous Men* hervorgehen sollte, als Beilage zu einer Bewerbung um ein Guggenheim-Stipendium. Darin heißt es: »One part of the work, in many senses the crucial part, would be a strict comparison of the photographs and the prose as relative liars and as relative reproducers of the same matters.« Vgl. Robert Fitzgerald (Hrsg.): *The Collected Short Prose of James Agee.* Boston 1968, S. 134.

106 »Preface« p. XV/ S. 11.

107 Abschnitt »The Woods' House«, p. 192 / S. 265.

108 Kapitel »Work«, p. 321 / S.381.

109 Abschnitt »The Ricketts' fireplace«, p. 201: footnote / S. 273: Fußnote. – Bei der Neuauflage 1960 hat Evans die Photographie in den erweiterten Bildteil aufgenommen.

110 »Book Two«, p. 11 / S. 97. Als Inbegriff des Korrupten nennt Agee in einer äußerst taktlosen Passage die photographische Konzeption von Margaret Bourke-White. Anhang »Notes and Appendices«. Hier: »3. A Note on the Photographs«, pp. 450 ff. / S. 506 ff.: Abdruck eines Interviews mit Margaret Bourke-White aus der *New York Post.* Der naive journalistische Bericht wird bei Agee zu einem Zerrbild der erfolgreichen Photographin, die ihre »Opfer« mit Bestechungsgeschenken fängt, ihre Freizeit in Luxus genießt etc.

111 Kapitel »On the Porch: 2«, p. 234 / S. 305.

112 Kapitel »Inductions«, pp. 363–366 / S. 425–427.

113 Zu der Photographie und ihrer Geschichte in Evans' Œuvre ausführlich: W. Stott, *Documentary Expression* (zit. Anm. 5), S. 284–287. Evans machte diese Aufnahme erstmals 1971, im Rahmen seiner Retrospektive im Museum of Modern Art bekannt.

114 Kapitel »Work«, p. 321 / S. 381.

115 Kat. Ausst. The Museum of Modern Art 1971 (zit. Anm. 59). Vgl. hier auch die Einleitung von J. Szarkowski, S. 14.

116 So z. B. P. C. Bunnell, »An Introduction« (zit. Anm. 35), S. 27: »... Evans did not develop; he simply continued«.

117 Hierzu äußerst ergiebig: L. K. Baier, *Walker Evans at »Fortune«* (zit. Anm. 55).

118 Zitiert nach William Stott: »About this Exhibit«. In: *Walker Evans: Photographs from the »Let Us Now Praise Famous Men« Project (...)* Kat. Ausst. Humanities Research Center, Austin 1974 (n. p.): »... in disguise, earning my living as a reporter«.

119 Katz-Interview (zit. Anm. 1), S. 84.

120 Paul Cummings: Tonband-Interview mit W. Evans, 1971. Zit. nach A. Trachtenberg, *Reading American Photographs* (zit. Anm. 29), S. 238.

121 Vgl. P. C. Bunnell, »An Introduction« (zit. Anm. 35), S. 27.

122 Robert Frank: *The Americans.* Mit einem Vorwort von Jack Kerouac. New York 1959, Reprint 1986. – Vgl. Tod Papageorge: *Walker Evans and Robert Frank: An Essay on Influence.* Kat. Ausst. Yale University Art Gallery 1981.

123 Chauncey Hare: *Interior America.* Millerton 1979. – Vgl. J. Malcolm, *Diana & Nikon* / »Slouching Towards Bethlehem« (zit. Anm. 50), S. 159–162: Hares Auseinandersetzung mit Evans' Photographie »Straße und Friedhof, Bethlehem«. Als eine Hommage an Evans hat Hare dieselbe Situation von einem abweichenden Standpunkt, etwas hangaufwärts, photographiert.

124 William Christenberry: *Southern Photographs.* Mit einer Einführung von R. H. Cravens. New York 1983.

Walker Evans: »Die Wiederkehr der Photographie«

1931 veröffentlichte Walker Evans in *Hound & Horn* (vgl. Anm. 73) eine Besprechung von sechs Photobänden, die kürzlich erschienen waren: *Atget*, Paris und New York 1930; Carl Sandberg: *Steichen the Photographer*, New York 1929; Albert Renger-Patzsch: *Die Welt ist schön*, München 1928; Franz Roh/Jan Tschichold: *foto-auge / œil de photo / photo eye, 76 fotos der zeit*, Stuttgart 1929; *Arts et métiers graphiques*, Sondernummer *Photographie*, Paris 1930; August Sander: *Antlitz der Zeit. Sechzig Aufnahmen deutscher Menschen des 20. Jahrhunderts*, München 1929. Walker Evans' Text kann als programmatisch für sein eigenes Werk und Denken gelten. Er ist im folgenden, geringfügig gekürzt, in deutscher Übersetzung und mit freundlicher Genehmigung des Nachlasses von Walker Evans abgedruckt:

»Die Wiederkehr der Photographie
Die wahre Bedeutung der Photographie ging bald nach ihrer Erfindung verloren. Es geschah zunächst nur dies, daß die bereits vorhandene Kamera mit dem Entwickeln und der Fixierung des Bildes gekoppelt wurde. Der Streich der praktischen Erfindung erwies sich als ein indirekter Treffer, der in der Anwendung dazu verurteilt war, mit der für jene Epoche spezifischen Unaufrichtigkeit des Sehens verquickt zu werden. Die zweite Hälfte des 19. Jahrhunderts schuf die abenteuerliche Gestalt des Kunstphotographen, der in Wirklichkeit ein erfolgloser Maler mit einem Sack voller mysteriöser Tricks war. Selbst in unserer Zeit ist er noch nicht zu einem Stück toter Tradition geworden, er organisiert sich noch immer in Vereinen, um Bilder von nebligen Oktober-Straßen, Szenen im Schnee, reflets dans l'eau, jungen Mädchen mit Glaskugeln auszustellen. In diesen Kreisen wird der laute und sehr verdächtige Anspruch erhoben, daß Photographie eine Kunst sei. *Weil also nette Dinge geschätzt werden,* gibt es in einem der hier besprochenen Sammelbände das Photo eines Leichnams in einer Blutlache.
Plötzlich besteht ein Unterschied zwischen der idyllischen Evokation der Vergangenheit und einem offenen Fenster, das schnurgerade die Ablagerungen der Jahrzehnte hinabblickt. Das Element der Zeit, das sich in der Photographie geltend macht, bildet den Ausgangspunkt für jede Spekulation, die ein Beobachter anzustellen wünscht. Echte Experimente in der Zeit, echte Experimente im Raum passen genau zur geistigen Situation der Nachkriegszeit. Da die Kamera beides tut und da sie außerdem Momentanes, Unordnung, Wunderbares und Experimentelles reflektiert, ist es nicht erstaunlich, daß die Photographie eine wahre Blüte erreicht hat – die dritte Periode ihrer Geschichte.
Gewisse Männer des vergangenen Jahrhunderts, die außerhalb dieser Verwirrung standen, wurden wiederentdeckt. Eugène Atgets Arbeit fiel genau mit einer Periode äußerster Dekadenz in der Photographie zusammen. Er war eine isolierte Figur, und seine Lebensgeschichte ist nicht ganz leicht zu verstehen. Offensichtlich zählte für ihn nur die eine Notwendigkeit, Paris und seine Umgebung zu photographieren; doch ist unklar, welche Vorstellung er eigentlich von dem Denkmal in sich trug, das er der Nachwelt hinterließ. Man kann in seine Photographien so viele Dinge hineinlesen, die ihm selbst vielleicht nie bewußt gewesen sind. In einem Teil seines Werkes nimmt er sogar eine Position ein, die von den orthodoxesten der Surrealisten attackiert werden sollte. Sein Grundton ist lyrisches Verständnis der Straße, deren geschulte Beobachtung, besonderes Gespür für Patina, ein Auge für das enthüllende Detail, und dies alles ist überzogen mit einer Poesie, die nicht die ›Poesie der Straße‹ oder ›die Poesie von Paris‹ ist, sondern die Projektion von Atgets Persönlichkeit. (...)
Amerika ist wirklich die angestammte Heimat der Photographie, sofern man an Photographie ohne Ausübende (sic) denkt. Von dem Steichen-Buch abgesehen, das sich zufällig in unserer Auswahl befindet, ist das amerikanische Problem fast zu traurig, um erneut diskutiert zu werden – und zu abgedroschen. Steichen repräsentiert eine Photographie, die aus dem Gleis unserer ständigen Wiederholung von technischem Blendwerk und geistiger Nicht-Existenz geraten ist. Anders ausgedrückt, sein Grundton ist Geld, Verständnis für Reklamewerte, besonderes Gefühl für parvenühafte Eleganz, glatte Technik, und dies alles ist überzogen mit einer Härte und Oberflächlichkeit, die die Härte und Oberflächlichkeit des jüngsten Amerika ist und nichts mit irgendeiner Person zu tun hat. Die Veröffentlichung dieses Werkes besitzt ein negatives Interesse als Reflex der Chrysler-Epoche.
Ohne Geld hat das Nachkriegs-Deutschland nachdrücklich und gründlich mit der Photographie experimentiert. Es kam dort zu einer wirksamen Zerstörung romantischer Kunstphotographie durch einen Strom von Neuerungen, der inzwischen an Kraft eingebüßt hat. Aber das Medium wurde erweitert und betont, wenn auch kein deutscher Meister erschien. Die deutsche Photo-Renaissance ist ein publizistisches Abenteuer mit politischen Untertönen. Die hundert Photos von Renger-Patzsch ergeben ein Buch, das aufregend beim Durchblättern im Laden ist, aber enttäuschend, wenn man es nach Hause nimmt. Seine Methode *ist* eine photographische, aber sie erweist sich genau als die Methode, die den Schluß nahelegt: ›Malerei ist nicht mehr nötig, die Welt kann photographiert werden.‹ Es ist eine Kehrtwendung zurück zur mittleren Periode der Photographie.
foto-auge ist ein nervöses und wichtiges Buch. Seine Herausgeber nennen die Welt nicht nur schön, sondern auch aufregend, grausam und bizarr. Sozial und didaktisch angelegt, ist dies ein Sammelband der neuen Photographie; und die Herausgeber wußten, wo sie sich umzusehen hatten nach ihrem Material und nach Bildbeispielen der Nachrichtenphotographie, Luftbildphotographie, Mikrophotographie, astronomischer Photographie, Photomontage und Fotogramm, Mehrfachbelichtungen und Negativabzug. (...)
Photographie ist das französische Gegenstück zu *foto-auge,* mit der zusätzlichen Absicht, eine Geschichte der Photographie zu geben. Es ist ohne Tendenz, aber es hat durch ein luxuriöses Reproduktionsverfahren an Konsistenz verloren. Ein Aufsatz über *photographie vision du monde* könnte ein gut Teil kürzer sein als derjenige, der dieser Sammlung vorangeht. Trotzdem ist er wertvoll auf seine französisch-intellektuelle Art, eine beachtliche Aussage über die Funktionen und Möglichkeiten der Photographie. (...)
Schließlich ist das Photo-Dokument in Buchform gebracht worden, wiederum in Deutschland. *Antlitz der Zeit* ist mehr als ein Band mit ›Typen-Studien‹, nämlich Beispiel der Kamera, die unter Menschen in die richtige Richtung schaut. Dies ist eine der künftigen Möglichkeiten der Photographie, die Atget prophezeit hatte. Es ist eine photographische Edition von Gesellschaft, ein klinischer Vorgang; sogar von genügender kultureller Notwendigkeit, um die Frage aufzuwerfen, warum andere sogenannte fortschrittliche Länder der Welt nicht gleichermaßen untersucht und dokumentiert worden sind.« *(Übers. Michael Brix / Ulrich Keller)*

Walker Evans I

1903 Geboren in St. Louis, Missouri.
Das Elternhaus ist gutsituiert, puritanisch; der Vater ist Werbedirektor. Jugendjahre in Toledo, Chicago und New York City.

1922 Absolvent der Phillips Academy, Andover, Massachusetts.

1922 ff. Studium der Literatur am Williams College (ein Jahr); verschiedene Jobs in New York City.

1926 Paris-Aufenthalt mit dem Vorsatz, Schriftsteller zu werden; hört Literatur-Vorlesungen an der Sorbonne. Zeitweise Arbeit im Atelier des Portraitphotographen Paul Nadar.

1927 Rückkehr nach New York. Angestellter bei einer Börsenmaklerfirma in Wall Street (bis 1929).

~1929 Freundschaft mit Lincoln Kirstein, damals noch Student der Harvard University, aber bereits eine Schlüsselfigur der amerikanischen Kulturszene.

1928 Erste Photographien mit einer kleinen Rollfilmkamera.

1930 Erste Veröffentlichung von drei Photographien (Brooklyn Bridge) in dem Gedichtband *The Bridge* von Hart Crane.
Erste Photographien amerikanischer Häuser des 19. Jahrhunderts: Herausarbeitung des deskriptiven Stils, der das weitere Werk kennzeichnet.

~1930 Er sieht Photographien von Eugène Atget, die ihn nachhaltig beeindrucken. Arbeit mit verschiedenen Kameras bis zum Format $6^1/_2 \times 8^1/_2$ inches, hier zunächst mit Glasplatten.

1931 Photoserie viktorianischer Häuser in der Umgebung von Boston, angeregt und begleitet von Lincoln Kirstein.

1931/32 Studio-Arbeit zeitweise in Upper Greenwich Village gemeinsam mit anderen Künstlern, u. a. mit dem Maler und späteren FSA-Photographen Ben Shahn.

1933 Photokampagne in Havanna während der politischen Unruhen auf Kuba mit dem Auftrag, Carleton Beals' Buch *The Crime of Cuba* zu illustrieren. Begegnung mit Ernest Hemingway.

1933 ff. Bevorzugter Gebrauch einer Großbildkamera von 8 ×10 inches; daneben Gebrauch einer Kleinbildkamera.

1935 Photokampagne in den Südstaaten: Architektur aus der Zeit vor dem Bürgerkrieg, insbesondere Plantagen-Herrenhäuser.
Erste Zusammenarbeit mit dem Museum of Modern Art, New York: Photodokumentation der Ausstellung »African Negro Art«; eine Auswahl der Photographien geht auf Wanderausstellung.

1935 ff. Ab Oktober: Kontinuierliche photographische Arbeit für die Resettlement Administration (RA) bzw. Farm Security Administration (FSA), vorwiegend in den Südstaaten.

1936 Juli/August: Dreiwöchiger Aufenthalt bei Pächterfamilien in Hale County, Alabama, zusammen mit James Agee. Anlaß ist ein Auftrag des liberalen Magazins *Fortune* für eine Text-Bild-Reportage über das Pächterwesen. Agee hatte Evans als Photograph erbeten. Evans wird zeitweise von seinem FSA-Job freigestellt unter der Bedingung, daß die Photographien in Regierungseigentum übergehen würden. Der Artikel (verschollen) entspricht nicht den Vorstellungen des Magazins und wird abgelehnt. Die erweiterte Buchfassung erscheint erst 1941: *Let Us Now Praise Famous Men.*

1937 September: Ende der vertraglichen Arbeit für die FSA. Fortan Tätigkeit als unabhängiger Photograph, etappenweise – bis Sommer 1938 – auch für die FSA.

Farm Security Administration

1929 Beginn der Großen Depression.
Verschärfung der Armut auf dem Land, die schon seit einem Jahrzehnt grassierte.
Seit 1920 Verfall der Agrarpreise. Als Antwort darauf hohe Investitionen zur Mechanisierung und damit intensiveren Nutzung des Bodens. Folgen: Viele Bauern müssen ihr Land verkaufen; das Pächterwesen nimmt zu; die Übernutzung des Bodens führt zu Erosionsschäden.
In den Südstaaten verbreitet sich das »Sharecrop«-Wesen, d. h., der Pächter übergibt dem Pachtherrn einen Teil der Ernte und behält den anderen Teil ein.

1933 Franklin D. Roosevelt wird Präsident. Seine Politik des »New Deal« sieht u. a. mehrere Regierungsprogramme zur Bekämpfung der Armut auf dem Lande vor.
Gründung der Agricultural Adjustment Administration. Programm: Verringerung der Ernten bei gewisser Preis-Sicherung; das bedeutet Profit für die bessergestellten Farmer und Einbußen für die Pächter-Farmer (im Süden und Südwesten 75% aller Farmer). Viele Kleinbauern und Pächter müssen ihre Hofstellen verlassen und Gelegenheitsarbeit auf Wanderschaft suchen.

1935 Gründung der Resettlement Administration (RA). Direktor wird Rexford G. Tugwell, Ökonomie-Professor der Columbia University und einer der engsten Berater des Präsidenten. Programm: Vergabe billiger Kredite und Beihilfen an arme Farmer und Pächter; Errichtung kommunaler Musterdörfer zur Wiederansiedelung (resettlement) nicht-seßhafter Bauern und Landarbeiter; Errichtung von Lagern für wandernde Landarbeiter; Rekultivierung von erodiertem Land; Kontrolle der Flüsseverschmutzung und Hochwasserschutzmaßnahmen.
Errichtung der Information Division als Unterabteilung der RA. Aufgabe: Informationen über bzw. Werbung für die in weiten Kreisen der USA unpopulären Regierungsmaßnahmen.
Einrichtung der Historical Section als Unterabteilung der Information Division. Aufgabe: photographische und so-

ziologische Dokumentation der Arbeit der RA; Bildinformation über die Verhältnisse auf dem Land und in den Kleinstädten. Leiter wird Roy Emerson Stryker, ein Schüler Tugwells.

Berufung des Photographen Arthur Rothstein, der als Student an der Columbia University für Stryker phototechnische Arbeiten ausgeführt hatte. Rothstein legt technische und ästhetische Richtlinien für die photographischen Kampagnen der Historical Section fest und richtet für diese Ende 1935 ein eigenes Labor ein.

Einstellung der Photographen Carl Mydans (bis Sommer 1936), Walker Evans (bis September 1937) und anderer.

Zusammenarbeit mit dem Maler und Photographen Ben Shahn, der in der Special Skills Division der RA angestellt und dort für Wandbilder, Poster etc. verantwortlich war.

Einstellung der Photographin Dorothea Lange (mit Unterbrechungen bis 1942).

1936 Einstellung des Photographen Russell Lee.

1937 Eingliederung der bis dahin autonomen RA in das große United States Department of Agriculture und Änderung des Namens in Farm Security Administration (FSA). Tugwell scheidet aus.

1938 ff. Einstellung der Photographen Marion Post Walcott, John Vachon, Jack Delano, John Collier.

1941 Die Kritik an der FSA nimmt zu.

Der Krieg wird zum Thema der Historical Section: z. B. mit Photos von Rüstungsbetrieben versucht Stryker, die Abteilung am Leben zu erhalten.

Dezember: Eintritt der USA in den Zweiten Weltkrieg.

1942 Drastische Budget-Kürzungen in der FSA. Die Historical Section verliert ihre Selbständigkeit und wird zu einer Photoabteilung des Office of War Information.

1943 Stryker kündigt seine Stellung, nachdem er die Erhaltung des Photoarchivs der Historical Section gesichert hat.

1944 ff. Transfer von ca. 270.000 Negativen und 77.000 Abzügen an die Library of Congress in Washington. Ein großer Teil der Negative war durch Löcherung, eine Zensurmaßnahme Strykers, unbrauchbar gemacht.

Walker Evans II

1938 »Walker Evans: American Photographs«, Ausstellung im Museum of Modern Art, New York; die erste Ausstellung in diesem Museum, die dem Werk eines einzelnen Photographen gewidmet ist. Katalog mit einem Essay von Lincoln Kirstein.

Erste Photographien in den New Yorker Subways mit einer im Mantel verborgenen Kleinbildkamera.

1940 ff. Zunehmend seltenere Verwendung der Großbildkamera; statt dessen doppeläugige Rollfilmkamera $2^1/_4 \times 2^1/_4$ inches und Kleinbildkamera.

1941 *Let Us Now Praise Famous Men* erscheint nach mehreren fehlgeschlagenen Publikationsversuchen bei Houghton & Mifflin Co., Boston. Das Buch findet nur geringe Resonanz, da das Thema Pächterwesen durch Kriegsthemen verdrängt ist.

1943/44 Textbeiträge für *Time Magazine.*

1945–1965 Kontinuierliche Photo- und Textbeiträge für das Magazin *Fortune.*

1948 Ausstellung (Retrospektive) im Art Institute of Chicago.

1955 Tod des Freundes James Agee.

~1950 Photoserie von amerikanischen Industrielandschaften, wie durch das Fenster eines fahrenden Zuges gesehen.

1960 *Let Us Now Praise Famous Men* wird mit erweitertem Bildteil neu aufgelegt. Das Buch erfährt einen späten Erfolg im Klima der Protestbewegungen der 60er Jahre und des beginnenden Kults um James Agee. Eine neue Generation entdeckt dadurch auch Evans' Photographien.

1962 »Walker Evans: American Photographs«, Ausstellung einer Auswahl der Photographien der Retrospektive von 1938 im Museum of Modern Art, New York, anläßlich der Neuauflage des Katalogbuches.

1965 Professur für Photographie an der Fakultät für Graphic Design der Yale School of Art and Architecture.

1966 Walker Evans: *Many are called,* Buchveröffentlichung der Subway-Photographien.

1971 »Walker Evans«, Ausstellung im Museum of Modern Art, New York. Katalog mit einem Essay von John Szarkowski.

1975 10. April: Evans stirbt in New Haven, Connecticut.

Photonachweis Tafeln

Photography Collection, Harry Ransom Humanities Research Center, The University of Texas at Austin: 58, 82, 83, 86, 93, 94, 96, 98, 102; The Museum of Modern Art, New York: 19, 20, 101; The Metropolitan Museum of Art, New York: 2, 24; The Menil Collection, Houston/Texas: 4, 14; The Museum of Fine Arts, Houston/Texas: 3; The New York Public Library, The Branch Libraries, Mid Manhattan Library, Picture Collection: 16 – 18; Harry Lunn Collection, New York: 56, 90; Prints and Photographs Division, Library of Congress, Washinton, D. C.: 15, 23, 26, 28, 77; The Estate of Walker Evans, Bethany: 1, 13, 21, 22, 25, 27, 35, 53, 70, 79, 115 – 123; Christopher Rauschenberg Collection, Portland/Oregon: 31, 34, 61, 67, 88, 108, 111; Sammlung M. Brix, München: 29, 30, 32, 33, 36 – 52, 54, 55, 57, 59, 60, 62, 64 – 66, 68, 69, 71 – 76, 78, 85, 87, 89, 91, 92, 99, 103, 104, 106, 107, 109, 110, 112 – 114; Schirmer/Mosel Verlag GmbH, München: 63, 80, 81, 84, 95, 97, 100, 105.

Tafeln

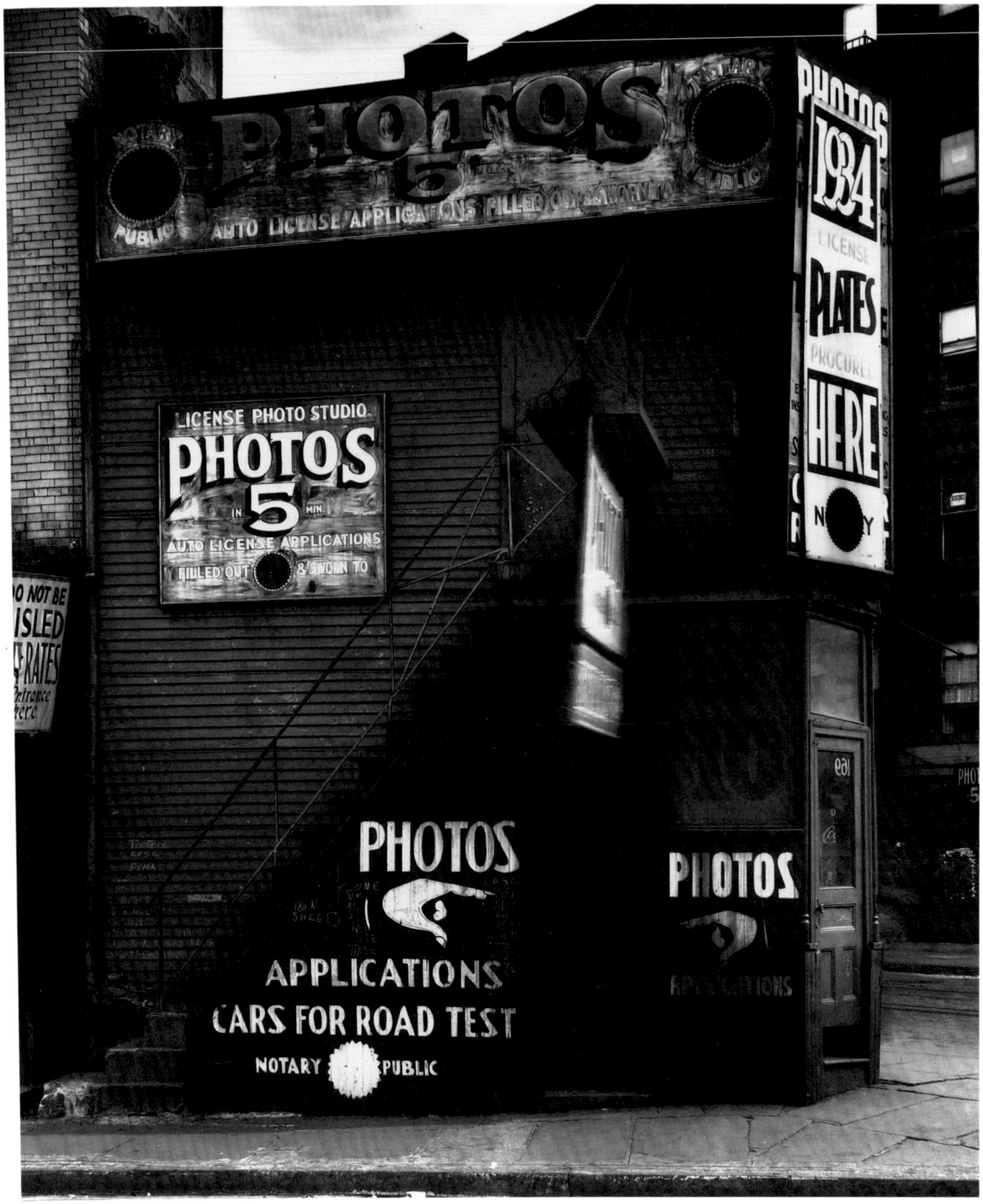

1 »License Photo Studio«, New York City 1934

「免許証写真館」ニューヨーク市

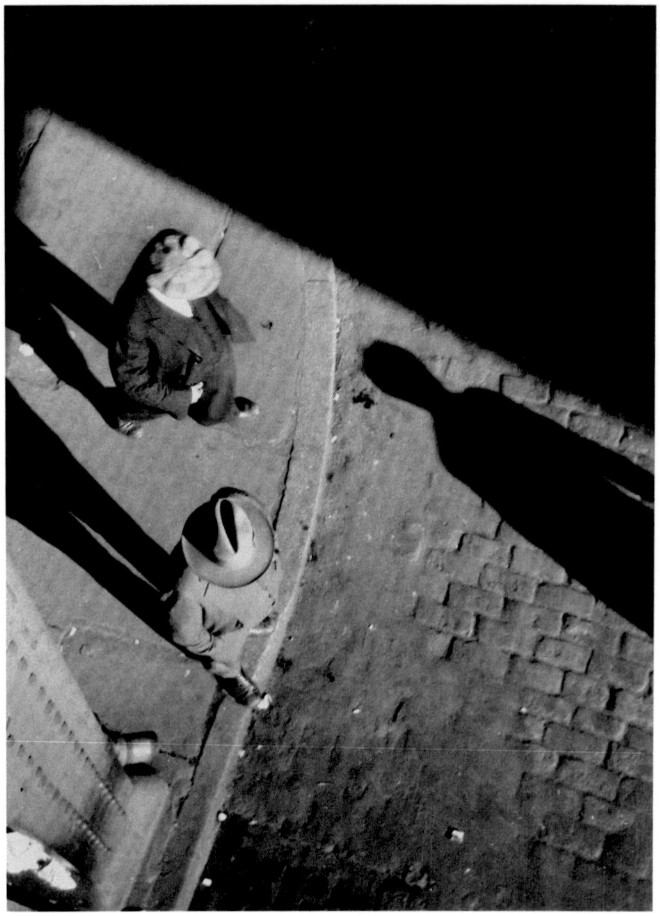

2 New York City 1928/29
ニューヨーク市

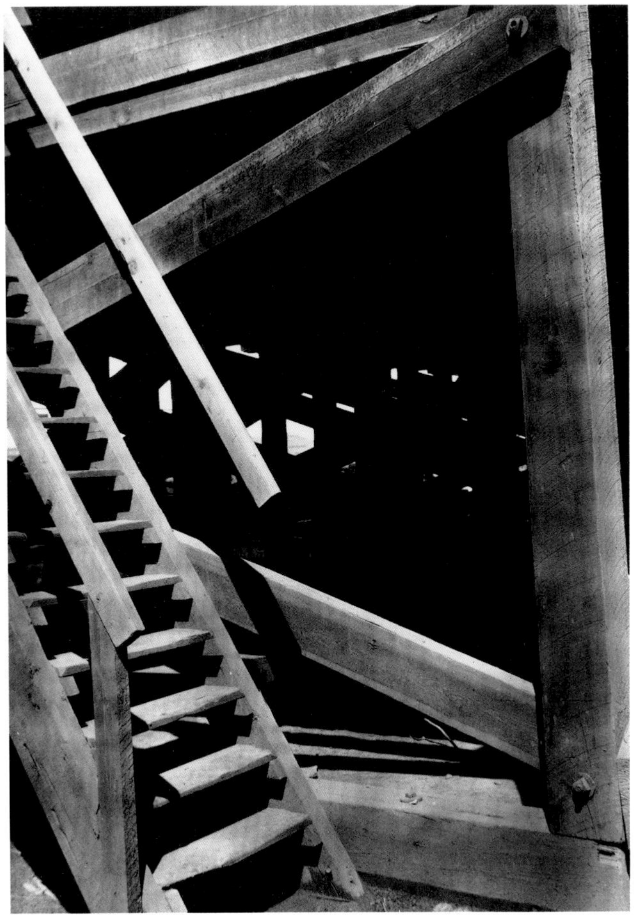

3 Stairway Geometry, New York City 1928/29
Geometrie einer Treppe
La géométrie d'un escalier
階段の幾何学 ニューヨーク市

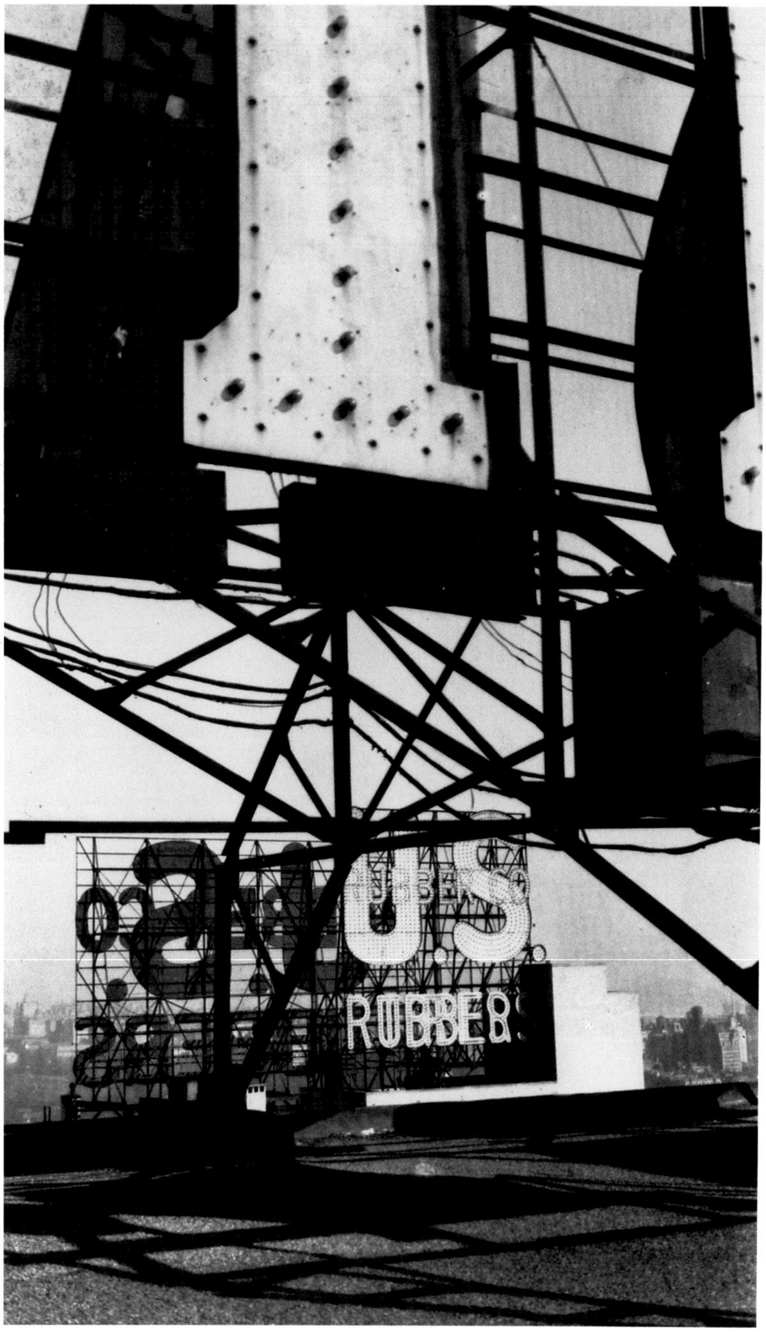

4 »U. S. Rubber«, New York 1929
「USゴム」ニューヨーク

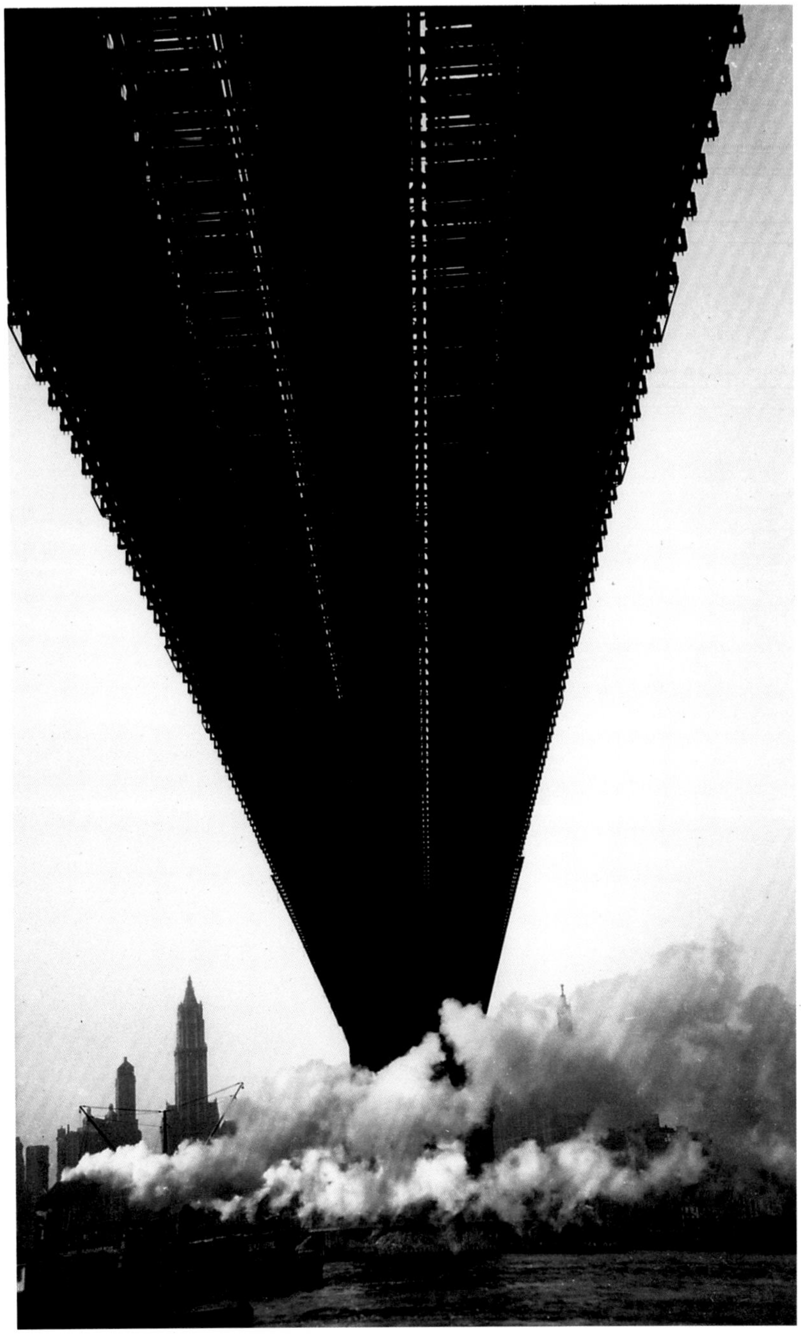

5 Brooklyn Bridge, New York 1929
ブルックリン橋 ニューヨーク

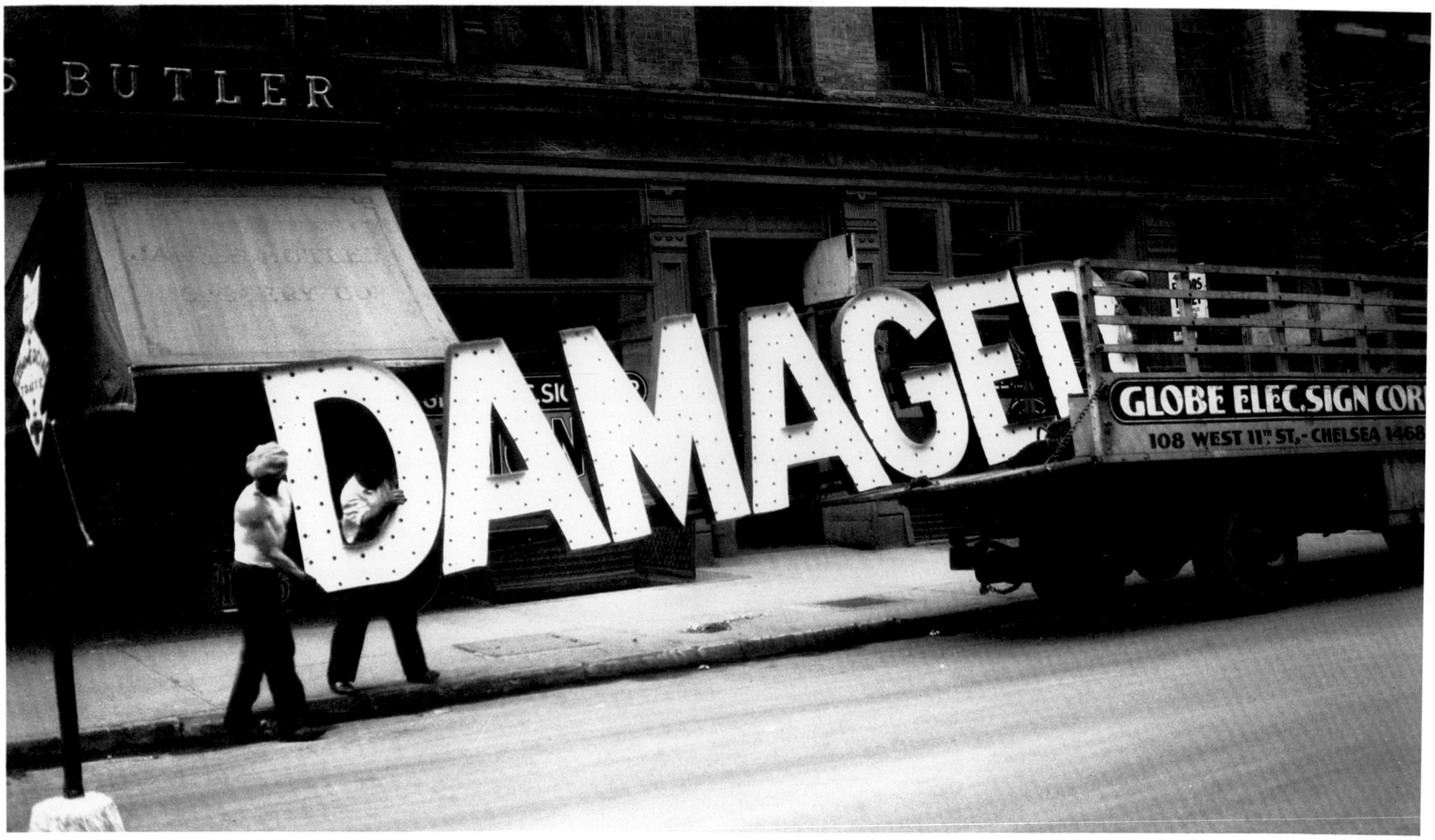

6 »DAMAGED«, New York City 1928/29
「DAMAGED」ニューヨーク市

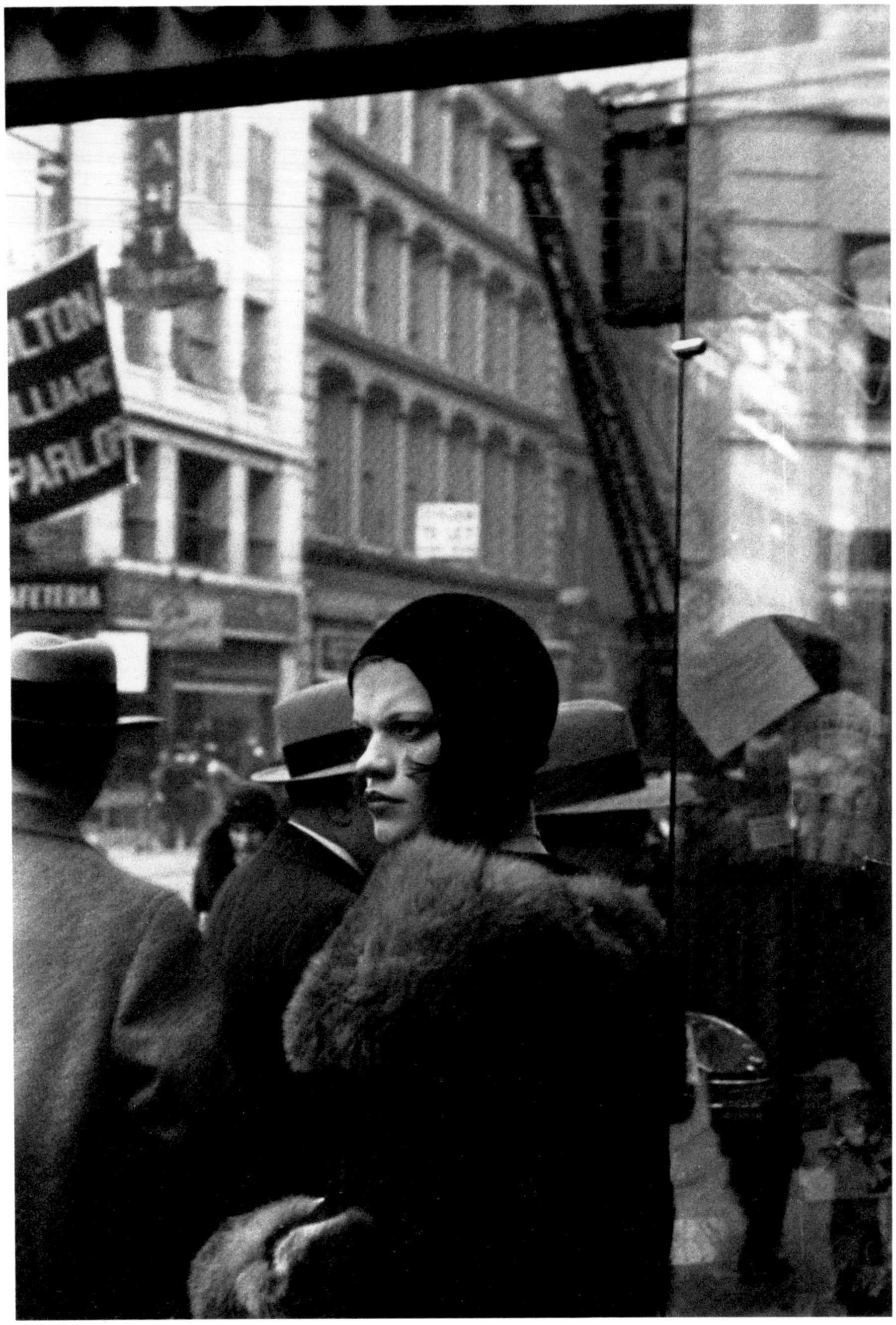

7 Young Woman in Fulton Street, New York City 1929
Junge Frau auf der Fulton Street
Jeune femme dans la Fulton Street
フルトン街の若い女 ニューヨーク市

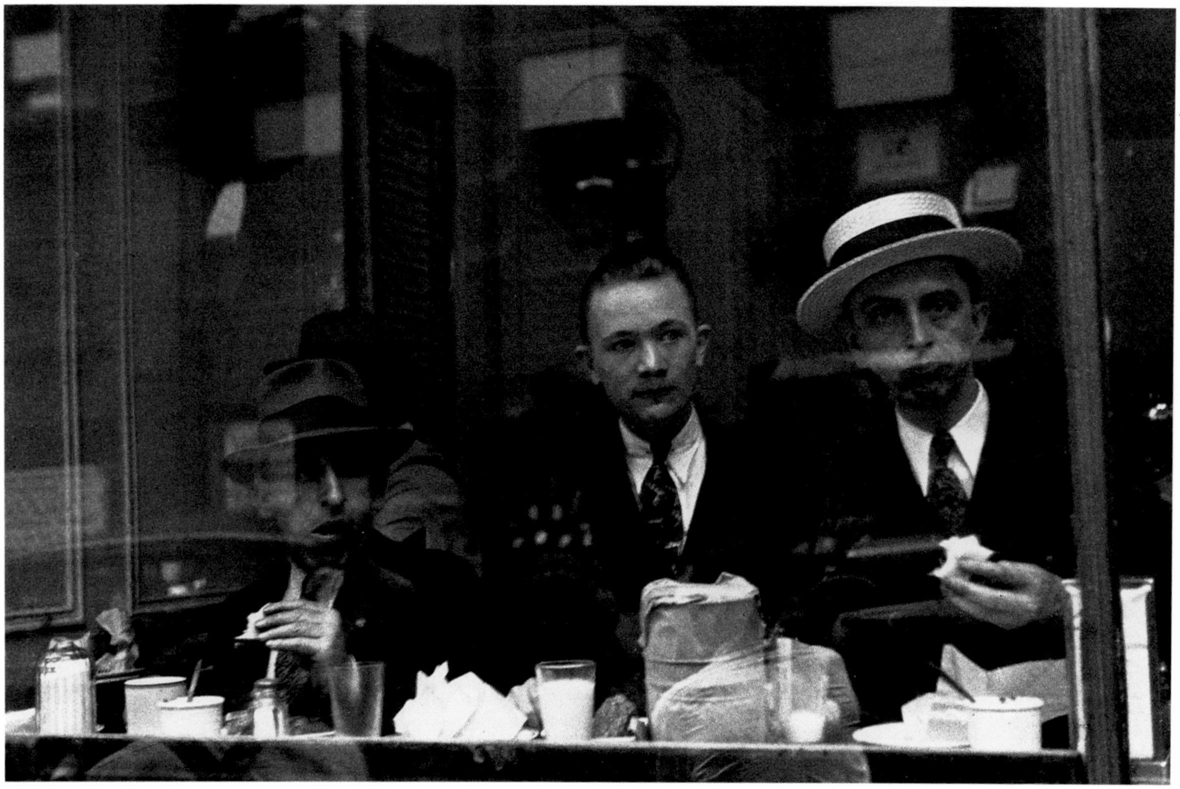

8 »Quick Lunch«, New York 1931
「急ぎの昼食」ニューヨーク

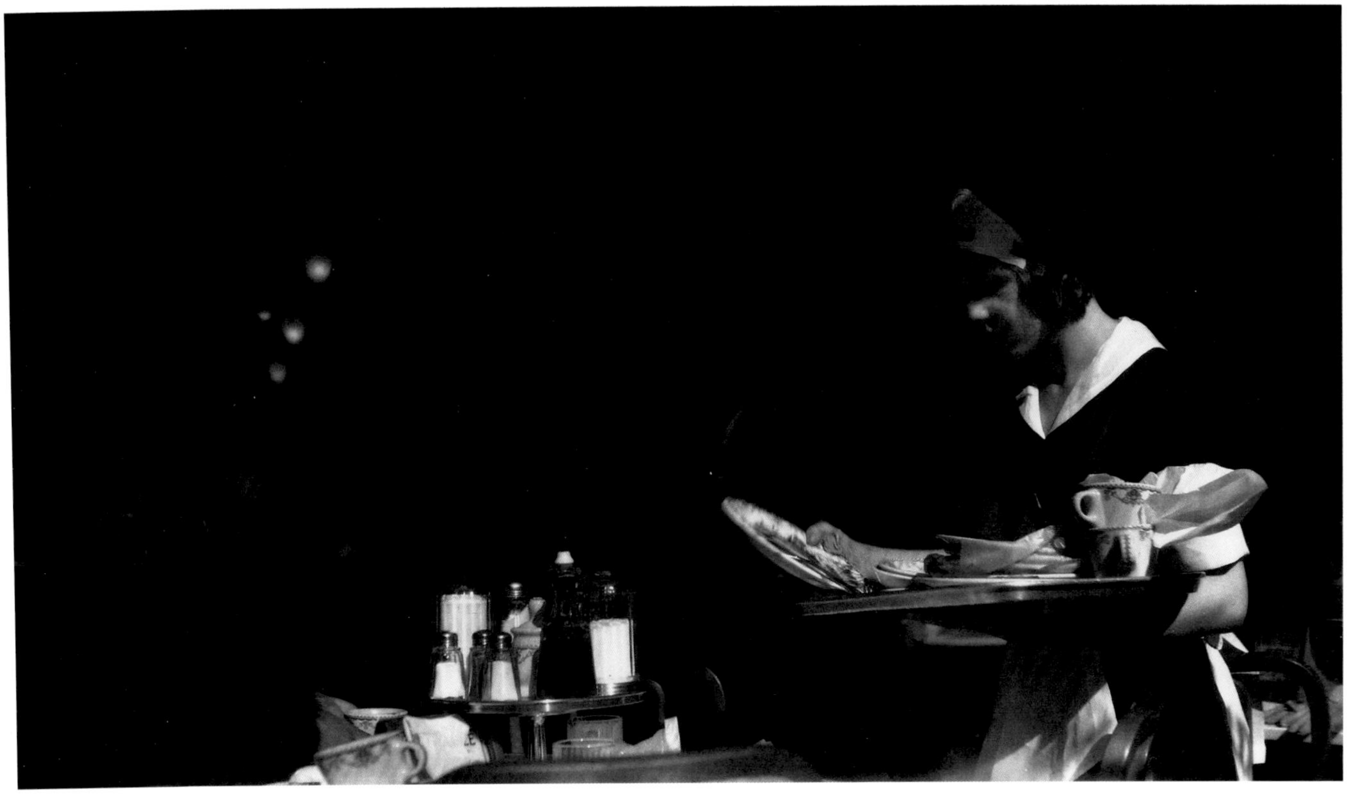

9 Waitress, New York City ca. 1930
Serviererin
Serveuse
ウェイトレス ニューヨーク市

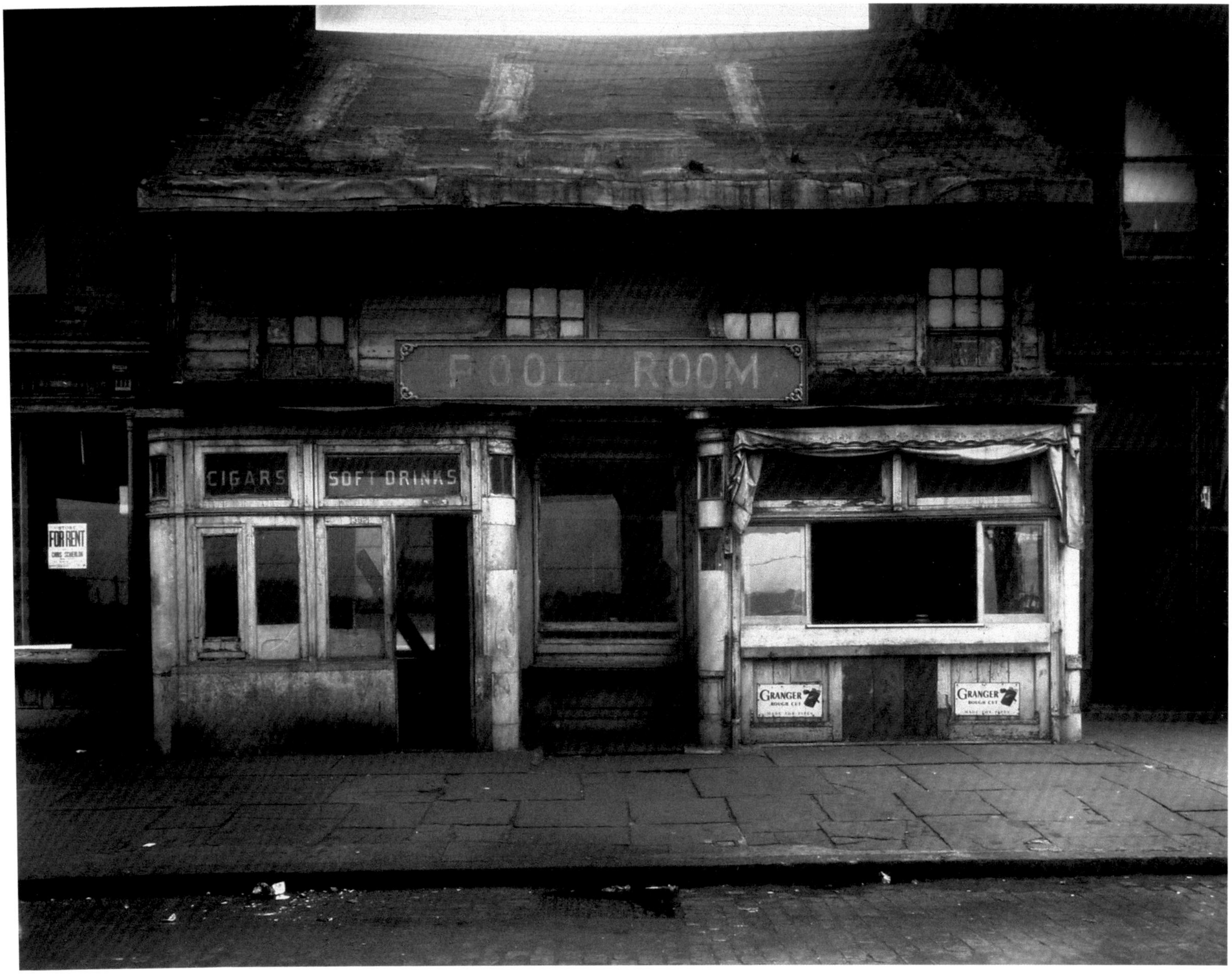

10 Waterfront Poolroom, New York City 1933
Billardlokal im Hafenviertel
Salon de billard dans le quartier du port
港沿いの玉突き場 ニューヨーク市

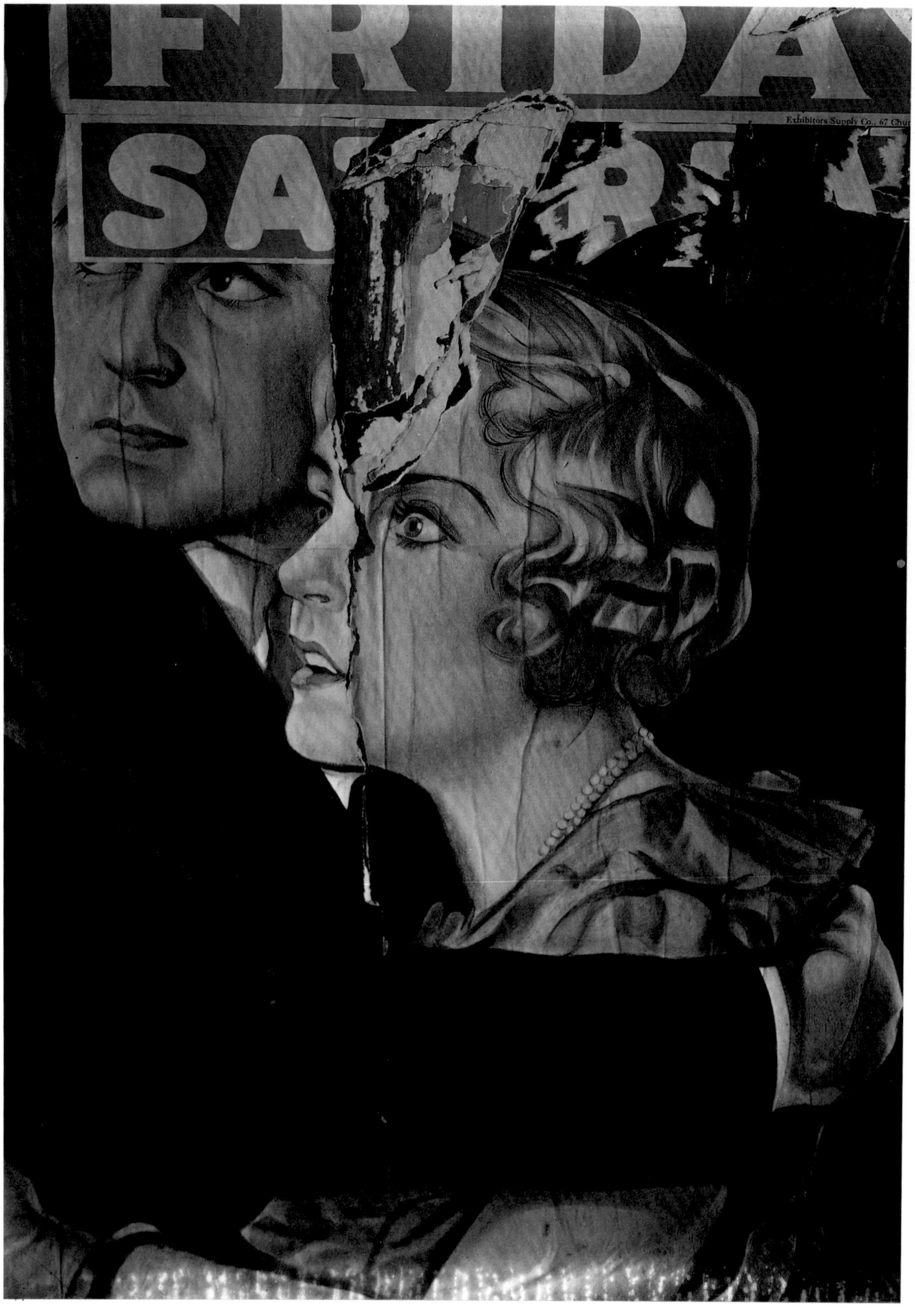

11 Torn Movie Poster, Massachusetts 1931
Zerrissenes Filmplakat
Affiche de film déchirée
破れた映画ポスター マサチューセッツ州

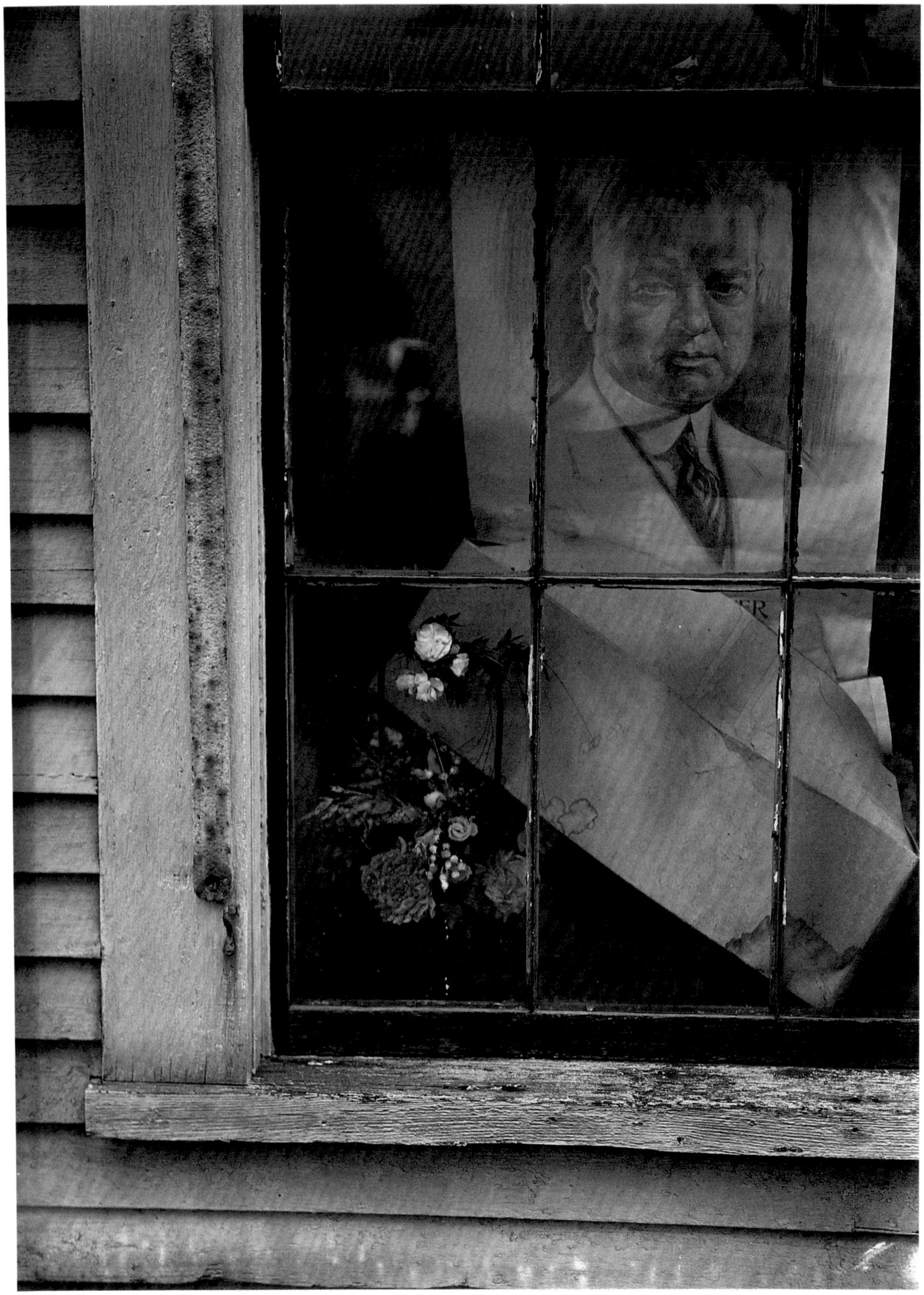

12 Campaign Poster: President Hoover, Massachusetts 1929
Wahlplakat: Präsident Hoover
Affiche électorale : le président Hoover
選挙ポスター フーヴァー大統領 マサチューセッツ州

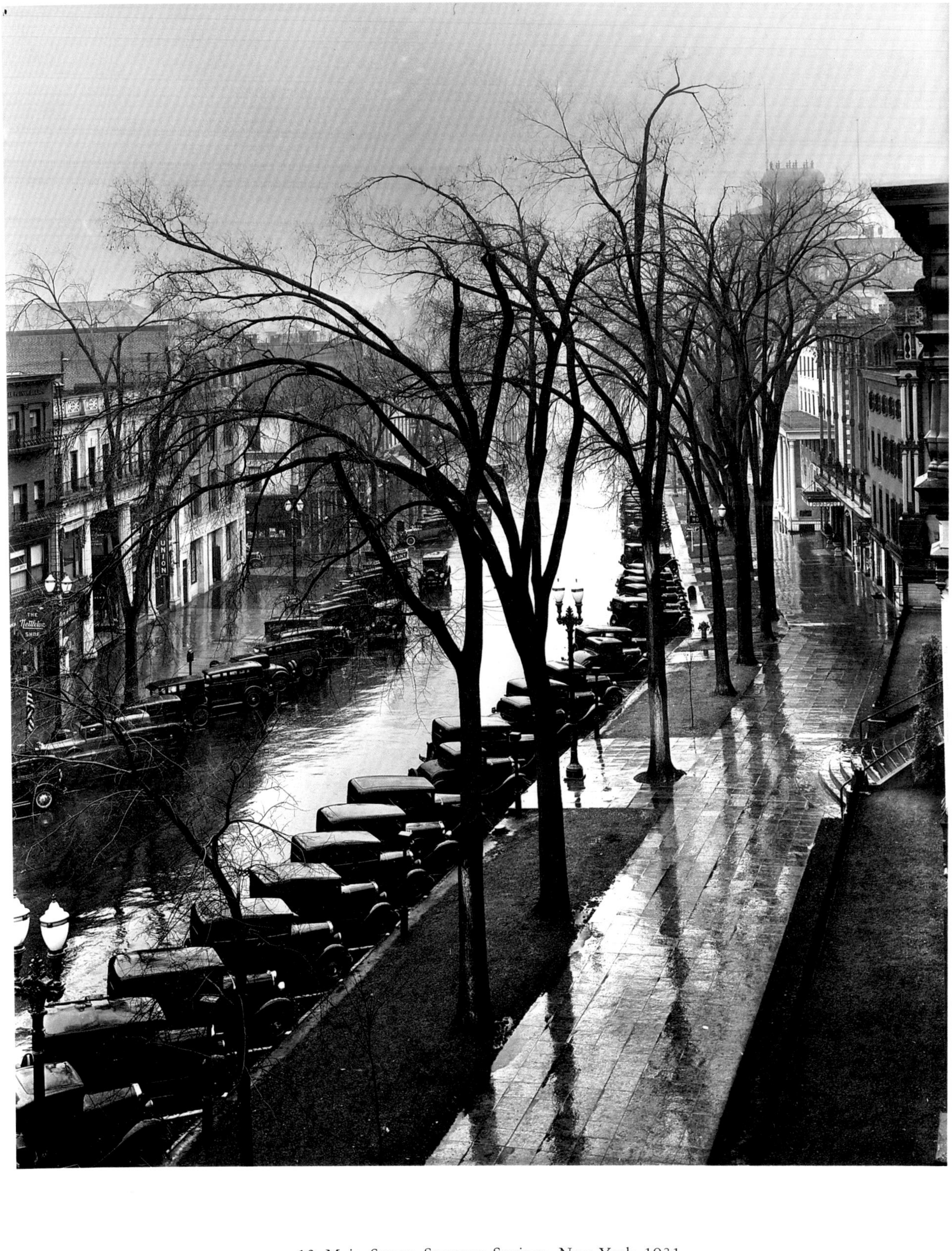

13 Main Street, Saratoga Springs, New York 1931
目抜き通り ニューヨーク州 サラトガ・スプリングス

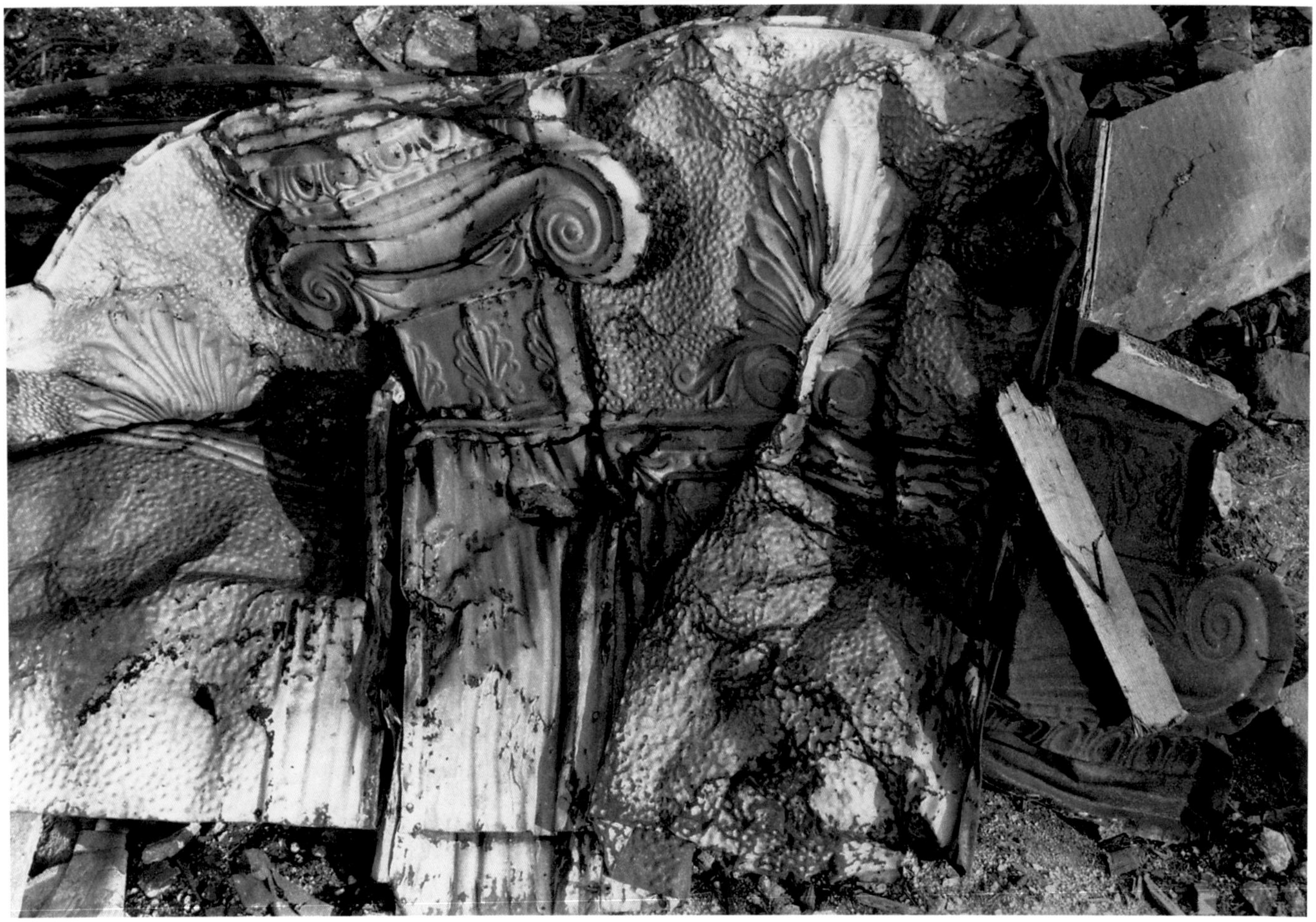

14 Rest of an Embossed Metal Decoration 1929
Relikt einer Dekoration aus geprägtem Blech
Vestige d'une décoration en métal gravé
圧印金属装飾の残骸

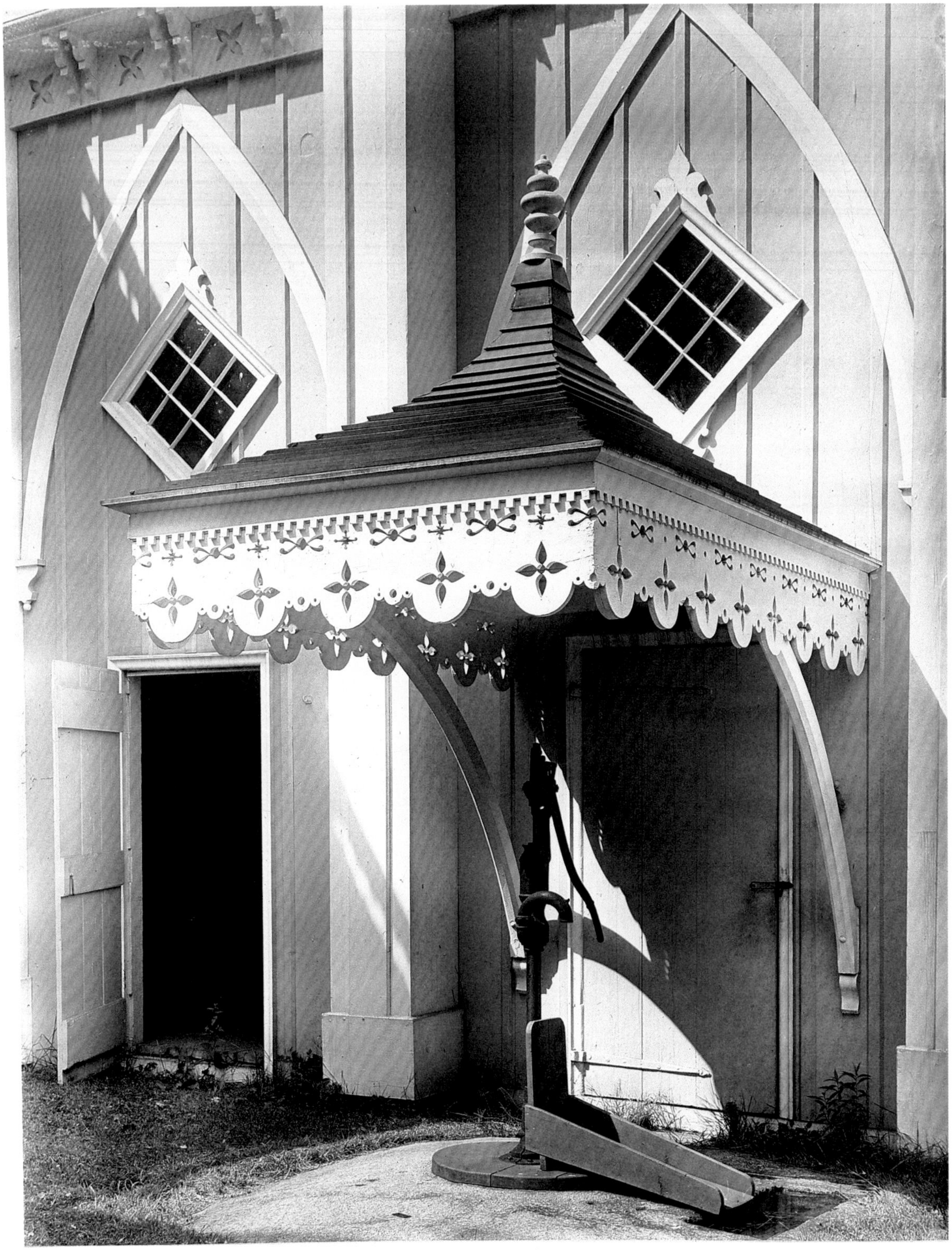

15 Pump, Kennebunk, Maine 1933
Pumpe
Pompe
ポンプ メイン州 ケネバンク

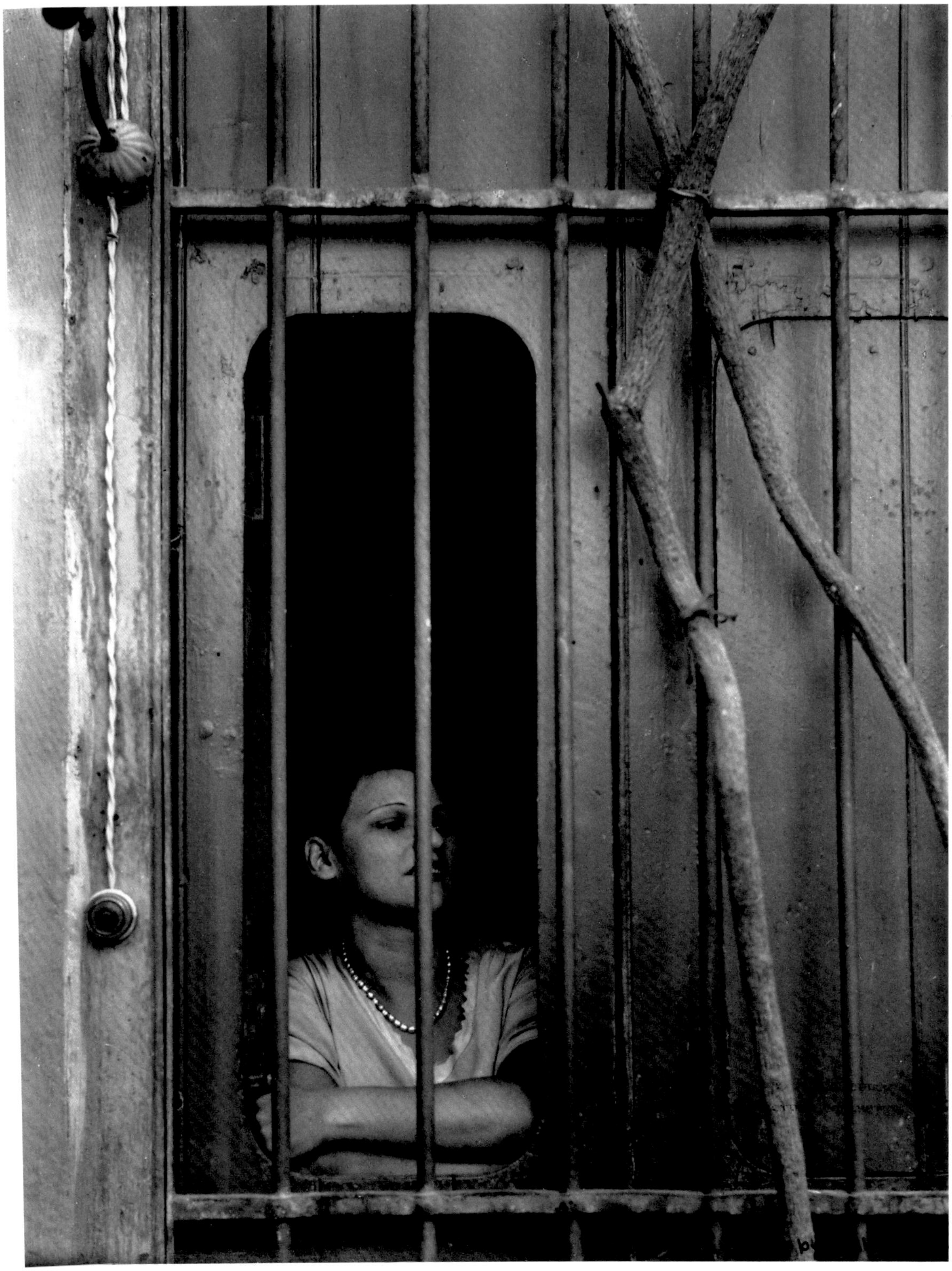

16 Woman at a Window, Havana 1933
Frau am Fenster
Femme à la fenêtre
窓辺の女 ハヴァナ

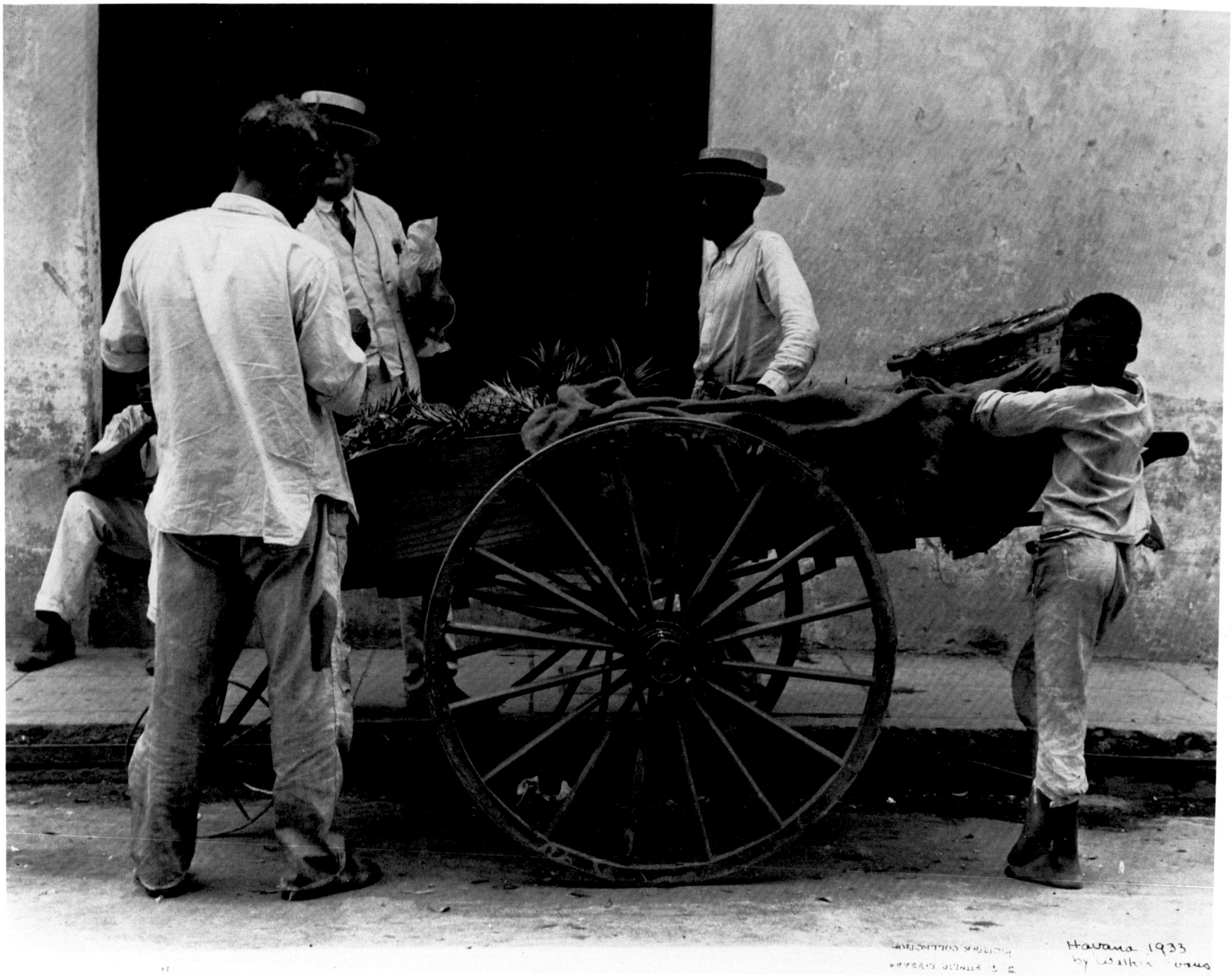

17 Fruit Cart, Havana 1933
Obstkarren
Chariot à fruits
果物を運ぶ車 ハヴァナ

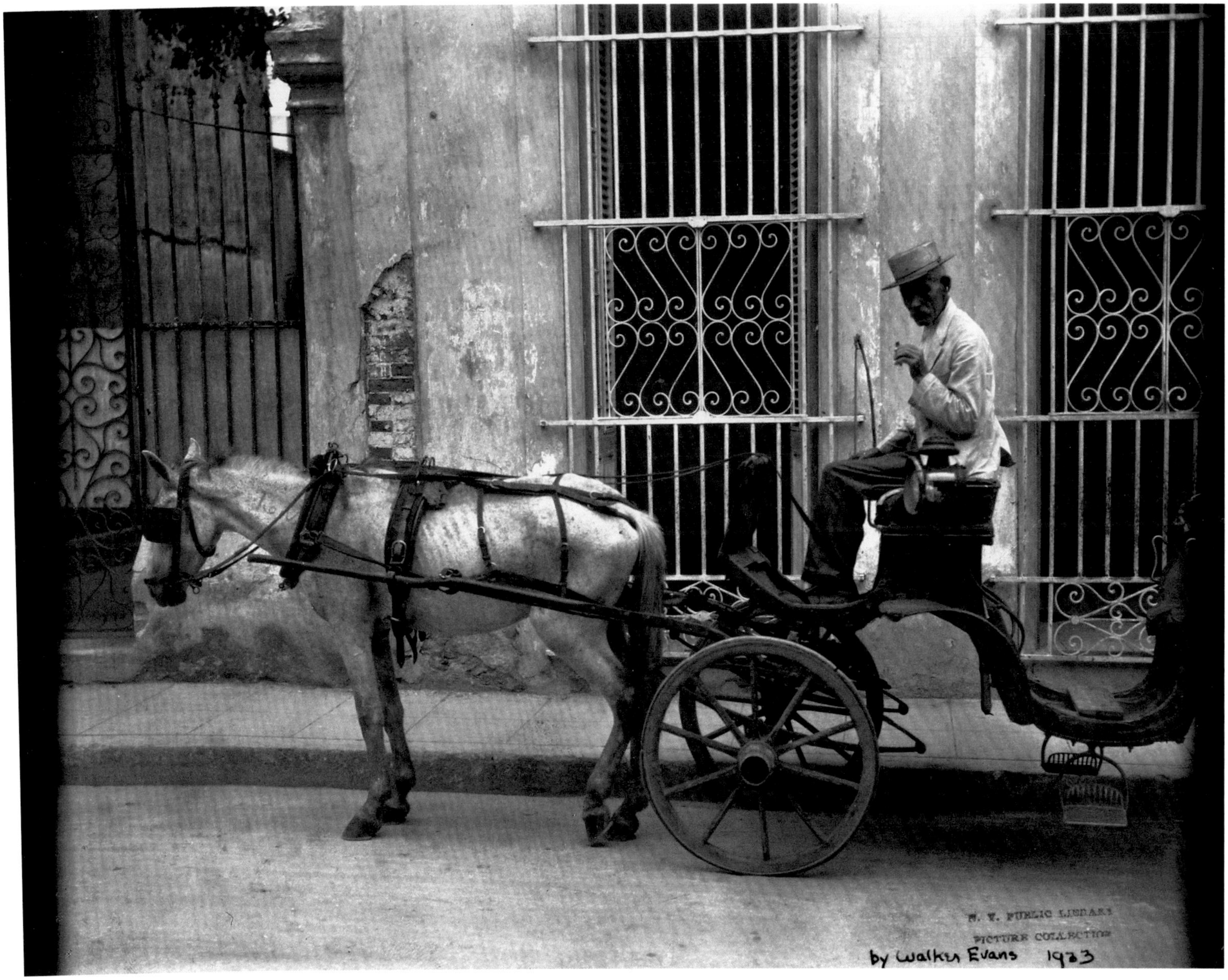

18 Hackney Carriage, Havana 1933
Pferdedroschke
Fiacre
辻馬車 ハヴァナ

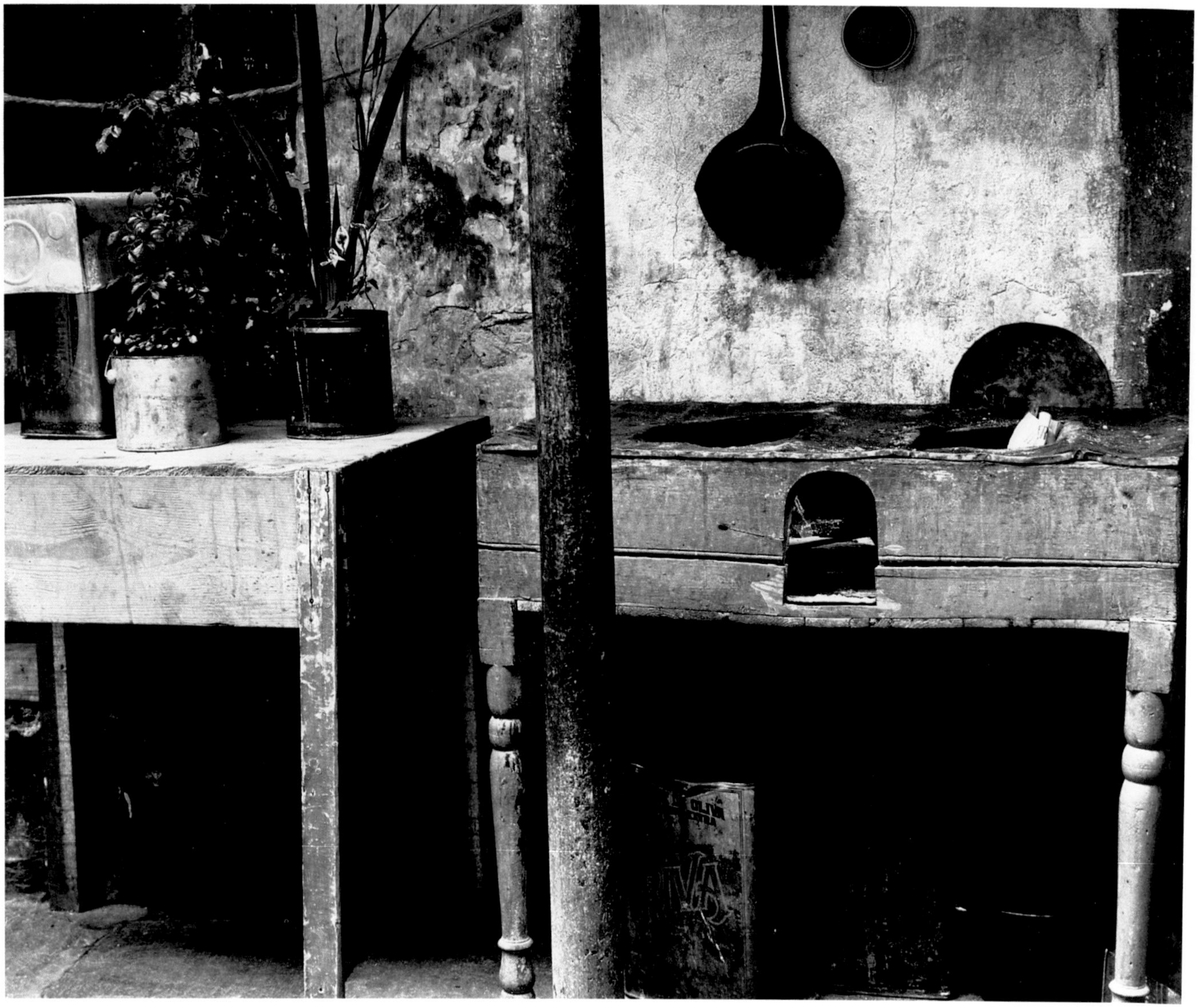

19 Corner of a Courtyard, Havana 1933
Ecke in einem Hof
Coin de cour
中庭の一隅 ハヴァナ

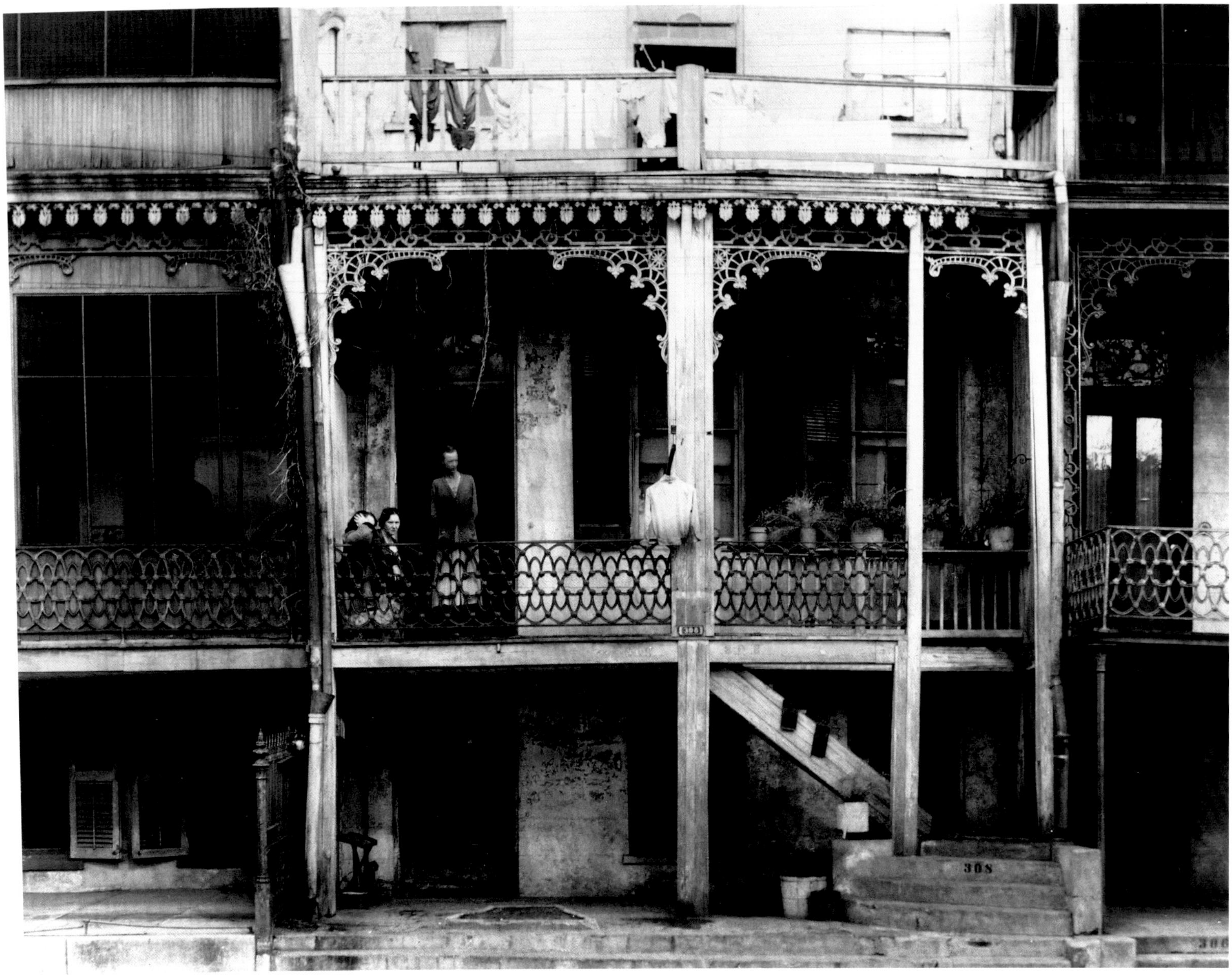

20 Tenement, New Orleans, Louisiana 1935
Mietshaus
Immeuble
アパート ルイジアナ州 ニュー・オルリーンズ

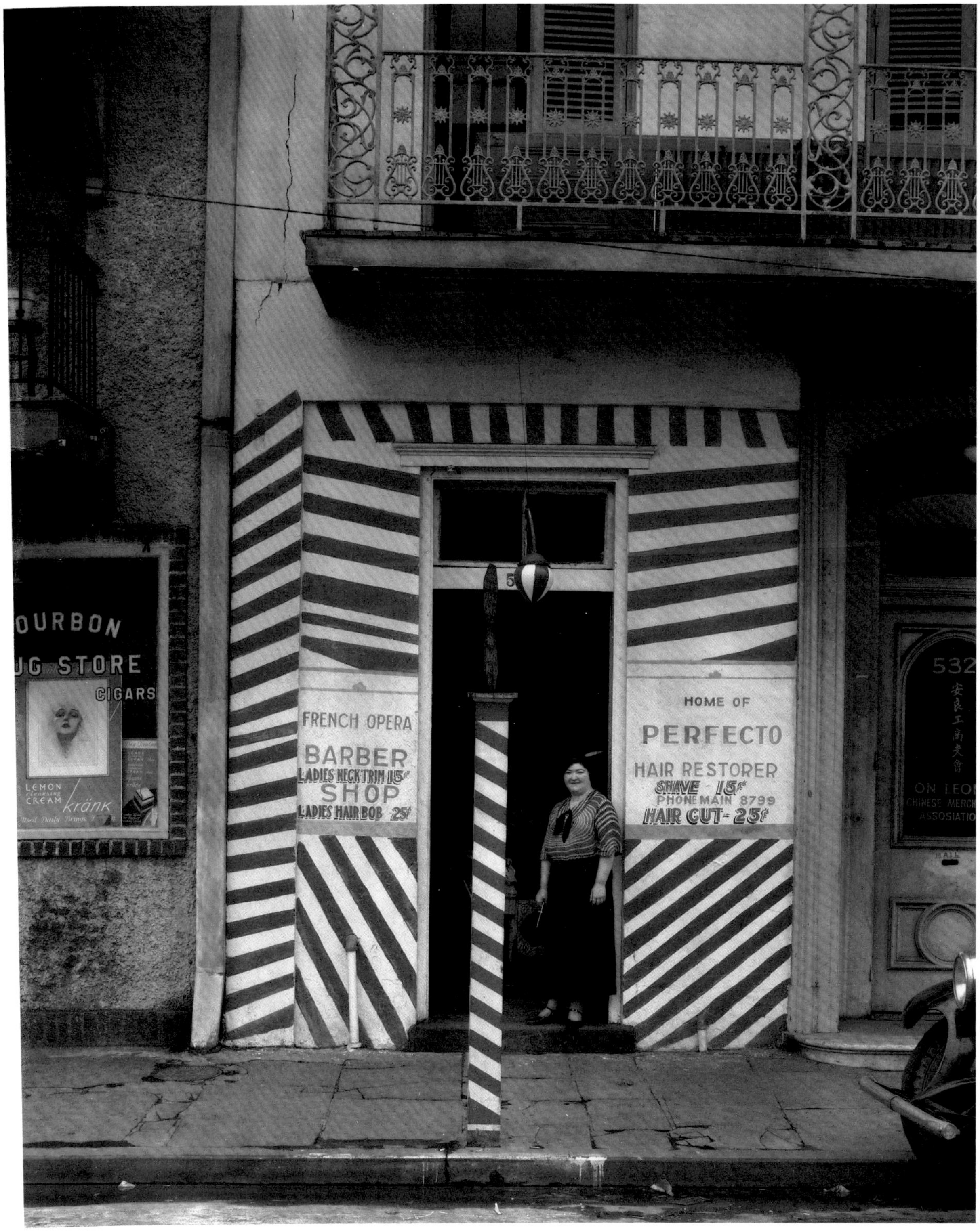

21 Sidewalk and Storefront, New Orleans, Louisiana 1935
Bürgersteig und Ladenfront
Trottoir et devanture de magasin
歩道と店頭 ルイジアナ州 ニュー・オルリーンズ

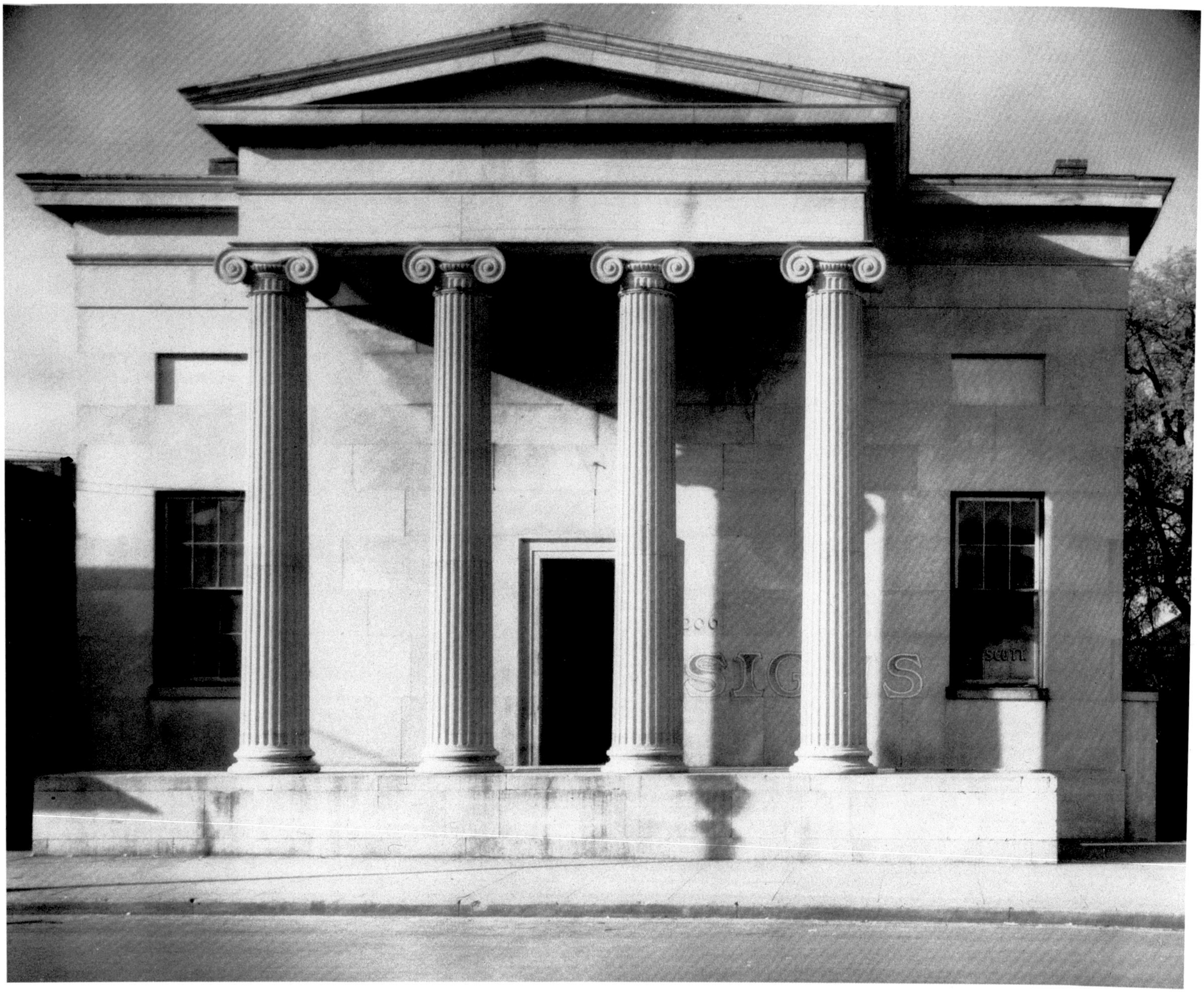

22 Neoclassical Building, Natchez, Mississippi 1935
Neoklassizistisches Gebäude
Bâtiment néo-classique
新古典主義の建築 ミシシッピィ州 ナチェズ

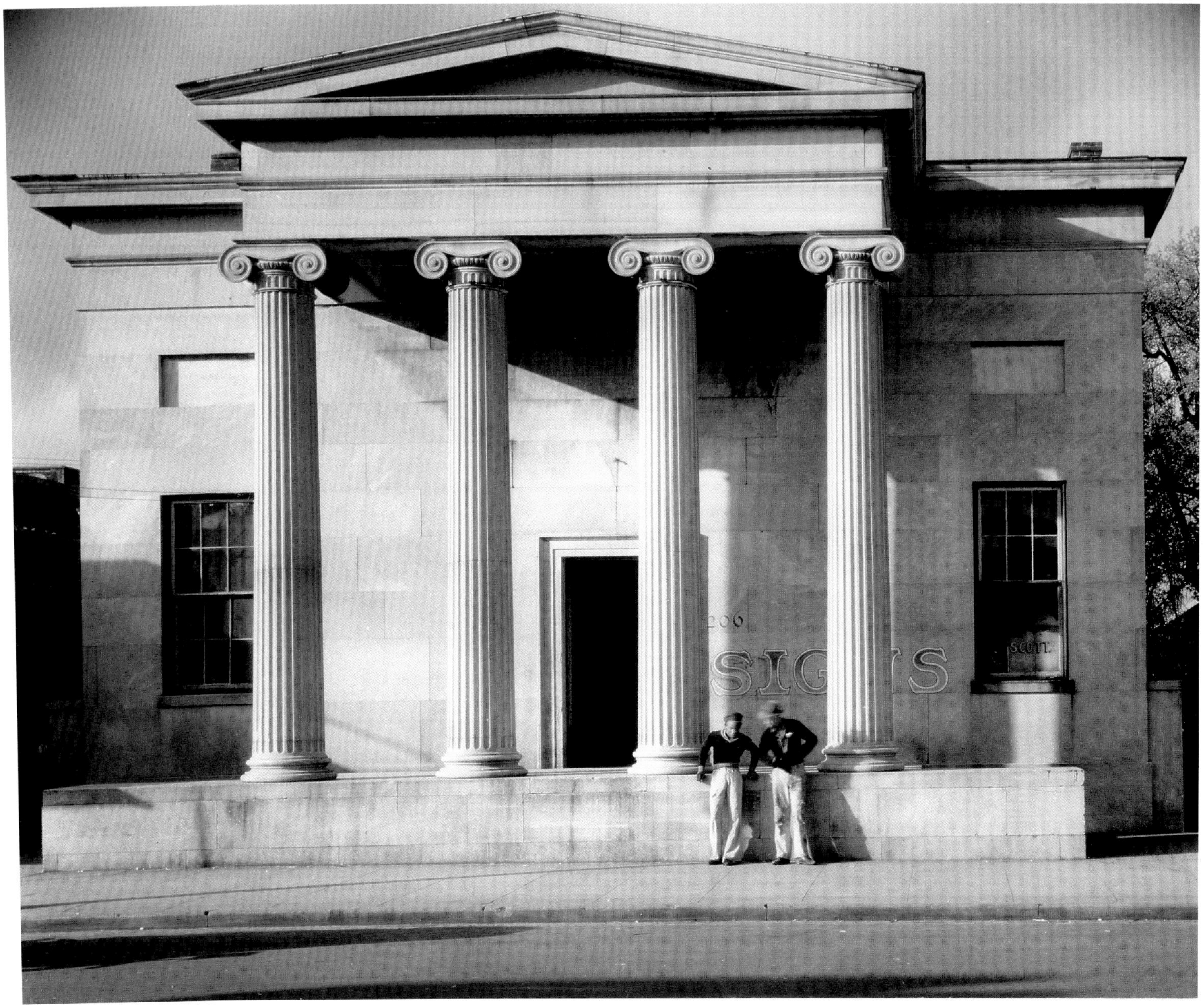

23 Neoclassical Building, Natchez, Mississippi 1935
Neoklassizistisches Gebäude
Bâtiment néo-classique
新古典主義の建築 ミシシッピィ州 ナチェズ

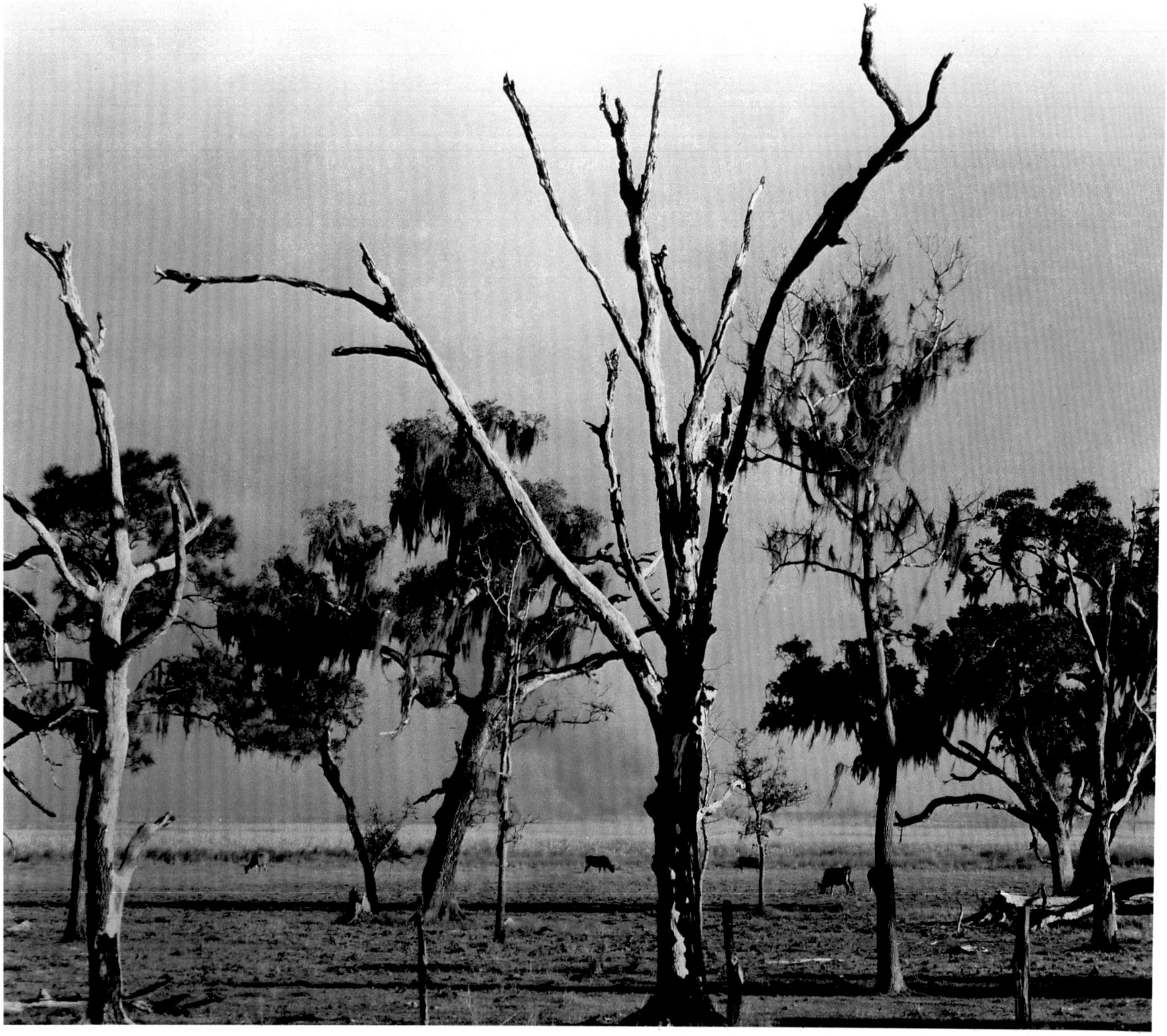

24 Landscape on the Gulf Coast, Louisiana 1935
Landschaft an der Golf-Küste
Paysage sur les bords du golfe
湾岸の風景 ルイジアナ州

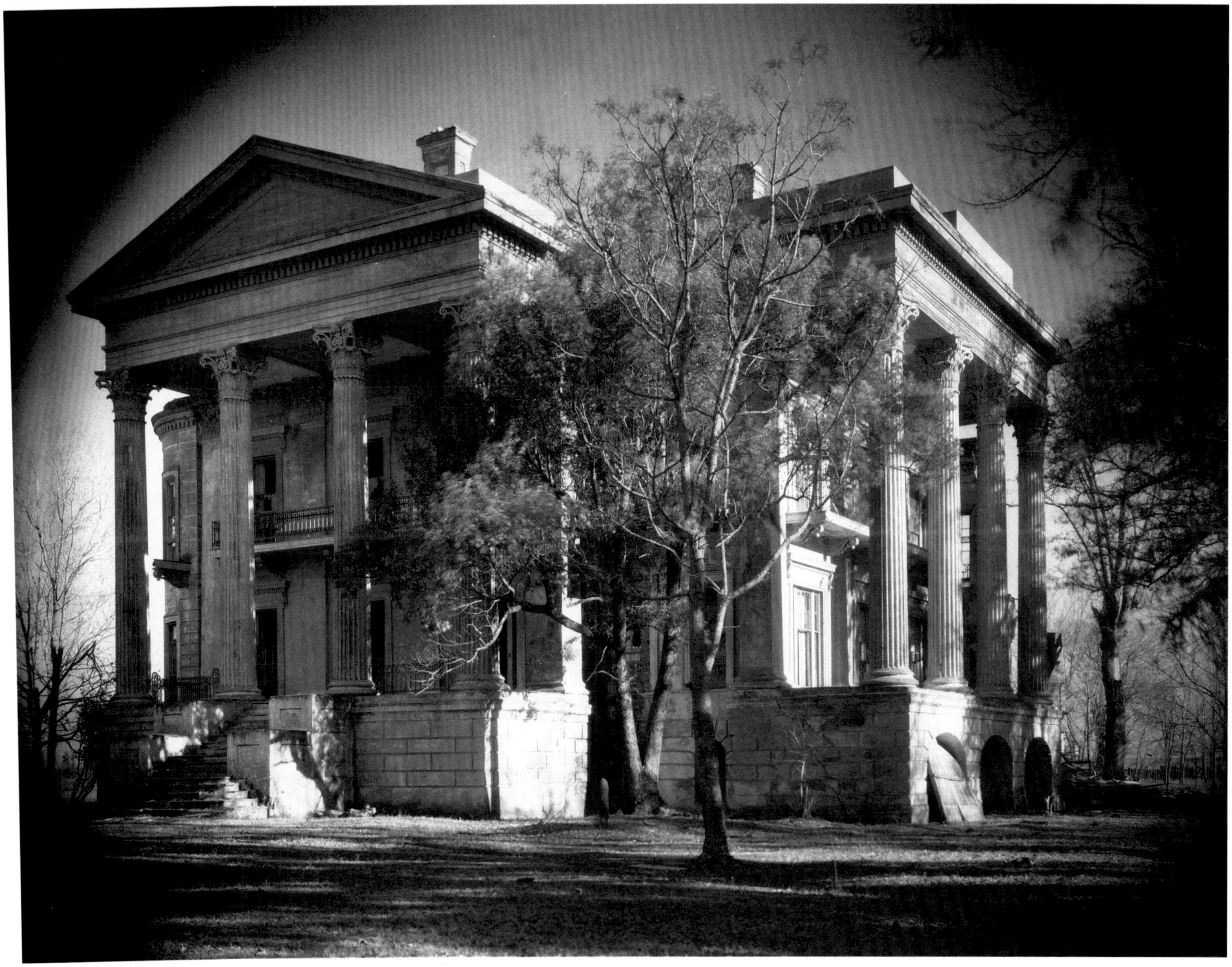

25 Belle Grove Plantation Manor House, White Chapel, Louisiana 1935
Herrenhaus der Belle Grove-Plantage
Propriété des plantations Belle Grove
ベル・グローヴ農園主の屋敷 ルイジアナ州 ホワイト・チャペル

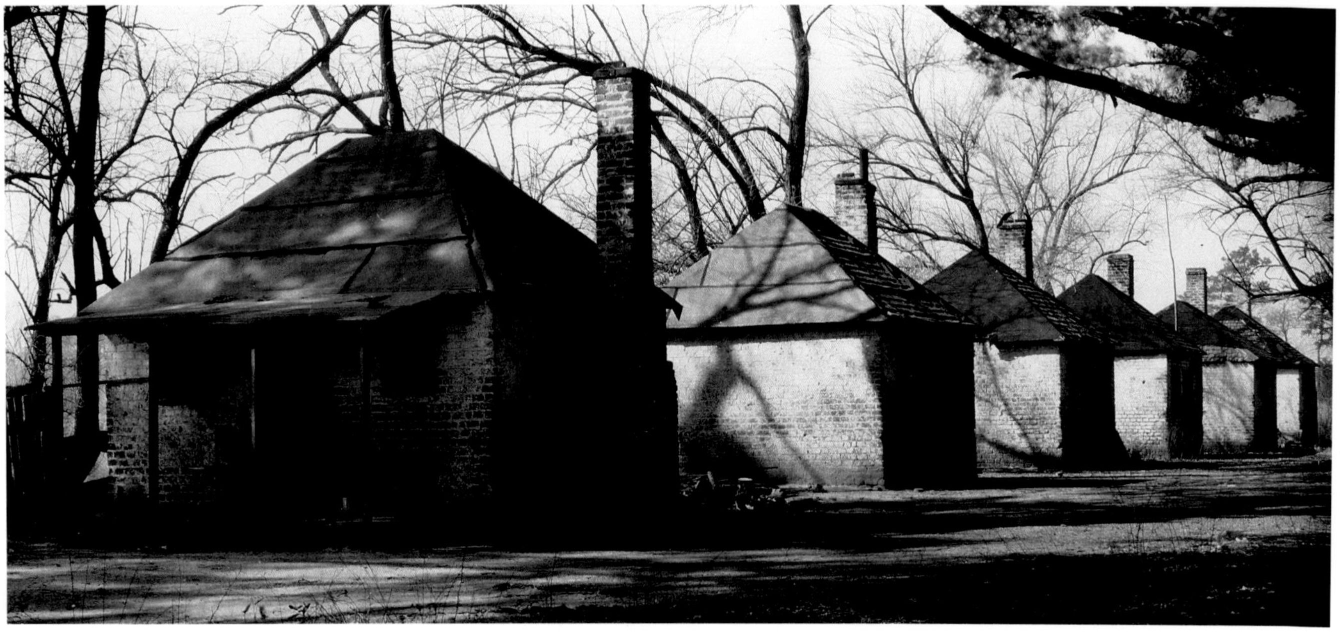

26 Slave Quarters at the Hermitage Plantation, Savannah, Georgia 1935
Sklavenhäuser auf der Hermitage-Plantage
Maisons pour esclaves des plantations Hermitage
ハーミタージュ農園の奴隷棟 ジョージア州 サヴァンナ

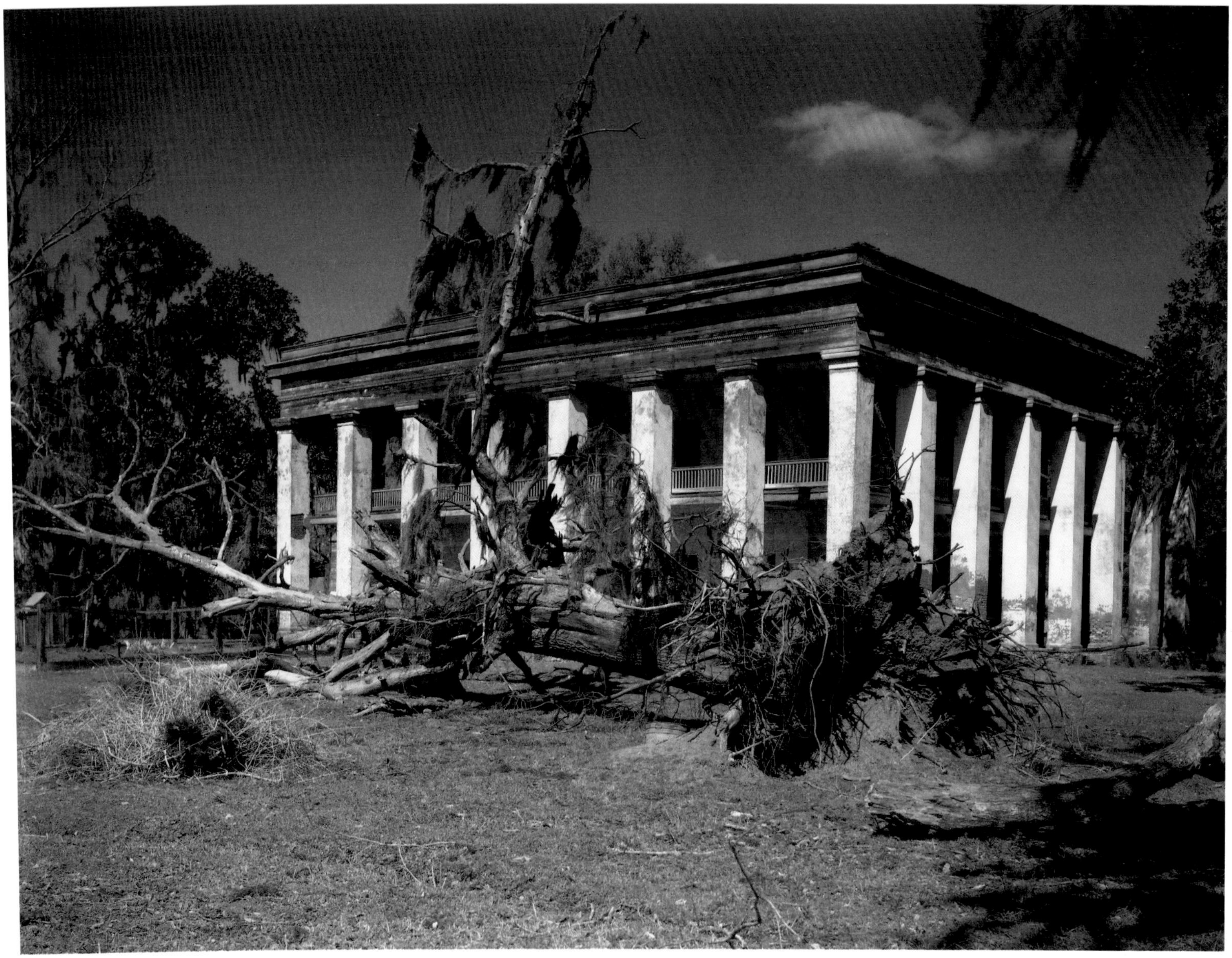

27 Ashland (Belle Hélène) Plantation Manor House, Louisiana 1935
Herrenhaus der Ashland (Belle Hélène)-Plantage
Propriété des plantations Ashland (Belle Hélène)
アシュランド(ベル・エレーヌ) 農園主の屋敷

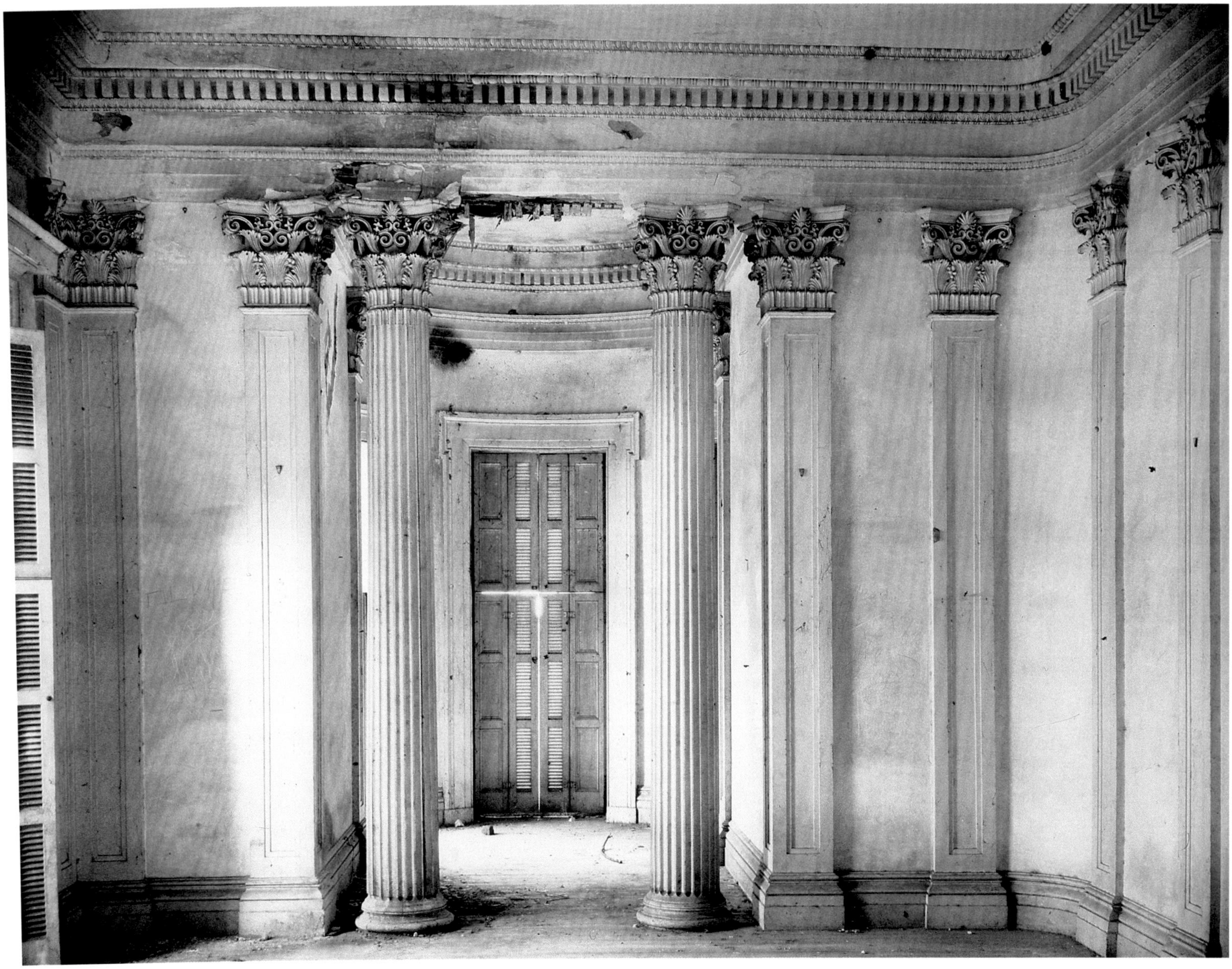

28 Former Breakfast Hall in the Manor of the Belle Grove Plantation, White Chapel, Louisiana 1935
Ehemaliger Frühstückssalon im Herrenhaus der Belle Grove-Plantage
Ancien salon pour petit-déjeuner dans la propriété des plantations Belle Grove
ベル・グローヴ農園主の屋敷の元朝食室 ルイジアナ州 ホワイト・チャペル

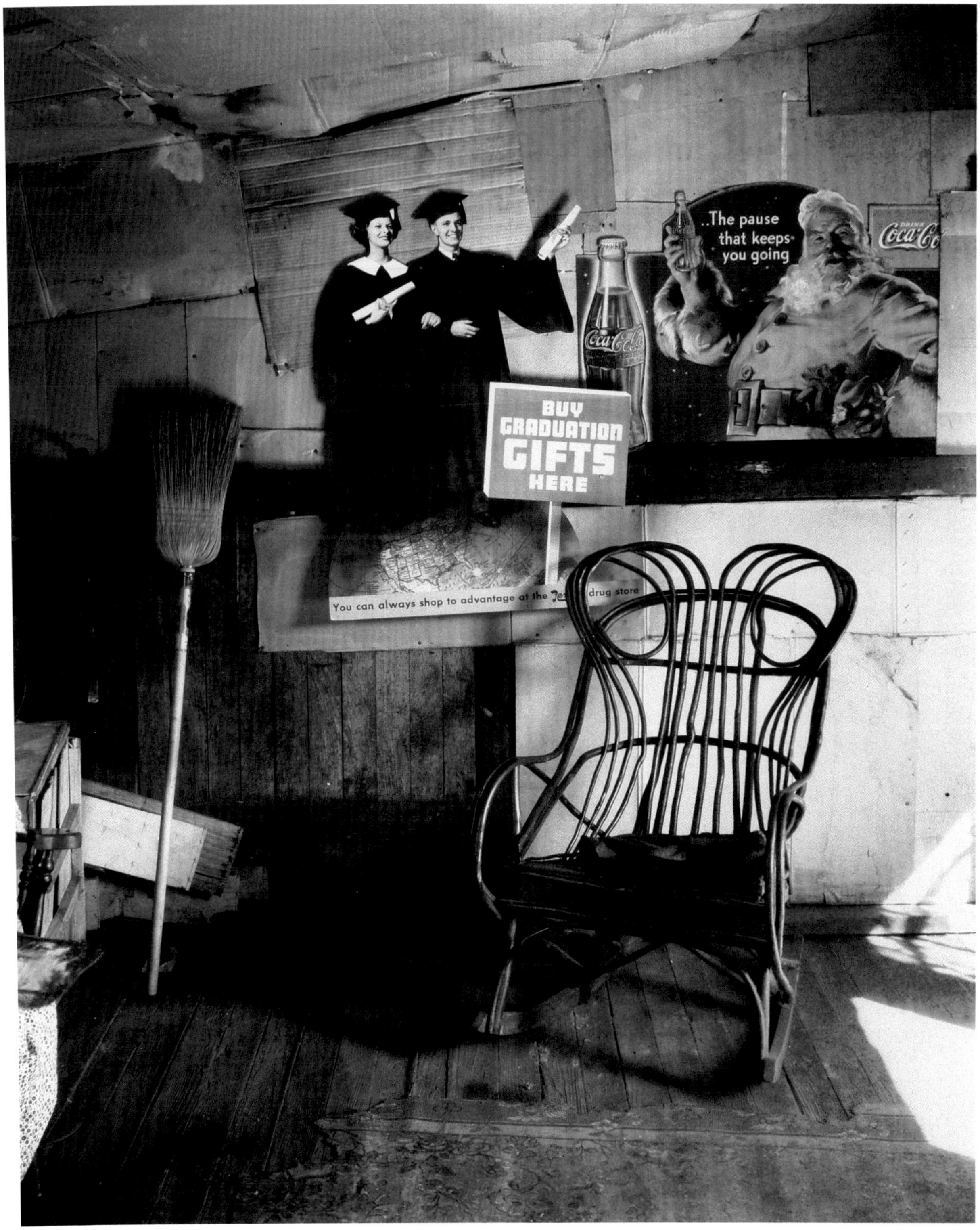

29 A Miner's Home, Scotts Run, West Virginia 1935
Wohnung eines Bergarbeiters
L'appartement d'un mineur
坑夫の家 ウエスト・ヴァージニア州 スコット・ラン

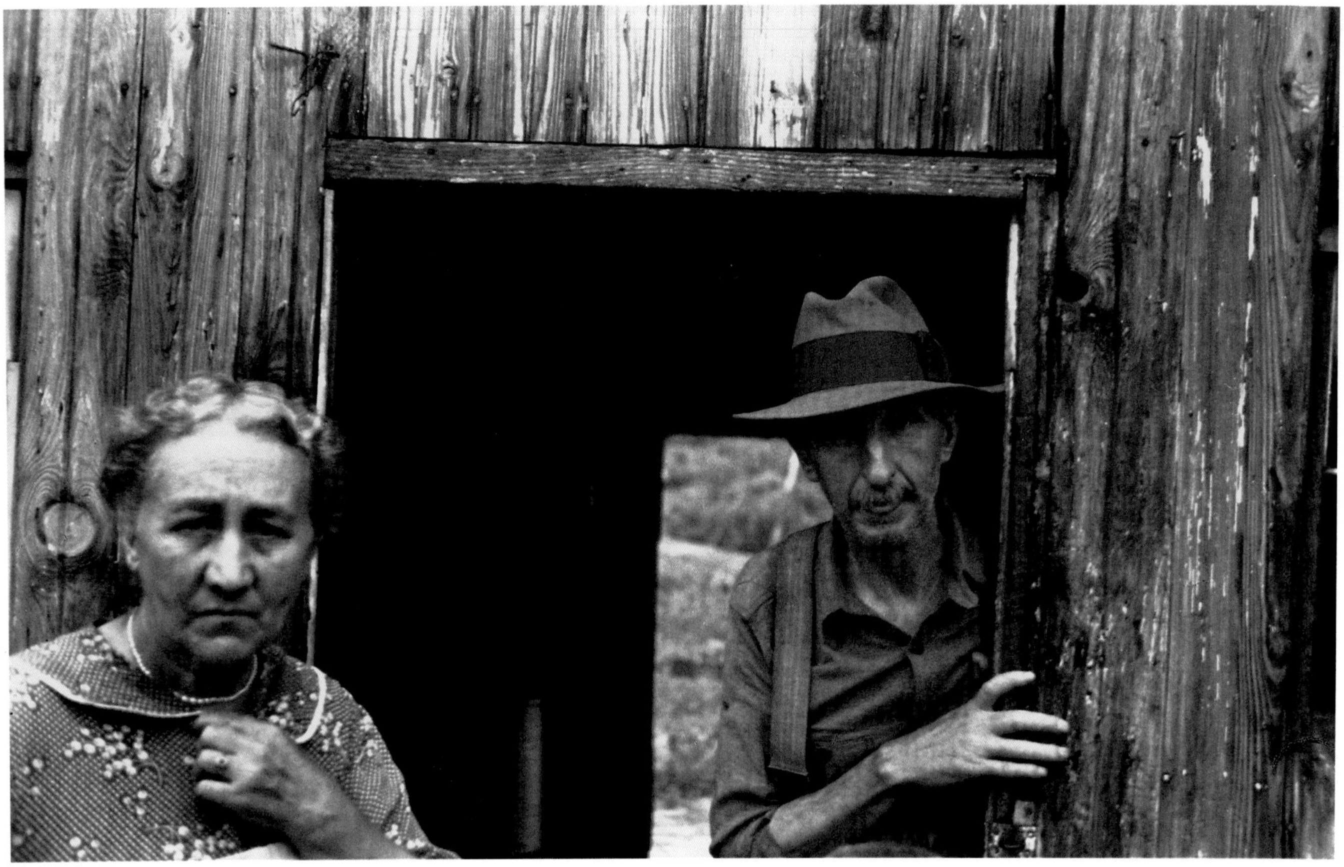

30 Inhabitants of a Miner's Settlement, Morgantown, West Virginia 1935
Bewohner einer Bergarbeiter-Siedlung
Habitants d'une cité de mineurs
炭住街の住人 ウエスト・ヴァージニア州 モーガンタウン

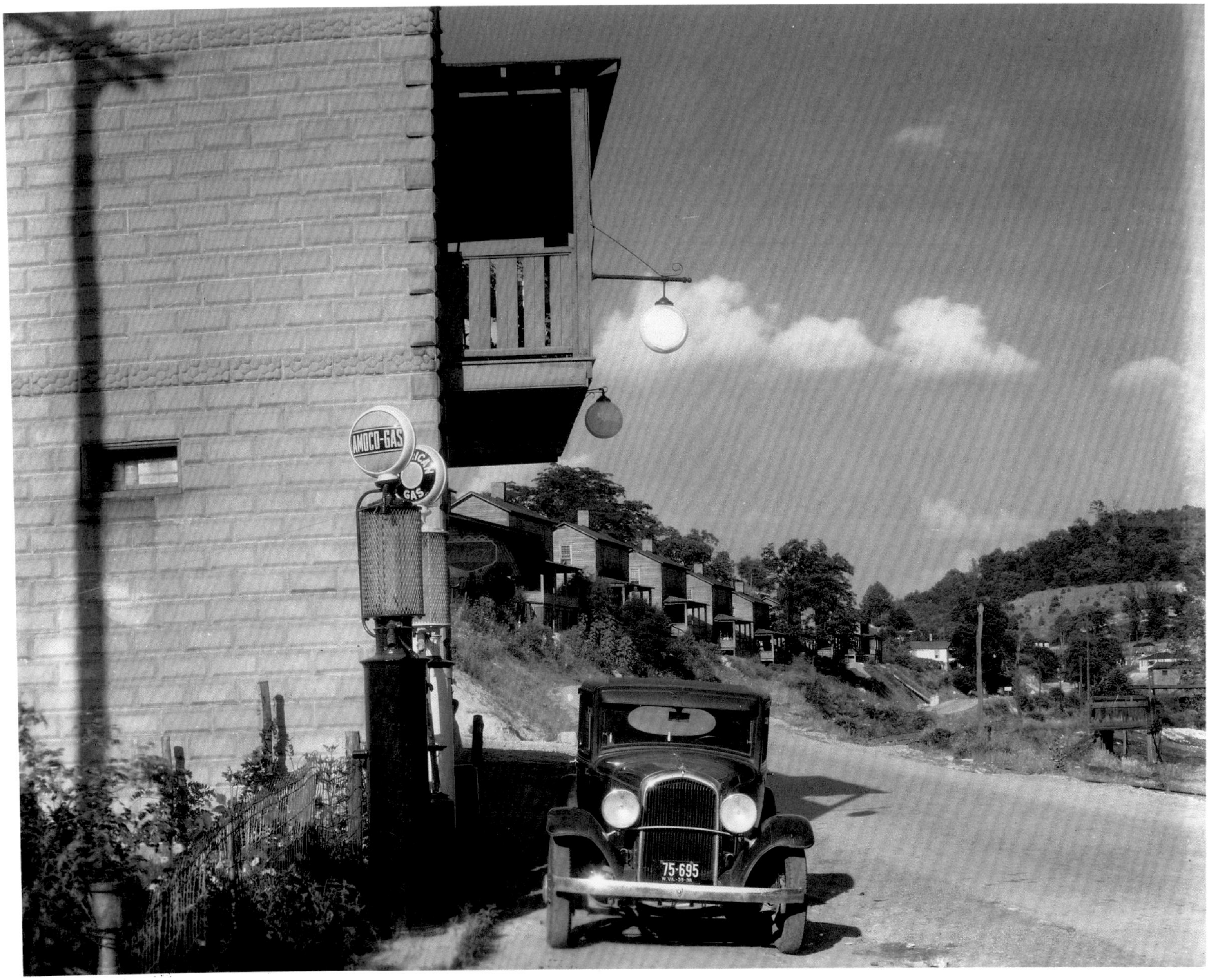

31 Filling Station and Company Houses for Miners, near Morgantown, West Virginia 1935
Tankstelle und werkseigene Häuser für Bergarbeiter
Station service et logements pour mineurs
ガソリンスタンドと炭鉱夫の社宅　ウエスト・ヴァージニア州　モーガンタウン近郊

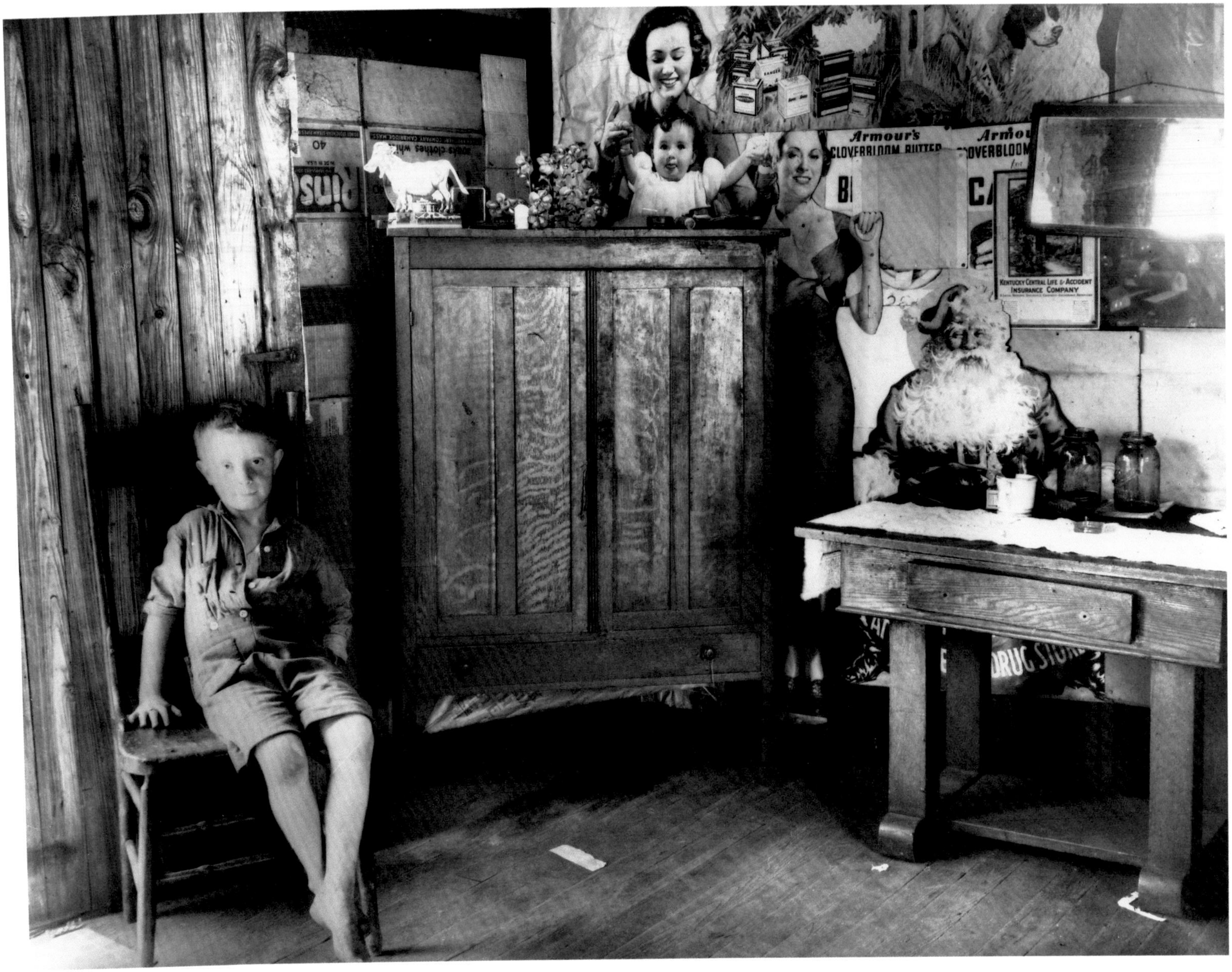

32 Room in a Miner's House, Scotts Run, West Virginia 1935
Stube im Haus eines Bergarbeiters
Salle de séjour dans la maison d'un mineur
ある炭坑夫の居間 ウエスト・ヴァージニア州 スコット・ラン

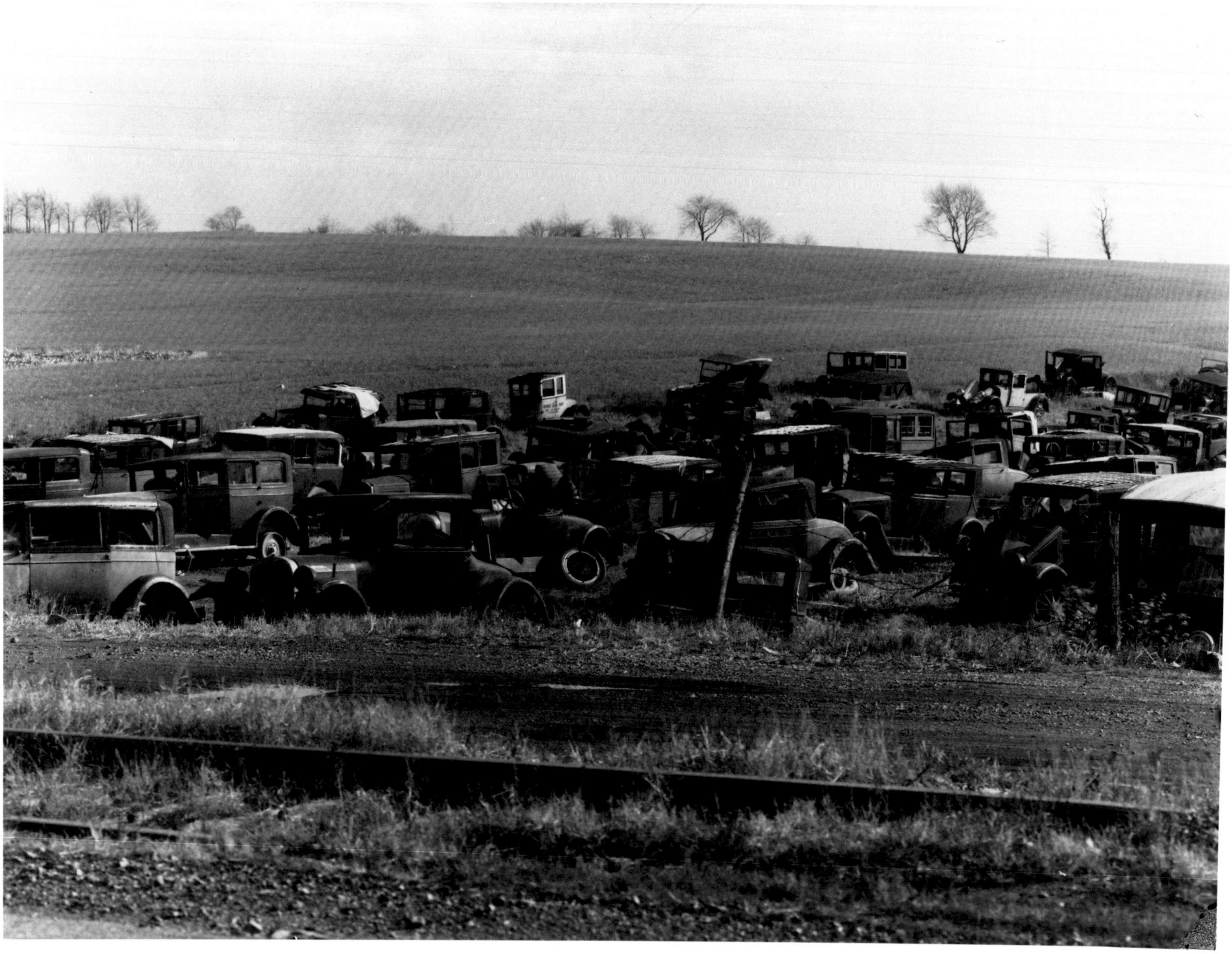

33 Auto Graveyard, near Easton, Pennsylvania 1935
Autofriedhof
Casse automobile
自動車の墓場 ペンシルヴァニア州 イーストン近郊

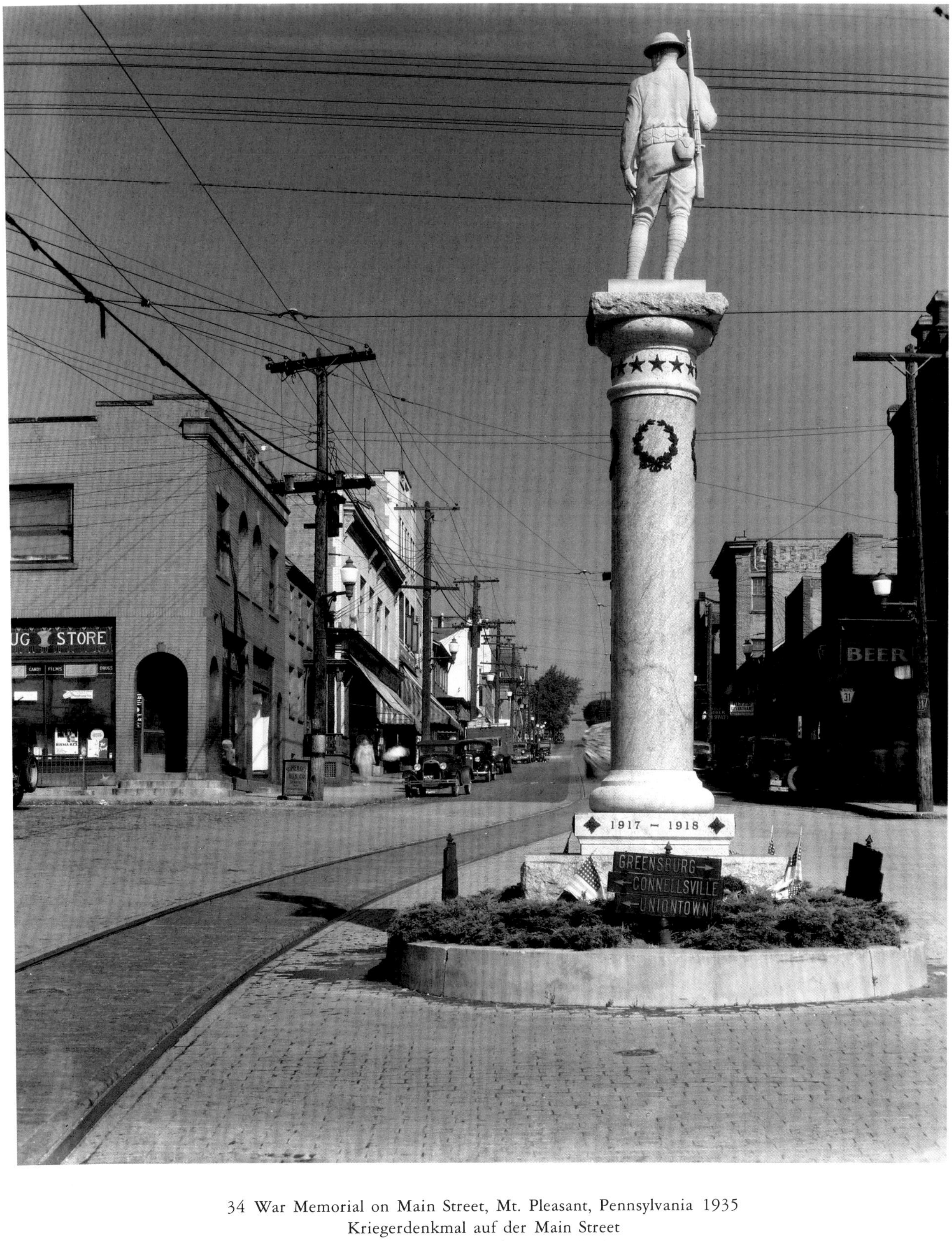

34 War Memorial on Main Street, Mt. Pleasant, Pennsylvania 1935
Kriegerdenkmal auf der Main Street
Monument aux morts dans la Main Street
メインストリートにある戦没者記念碑 ペンシルヴァニア州 マウント・プレザント

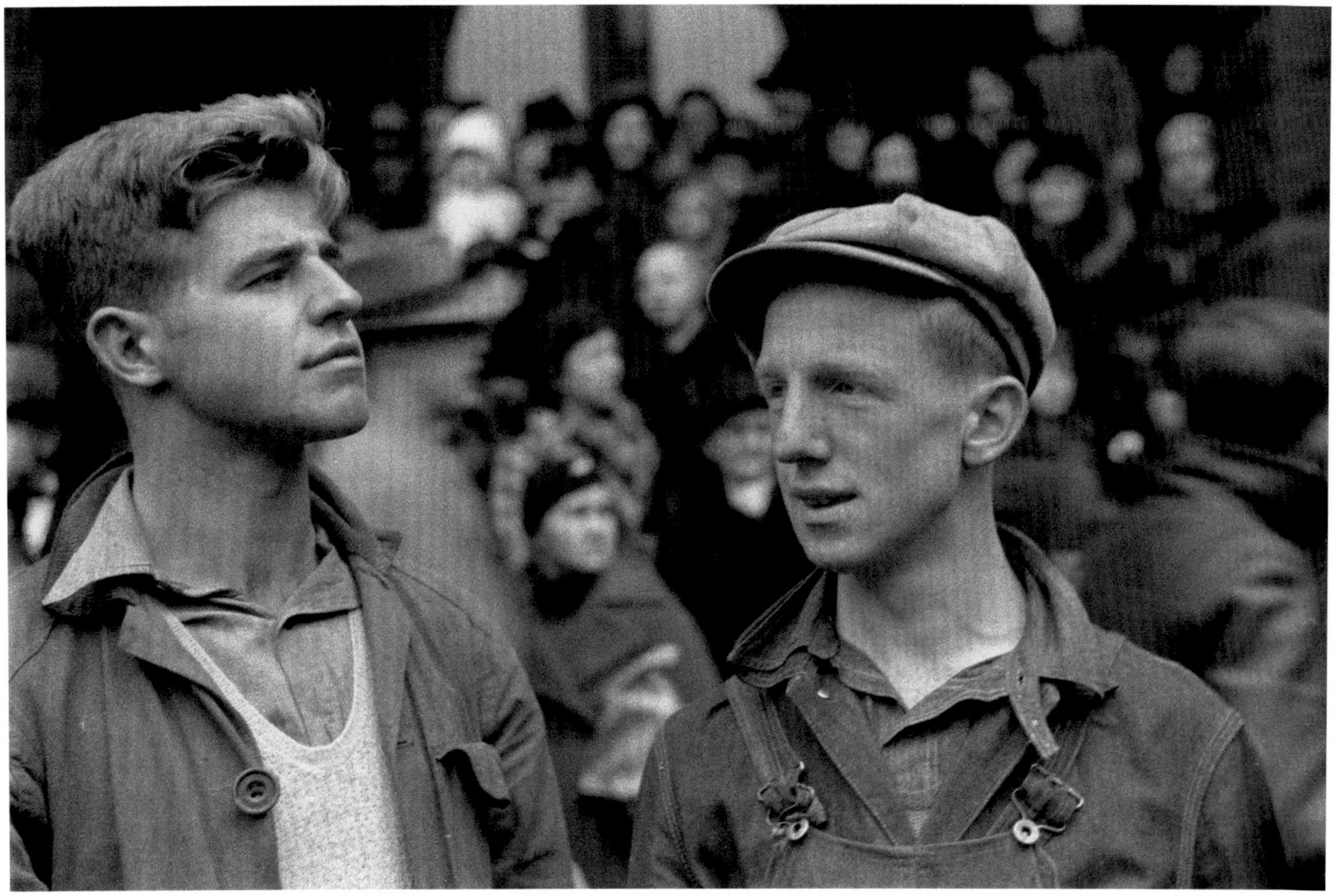

35 Faces, Pennsylvania 1936
Gesichter
Visages
顔 ペンシルヴァニア州

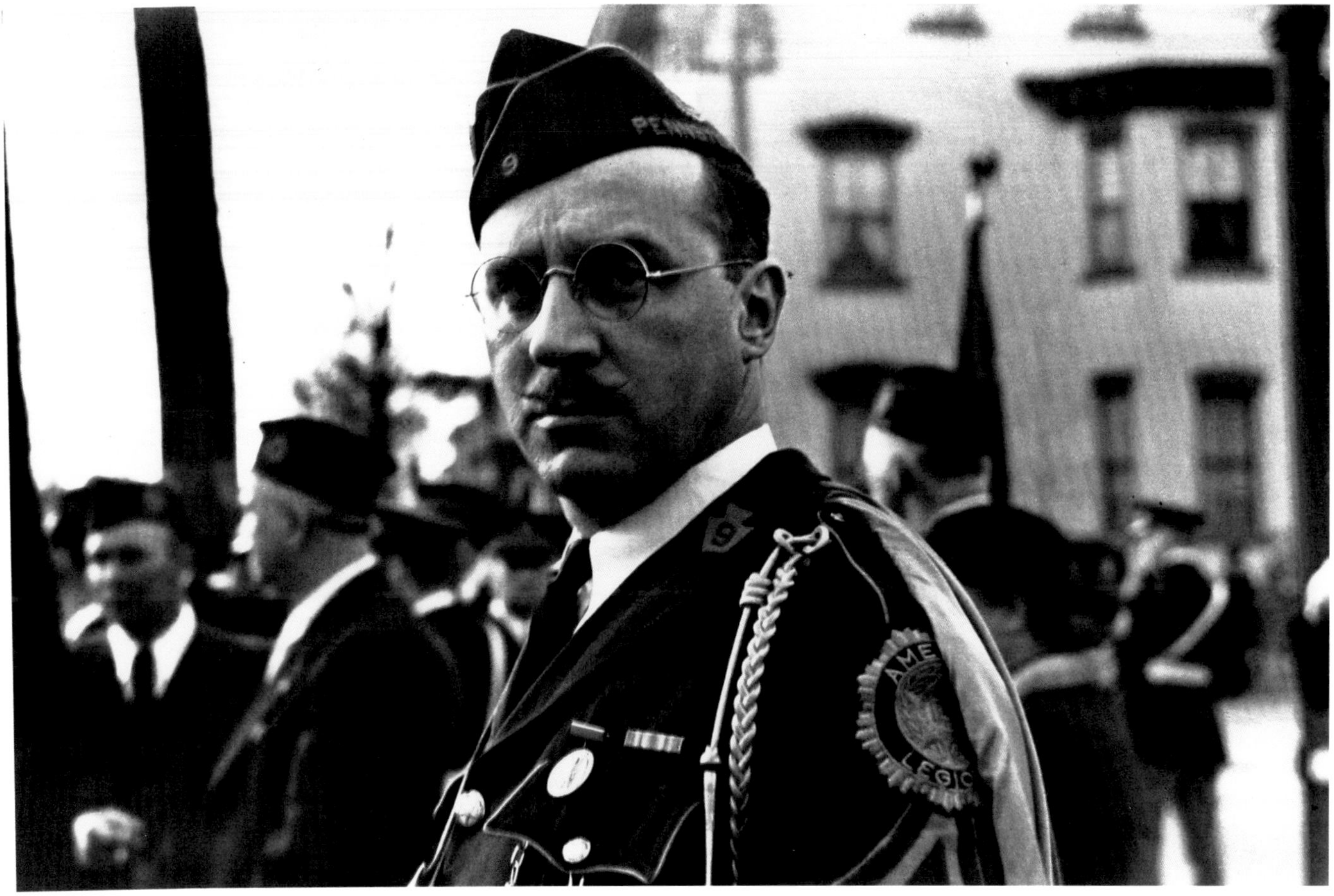

36 Legionnaire, Bethlehem, Pennsylvania 1935
Legionär
Légionnaire
在郷軍人 ペンシルヴァニア州 ベスレヘム

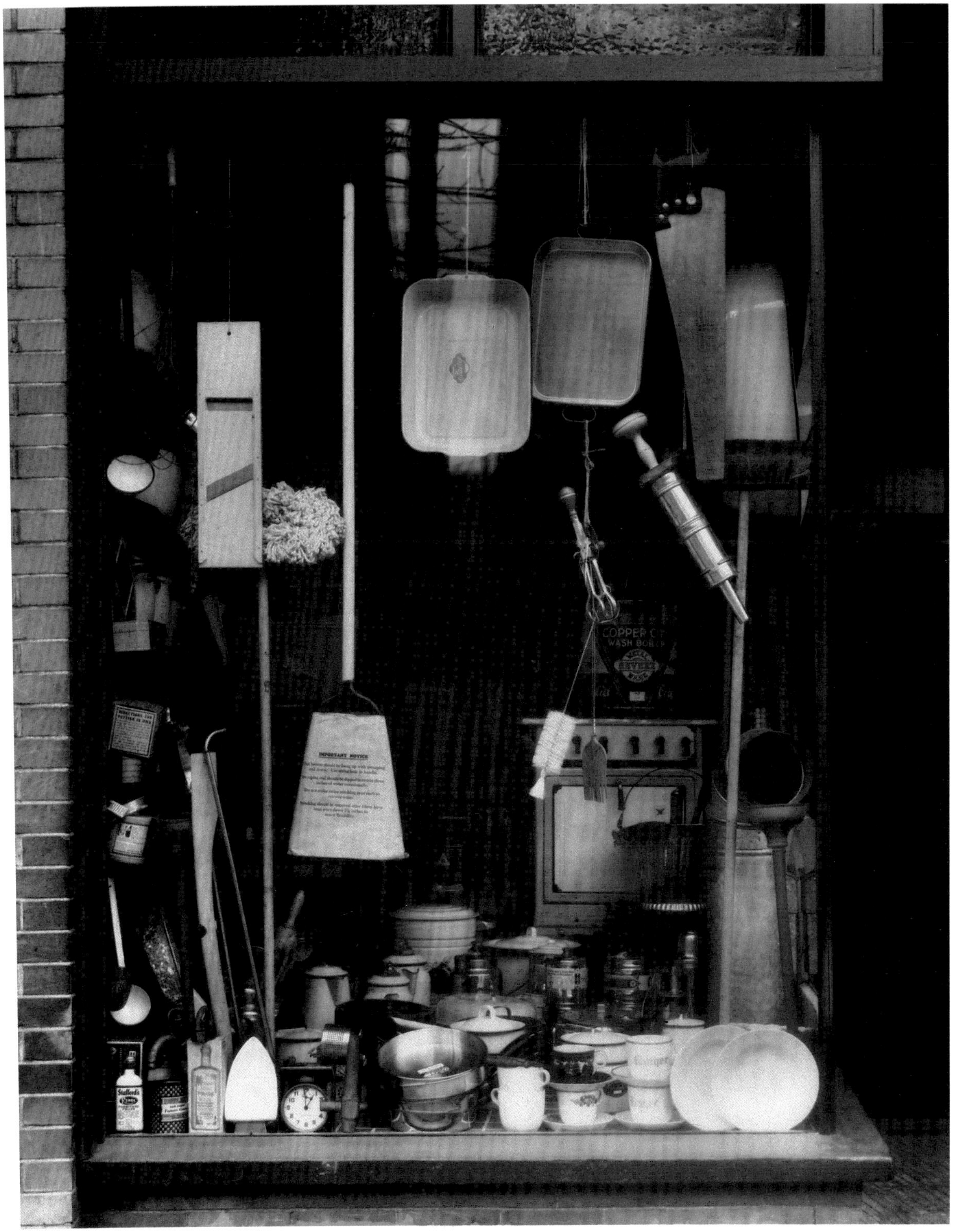

37 Window Display, Bethlehem, Pennsylvania 1935
Schaufenster-Auslage
Vitrine de magasin
ショー・ウインドー ペンシルヴァニア州 ベスレヘム

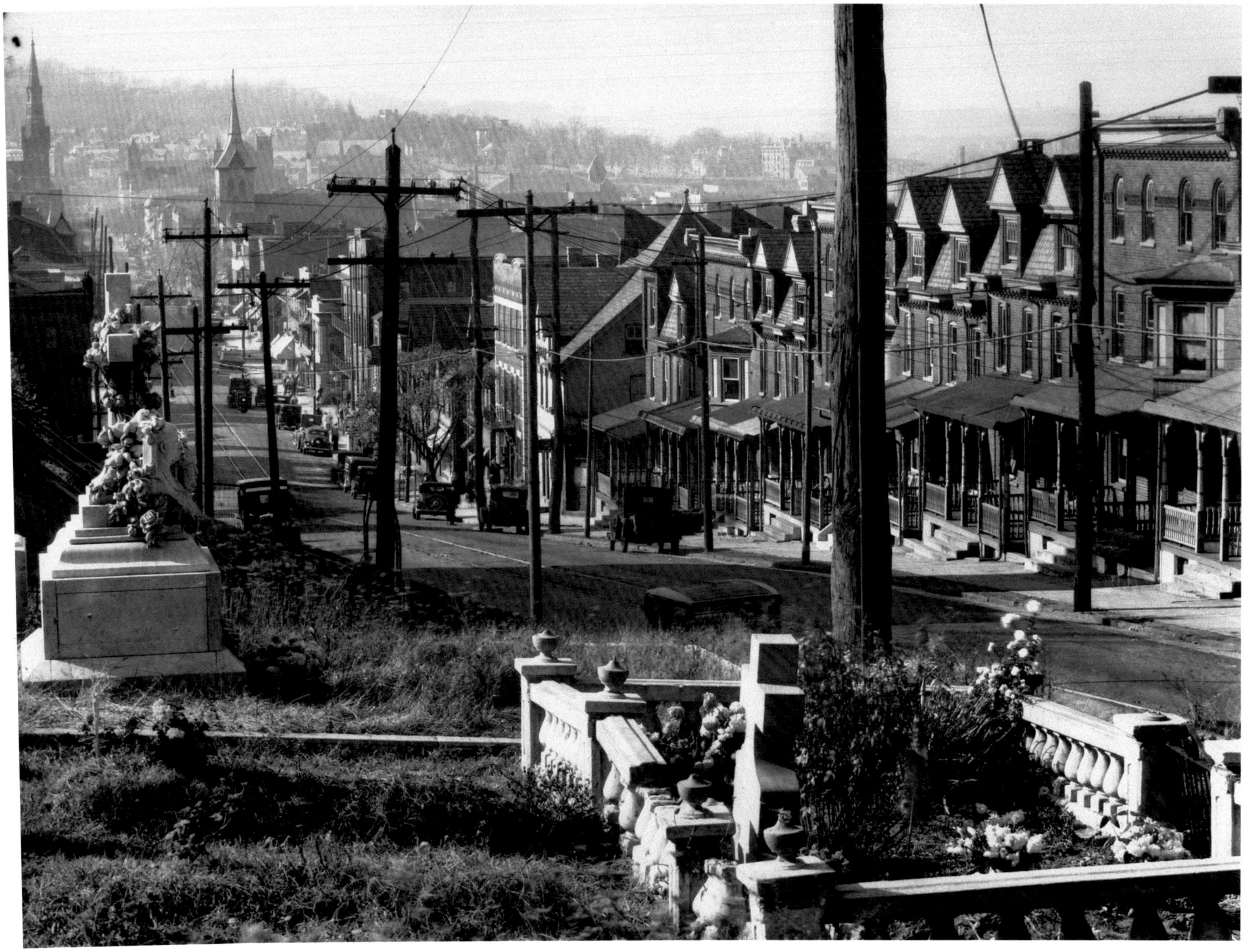

38 Street and Graveyard, Bethlehem, Pennsylvania 1935
Straße und Friedhof
Rue et cimetière
道路と墓地 ペンシルヴァニア州 ベスレヘム

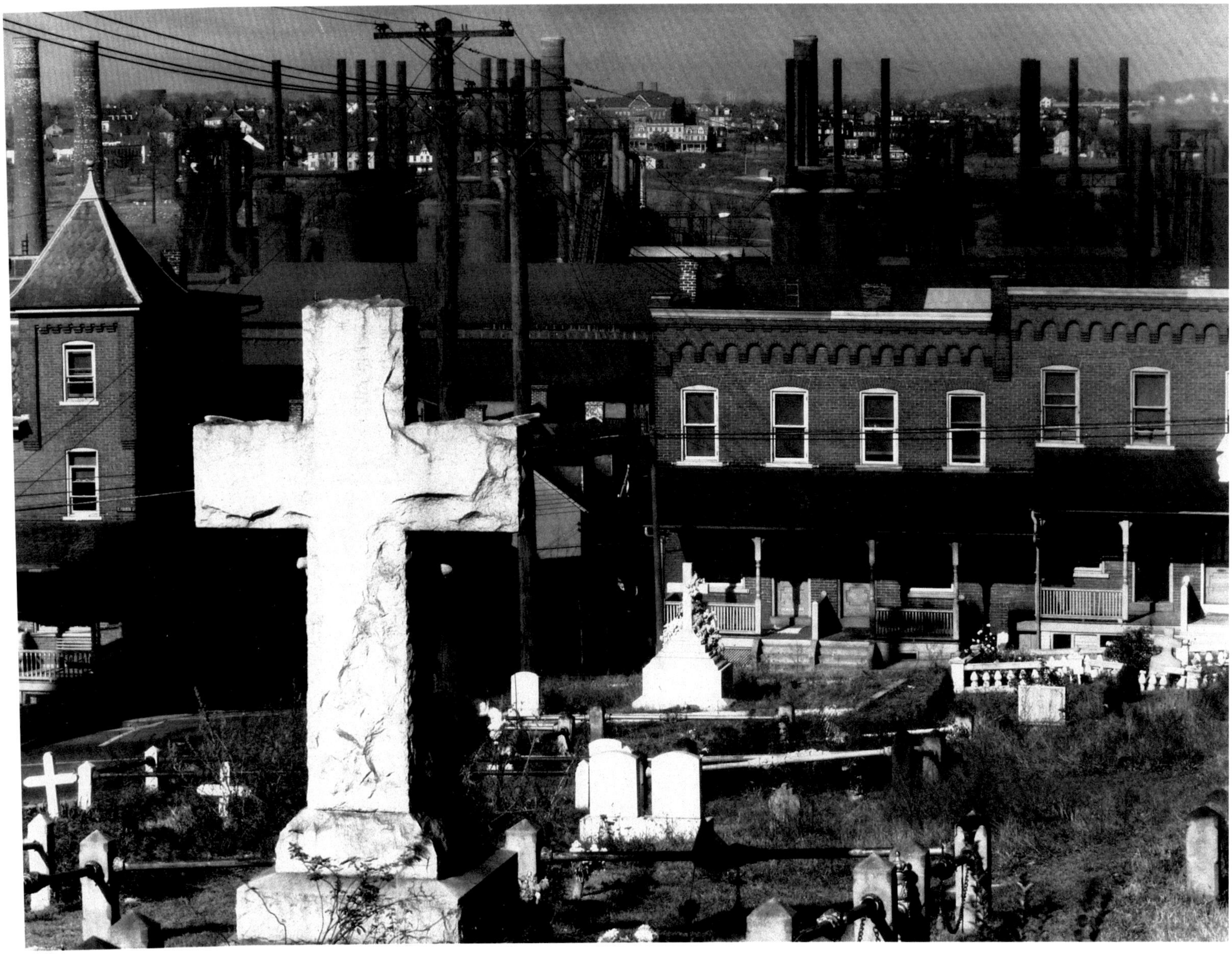

39 Graveyard, Houses and Steel Mill, Bethlehem, Pennsylvania 1935
Friedhof, Häuser und Stahlwerk
Cimetière, maisons et aciéries
墓地、家々、そして製鉄工場 ペンシルヴァニア州 ベスレヘム

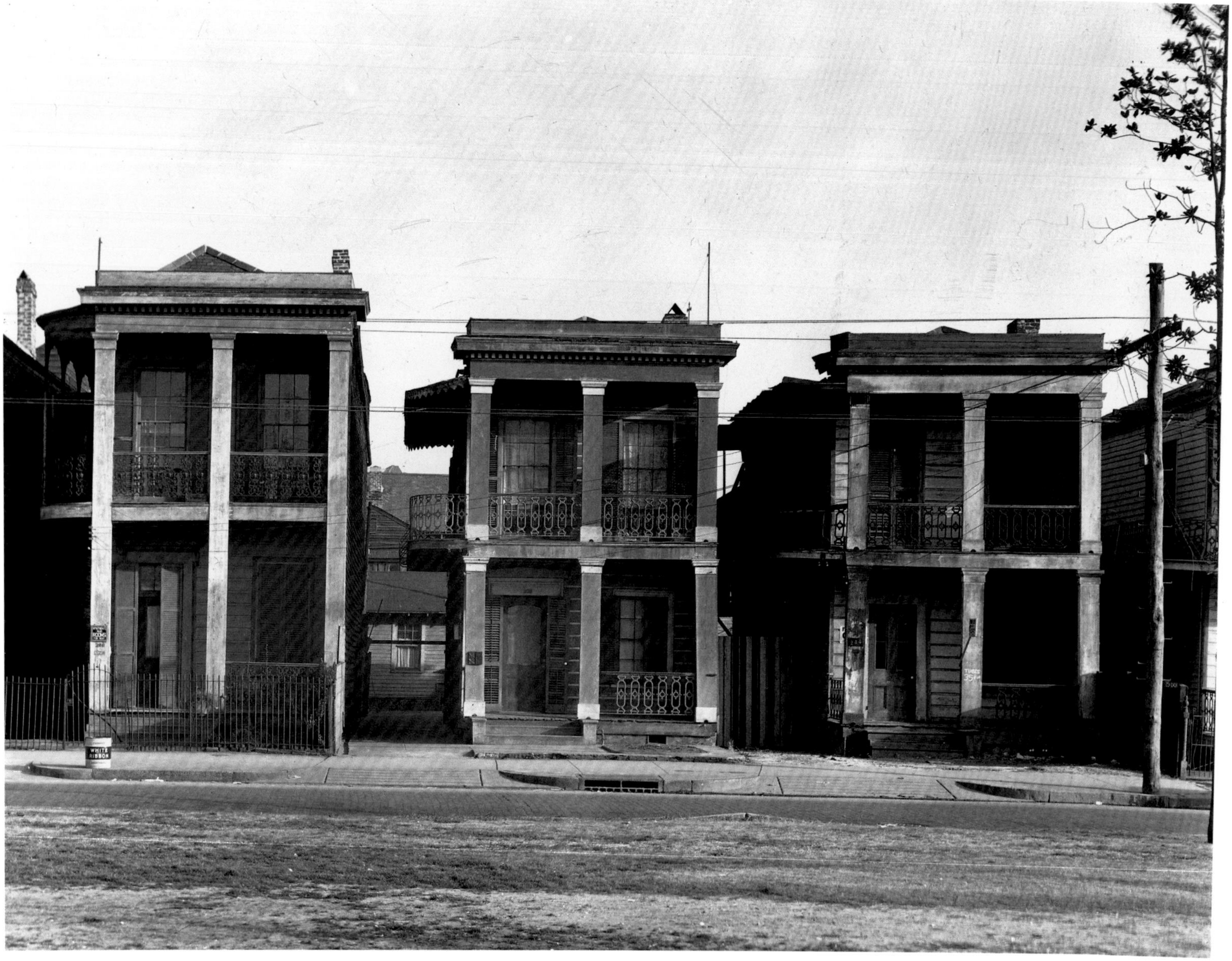

40 Row of Houses, New Orleans, Louisiana 1936
Häuserreihe
Rangée de maisons
家並 ルイジアナ州 ニュー・オルリーンズ

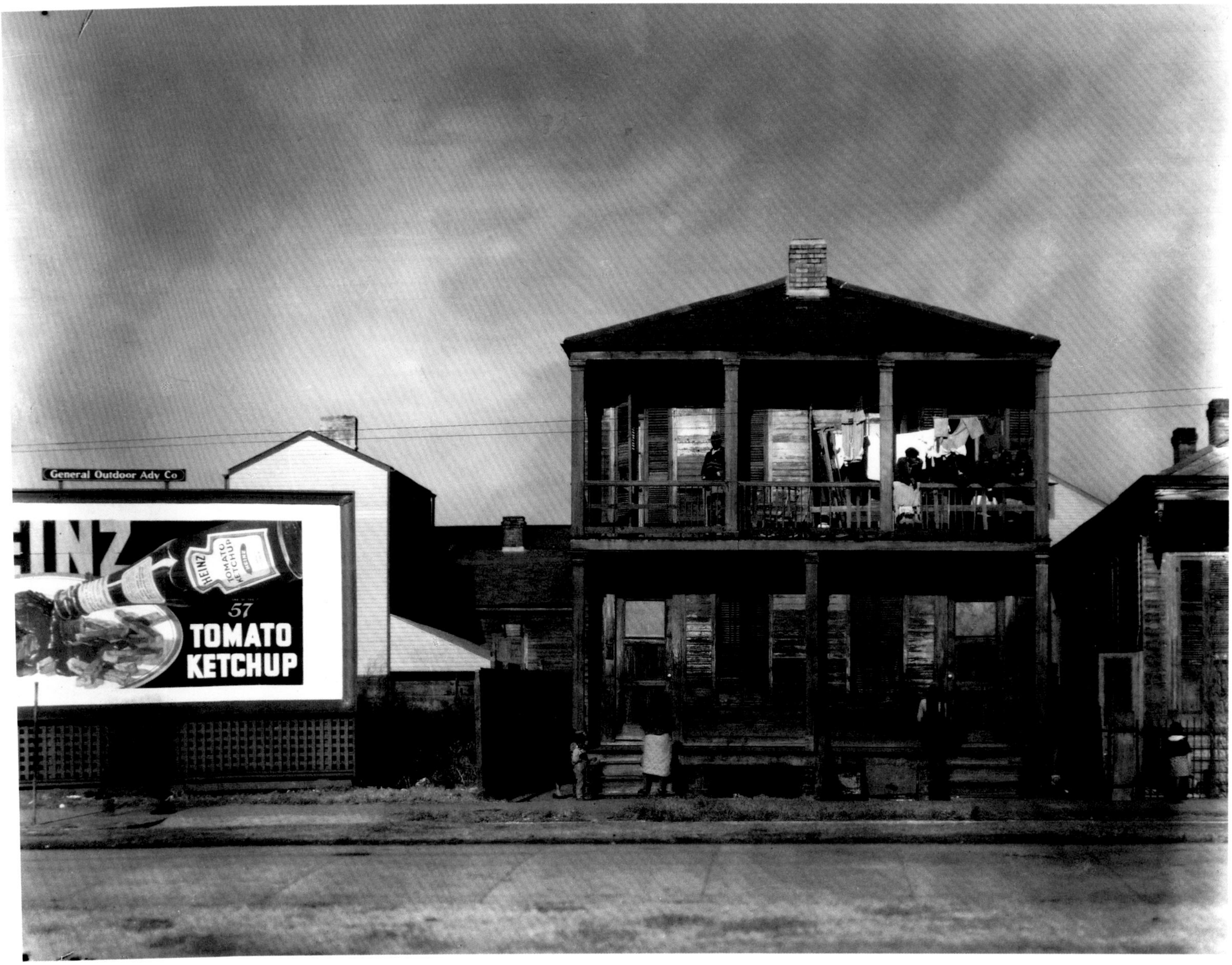

41 House and Billboard in the Black Quarter, New Orleans, Louisiana 1936
Haus und Plakatwand im Schwarzenviertel
Maison et mur d'affiches dans le quartier noir
黒人地区の家と看板 ルイジアナ州 ニュー・オルリーンズ

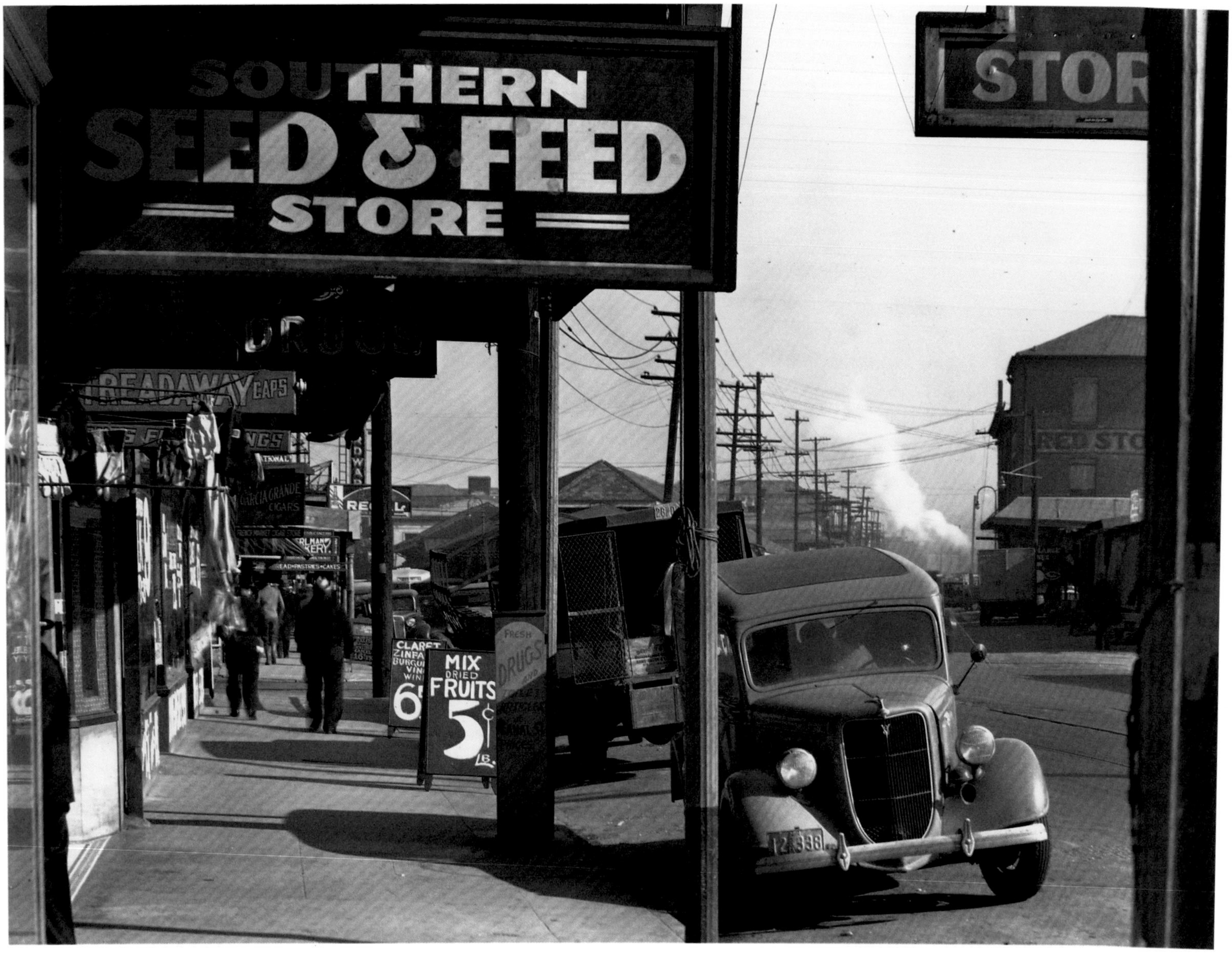

42 Street at the French Market, New Orleans, Louisiana 1935
Straße am French Market
Rue près du French Market
フレンチ・マーケット近くの道路 ルイジアナ州 ニュー・オルリーンズ

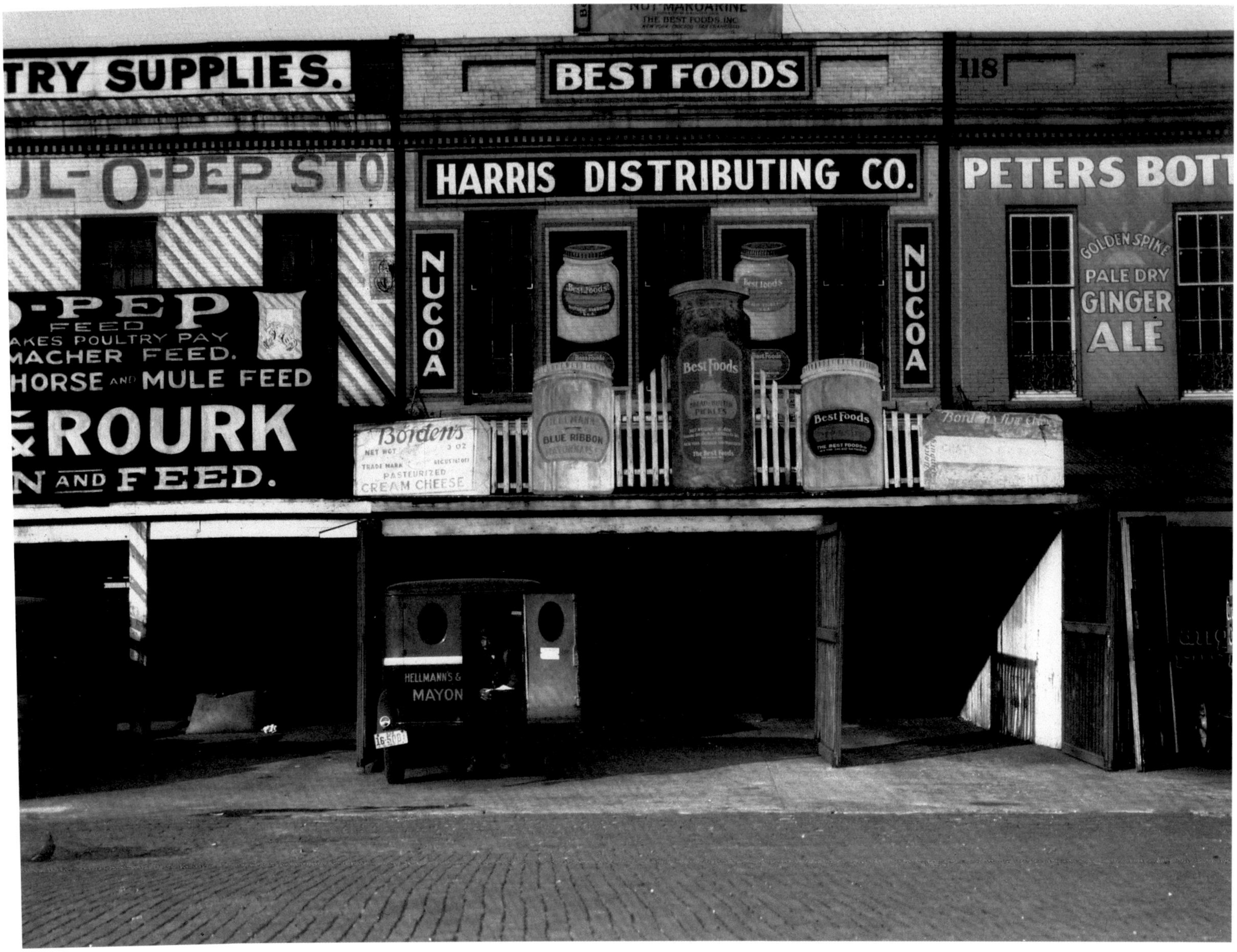

43 Waterfront Warehouses, Louisiana 1935/36
Lagerhäuser am Hafen
Entrepôts près du port
港沿いの倉庫 ルイジアナ州

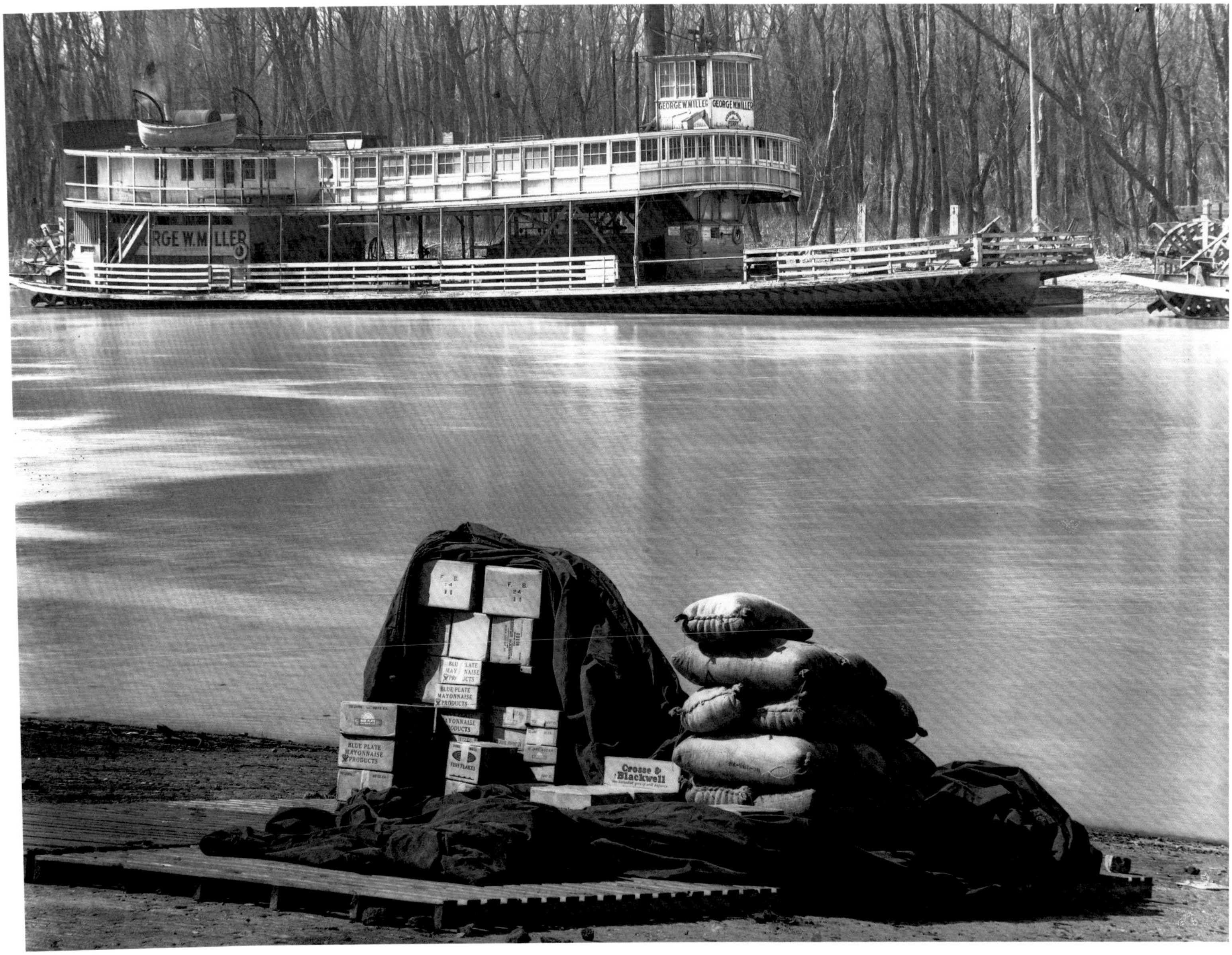

44 Mississippi Paddle-steamer and Goods, Vicksburg, Mississippi 1936
Mississippi-Raddampfer und Waren
Bateau à aubes sur le Mississippi et marchandises
ミシシッピィ河の外輪船と船荷 ミシシッピィ州

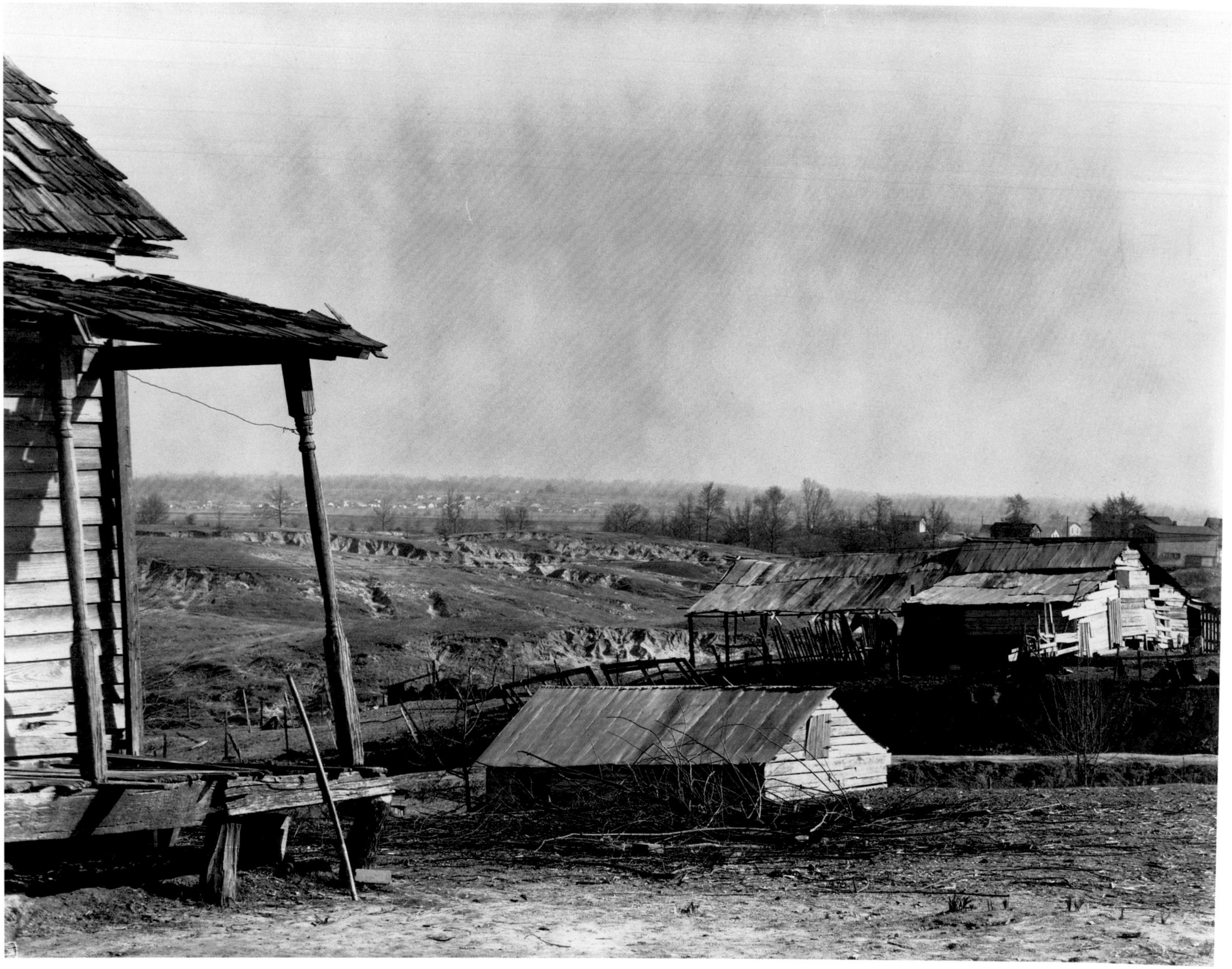

45 Houses of Blacks and Eroded Soil, near Tupelo, Mississippi 1936
Häuser von Schwarzen und erodiertes Land
Maisons pour Noirs et terre érodée
黒人の家々と浸食された大地 ミシシッピィ州 チゥーペロ付近

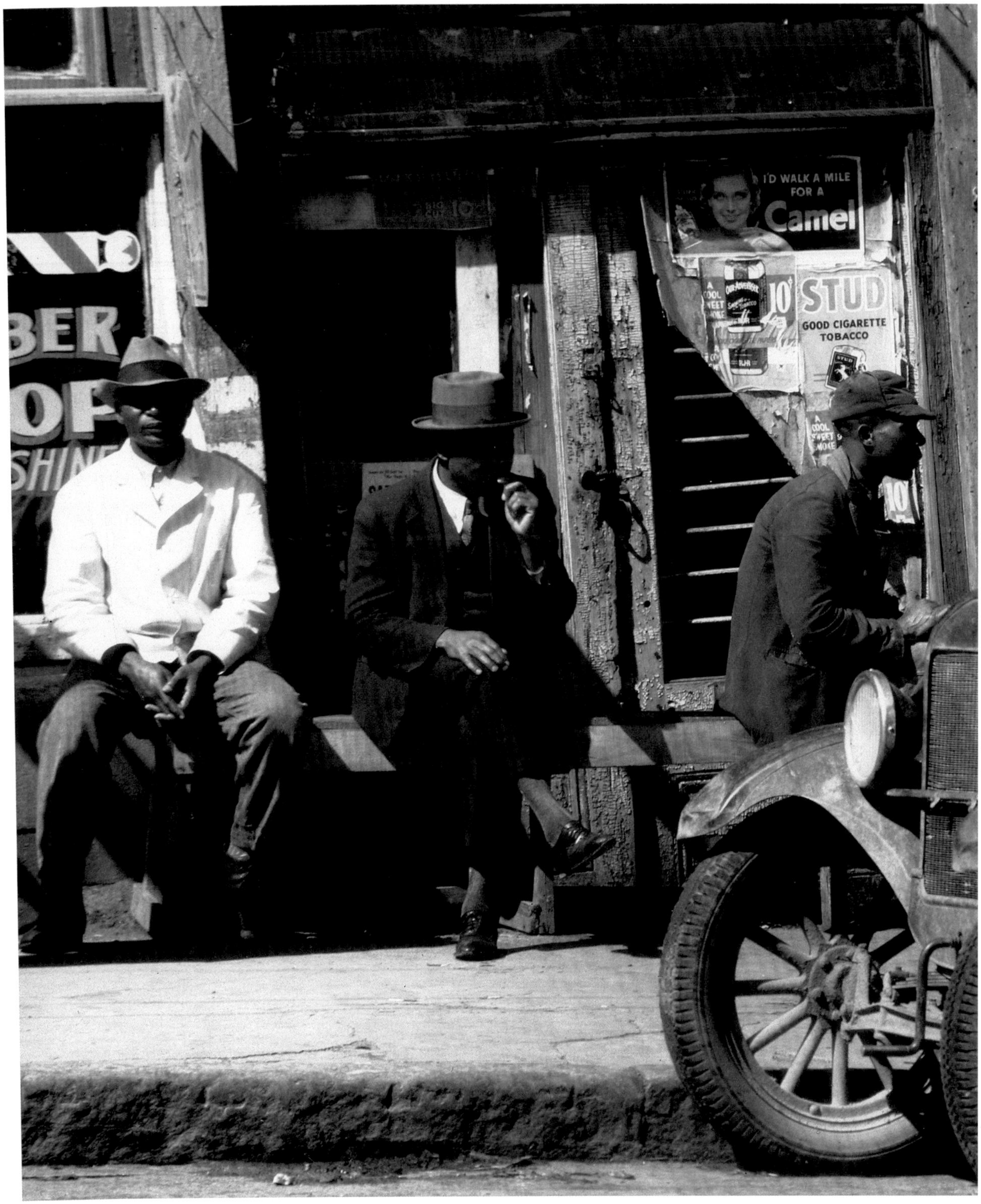

46 In the Black Quarter, Vicksburg, Mississippi 1936
Im Schwarzenviertel
Dans le quartier noir
黒人地区にて ミシシッピィ州 ヴィックスバーグ

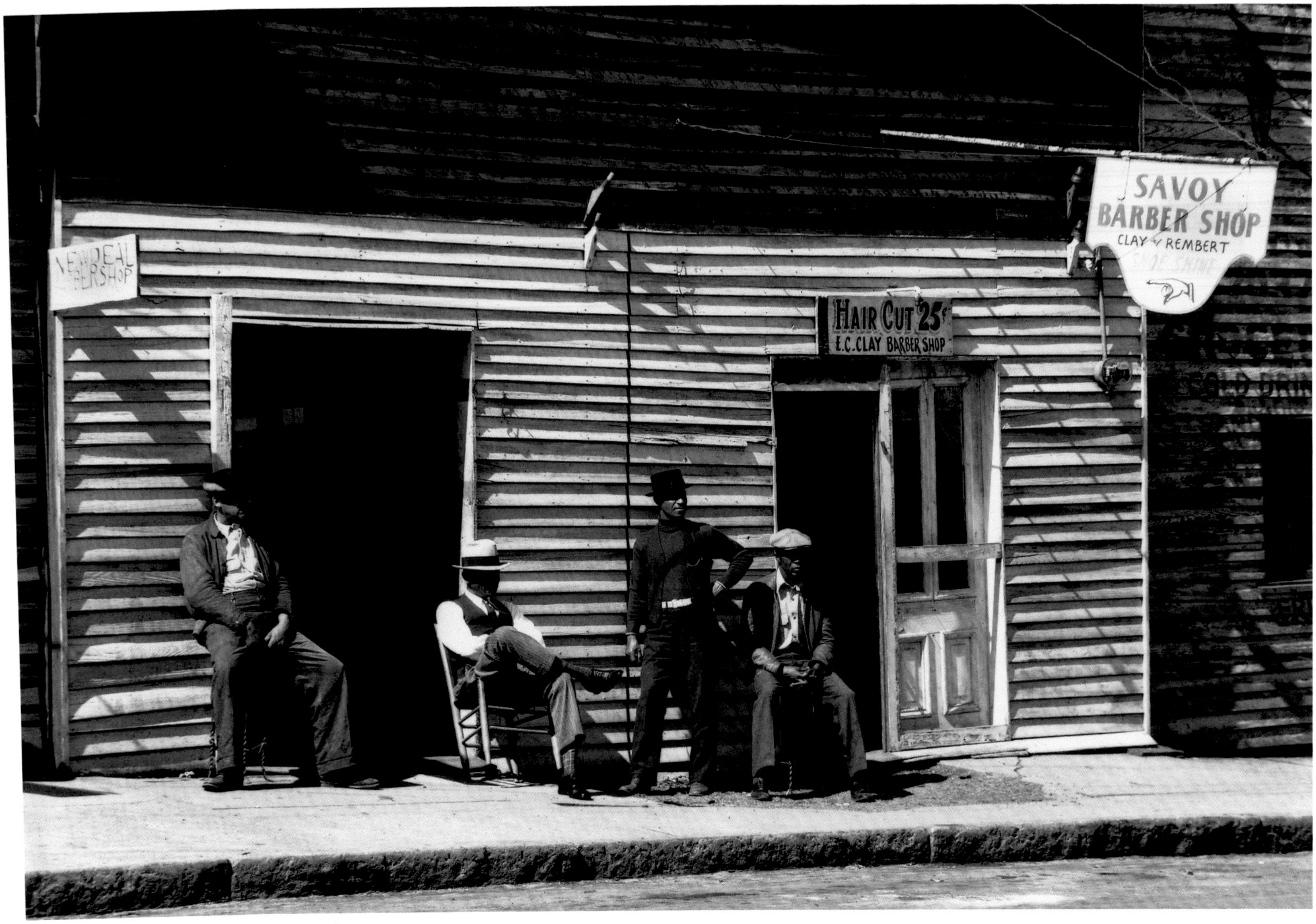

47 In the Black Quarter, Vicksburg, Mississippi 1936
Im Schwarzenviertel
Dans le quartier noir
黒人地区にて　ミシシッピィ州　ヴィックスバーグ

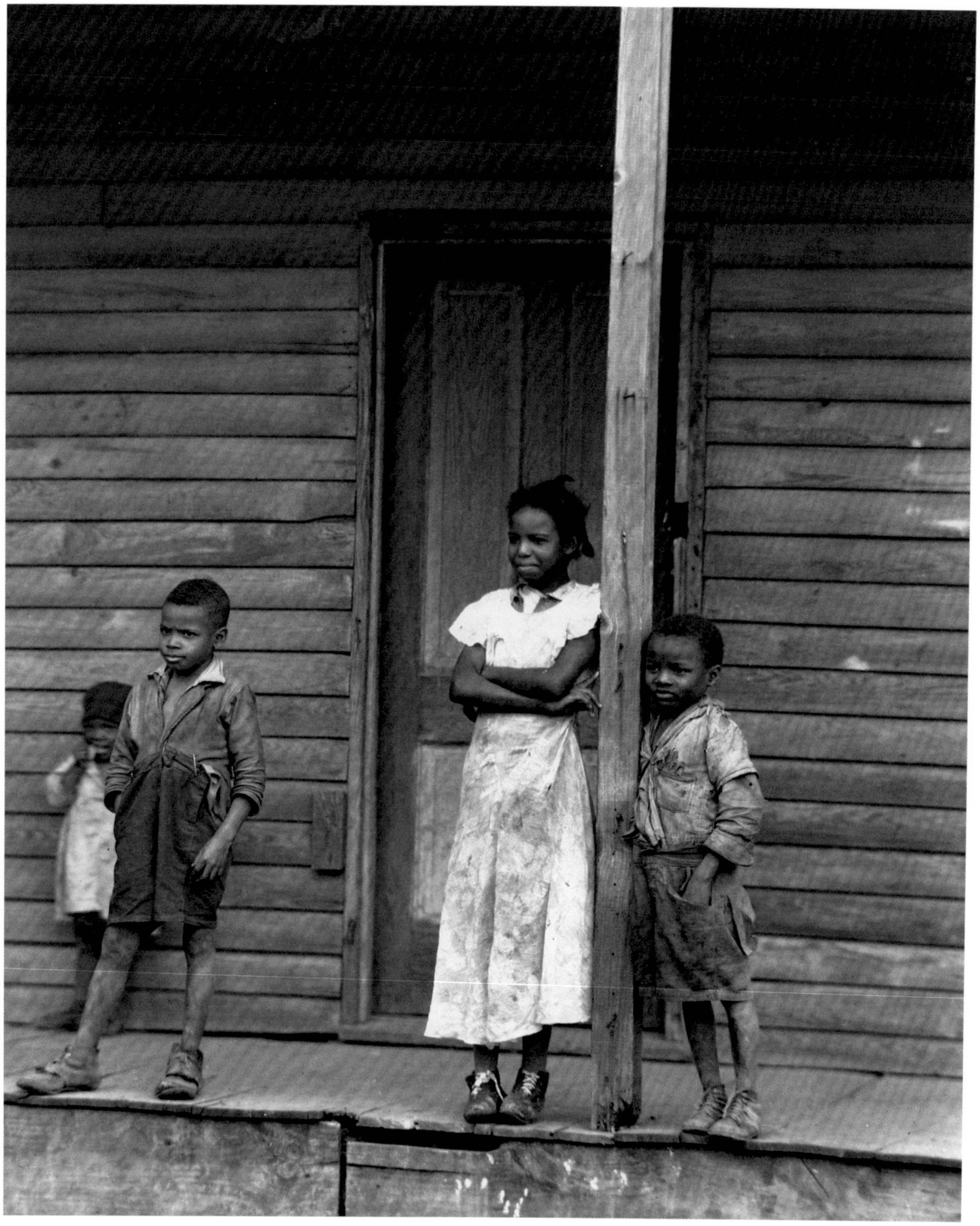

48 Children on the Porch in the Black Quarter, Vicksburg, Mississippi 1936
Kinder auf der Veranda eines Hauses im Schwarzenviertel
Enfants sur la véranda d'une maison dans le quartier noir
黒人地区のポーチに立つ子供たち ミシシッピィ州 ヴィックスバーグ

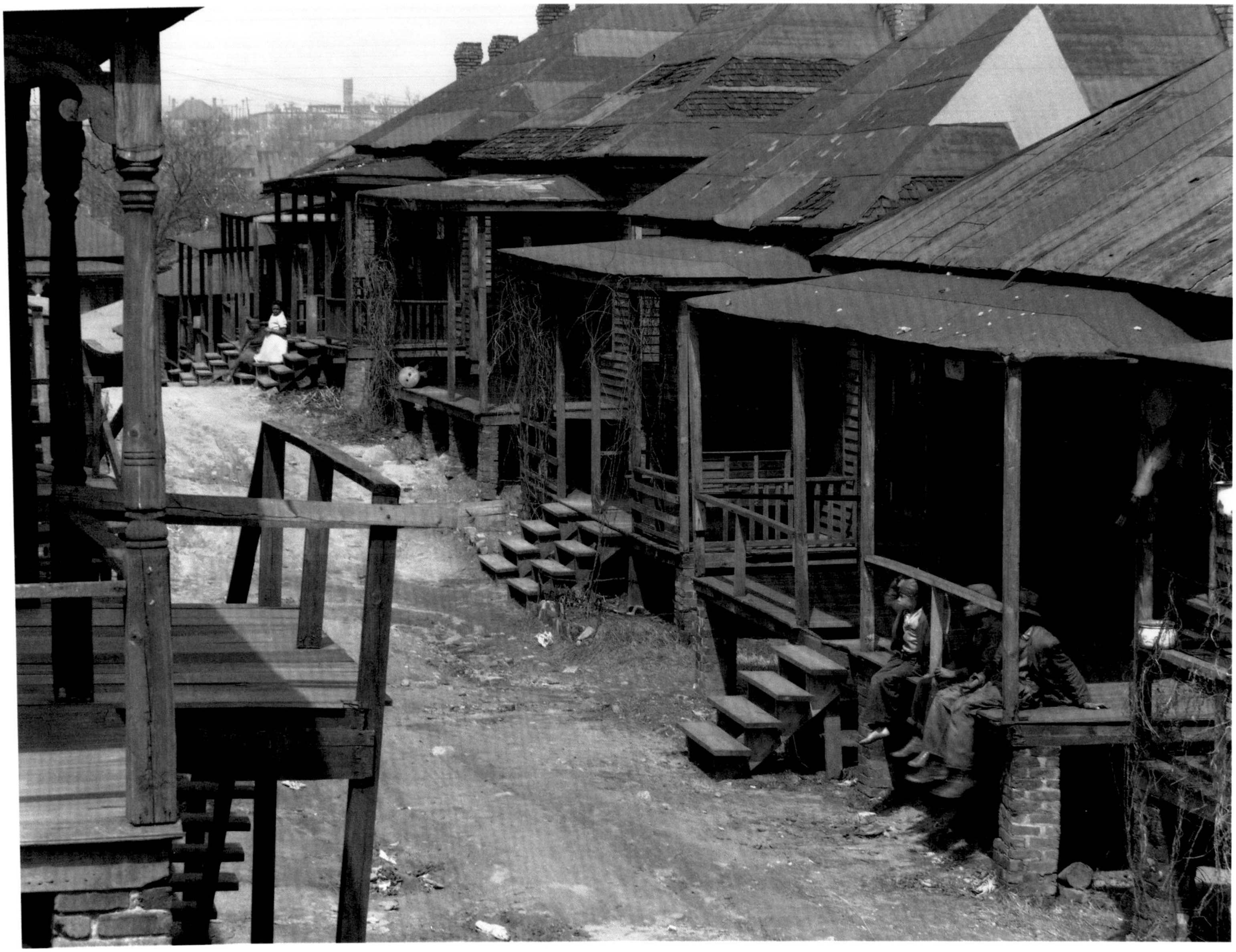

49 Houses in the Black Quarter, Atlanta, Georgia 1936
Häuser im Schwarzenviertel
Maisons dans le quartier noir
黒人地区の家々 ジョージア州 アトランタ

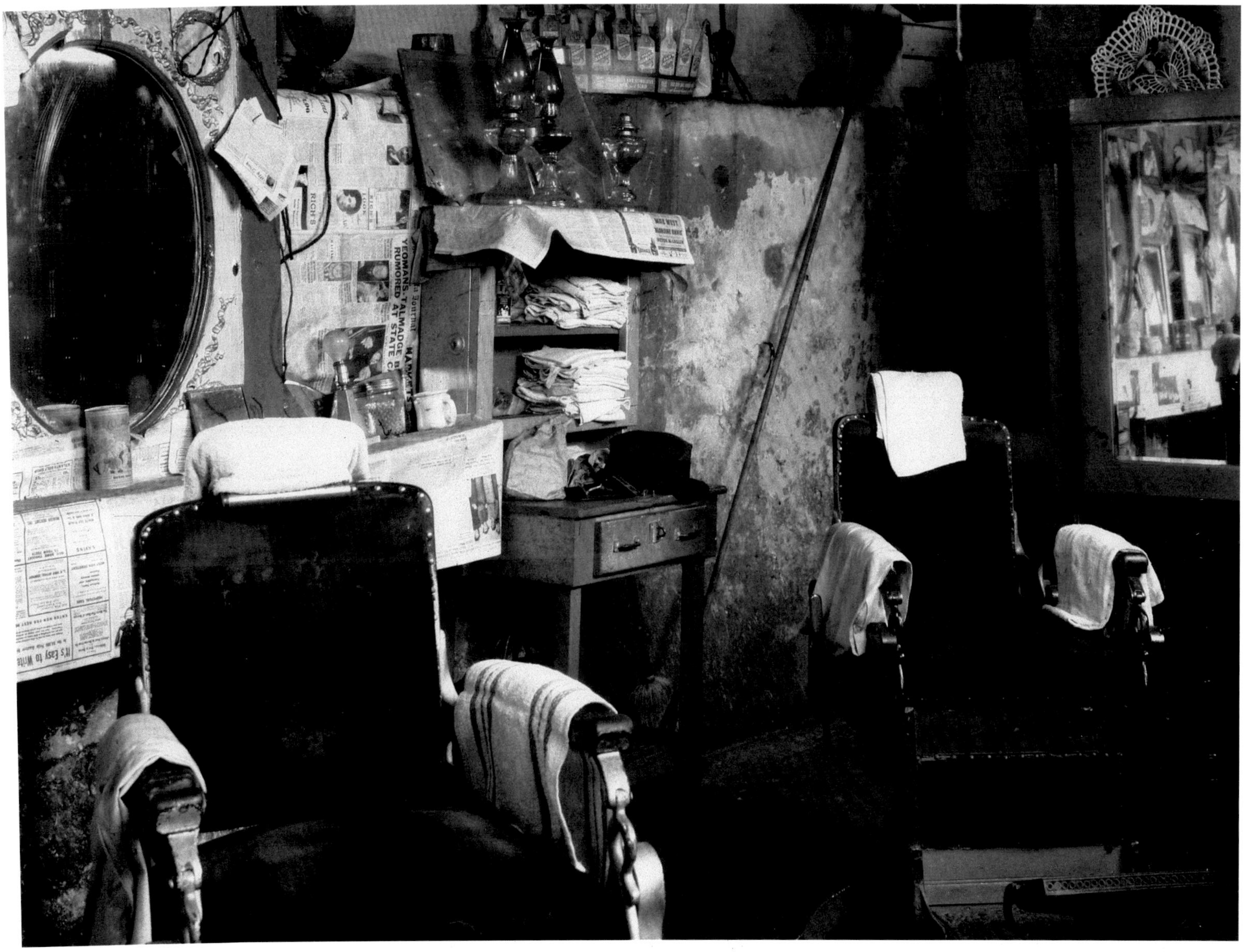

50 Barber Shop for Blacks, Atlanta, Georgia 1936
Friseurladen für Schwarze
Salon de coiffure pour Noirs
黒人用の理髪店 ジョージア州 アトランタ

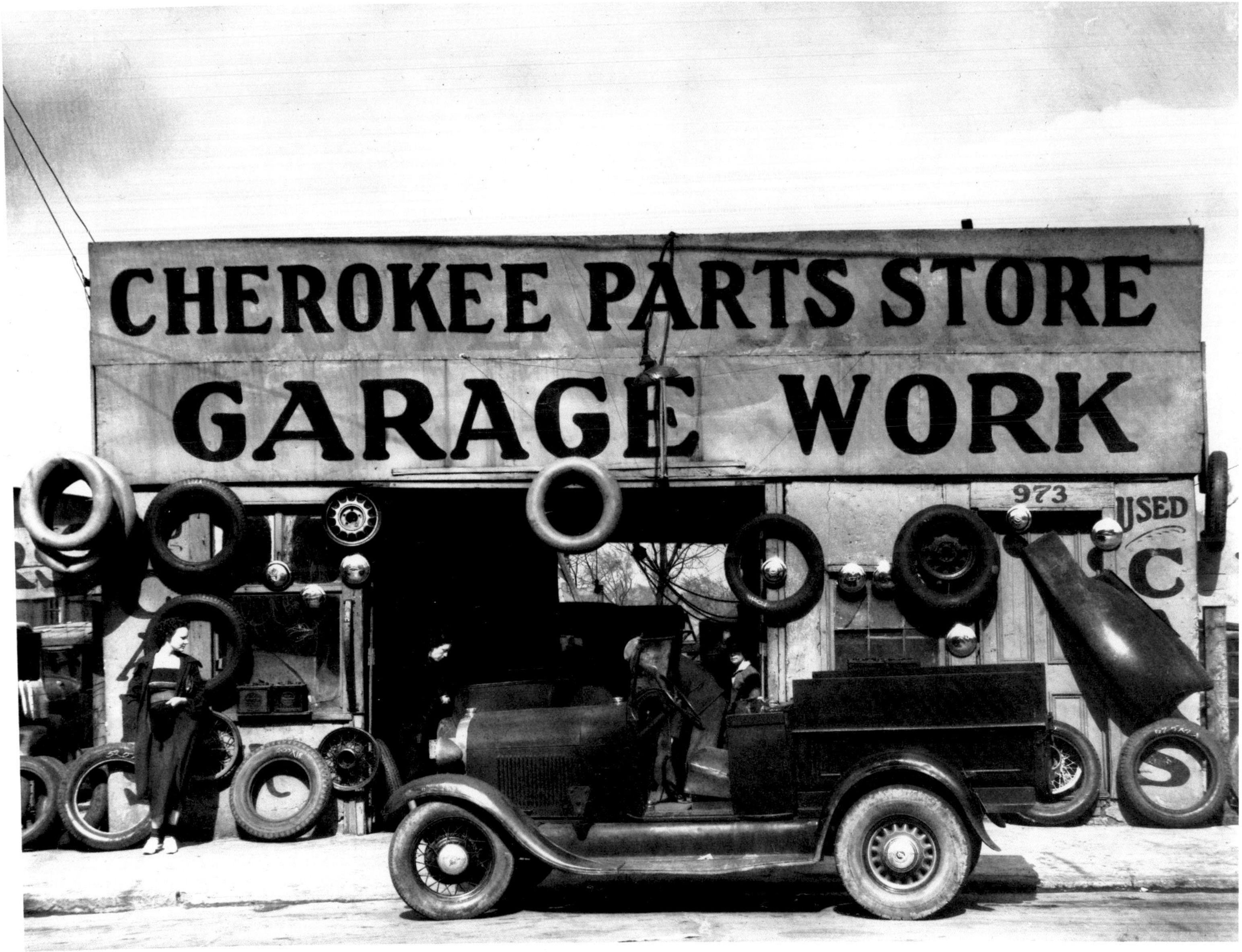

51 Garage, Atlanta, Georgia 1936
ガレージ ジョージア州 アトランタ

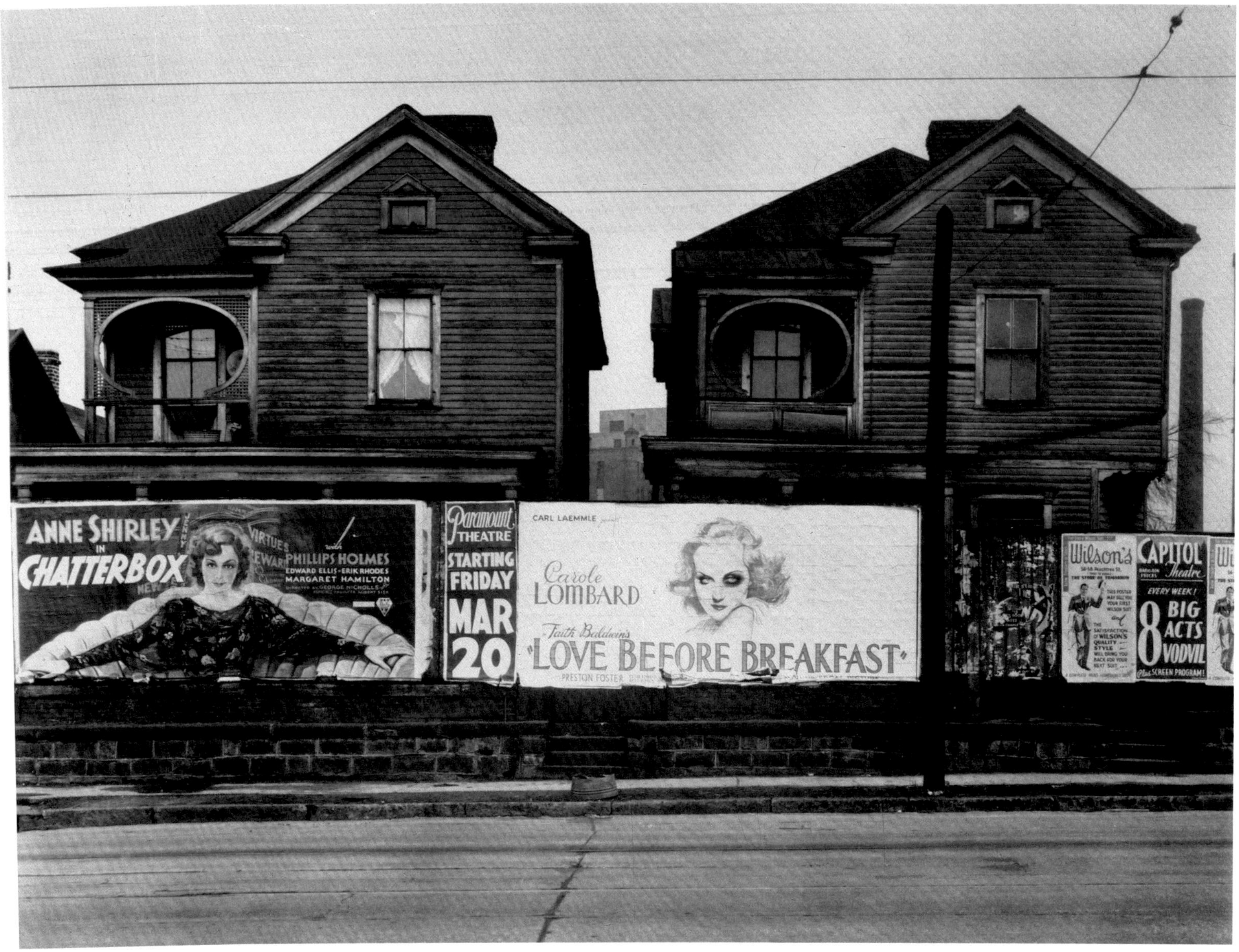

52 Billboards and Frame Houses, Atlanta, Georgia 1936
Plakatwand und Holzhäuser
Mur d'affiches et maisons en bois
看板と木造住宅 ジョージア州 アトランタ

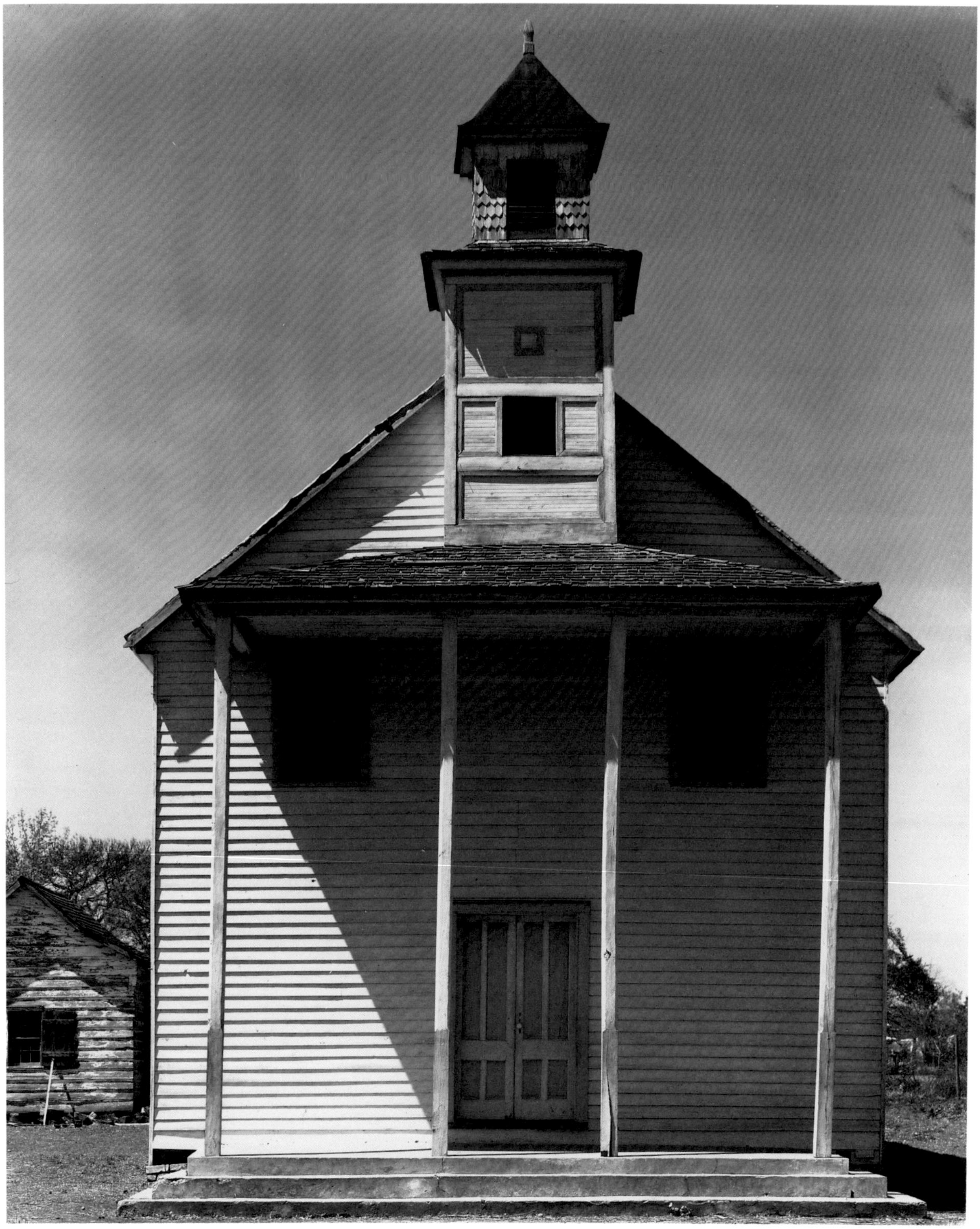

53 Wooden Church for Whites, South Carolina 1936
Holzkirche für Weiße
Eglise en bois pour Blancs
白人用の木造教会 サウス・カロライナ州

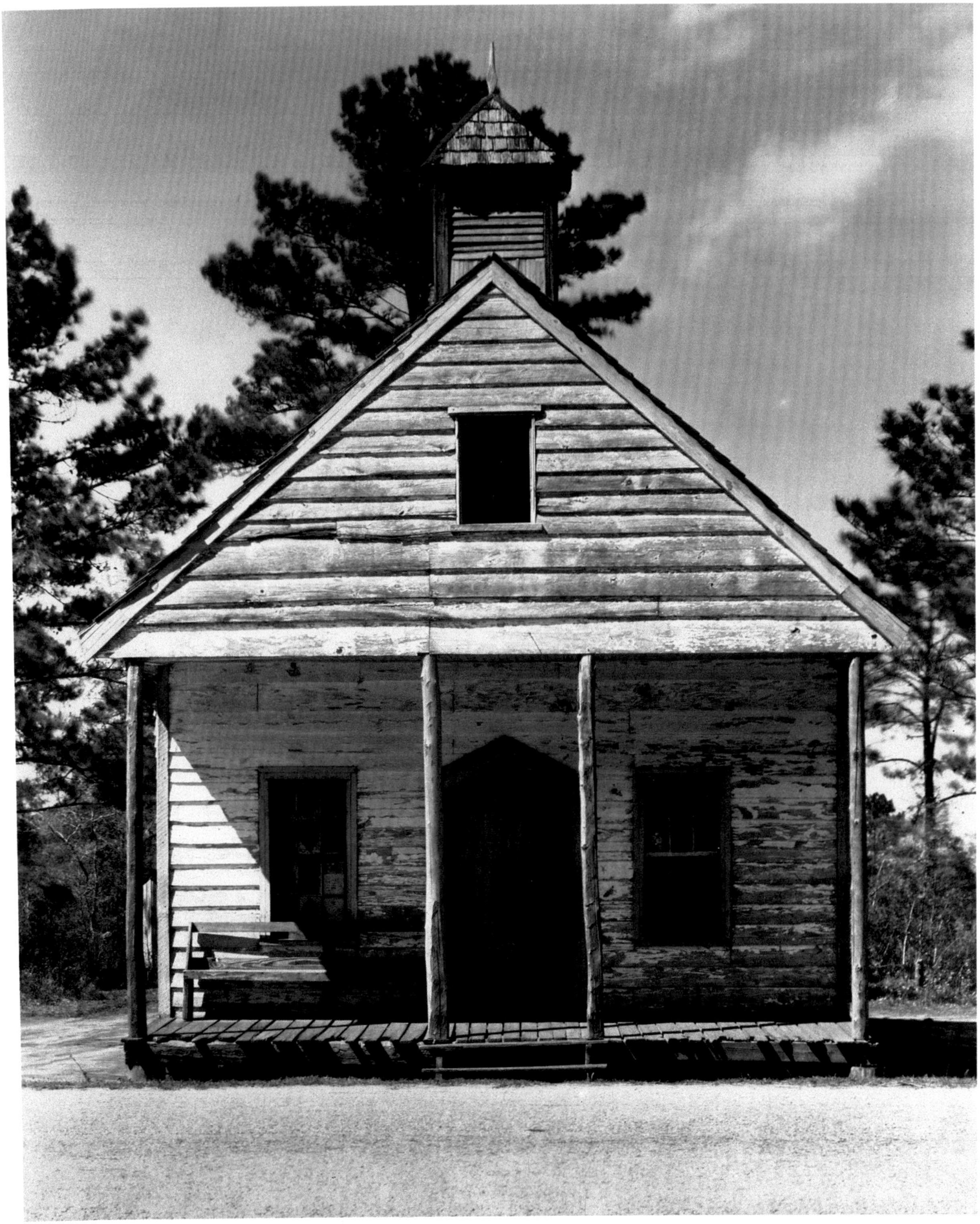

54 Wooden Church for Blacks, South Carolina 1936
Holzkirche für Schwarze
Eglise en bois pour Noirs
黒人用の木造教会 サウス・カロライナ州

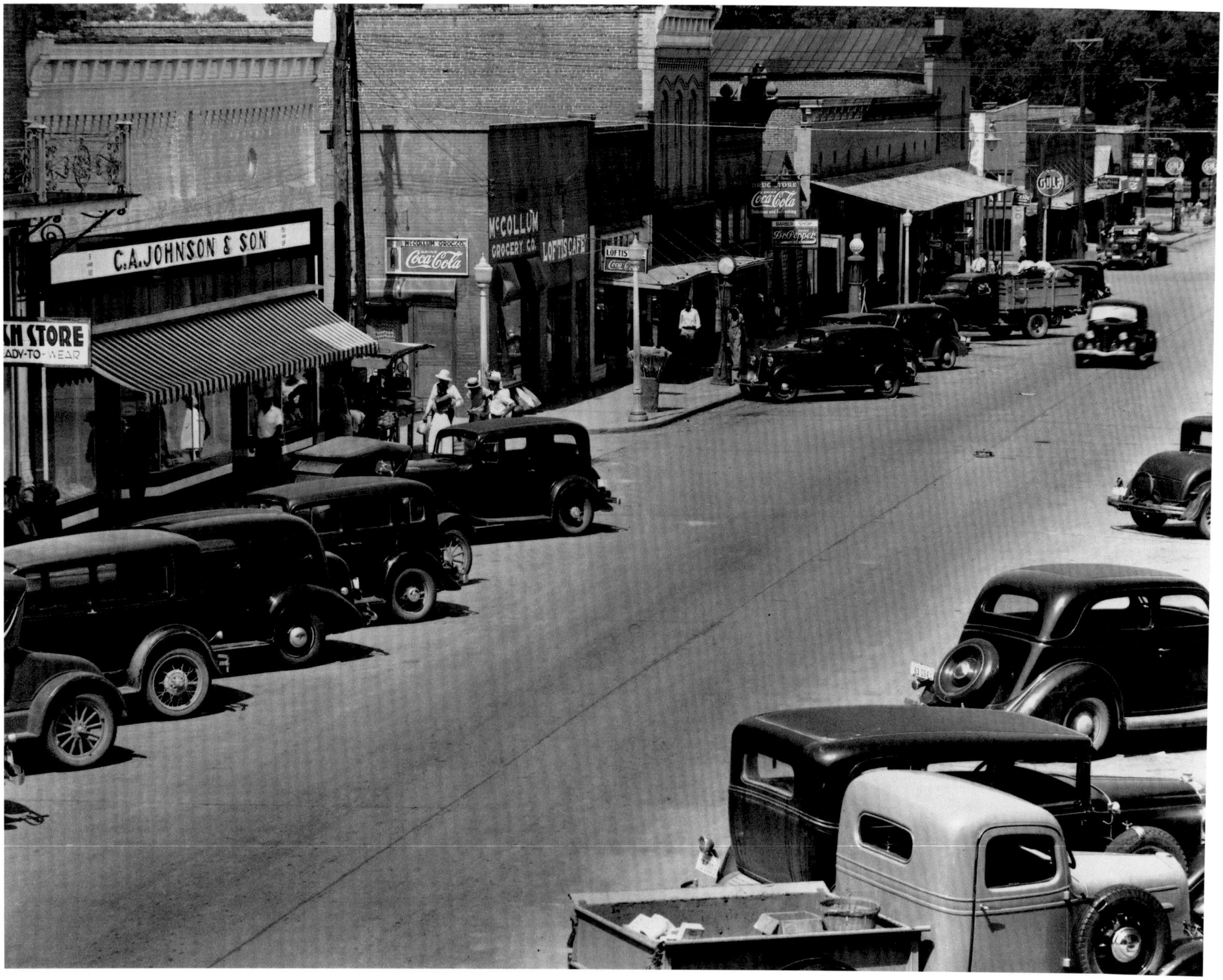

55 Main Street, Greensboro, Alabama 1936
メインストリート アラバマ州 グリーンズバロ

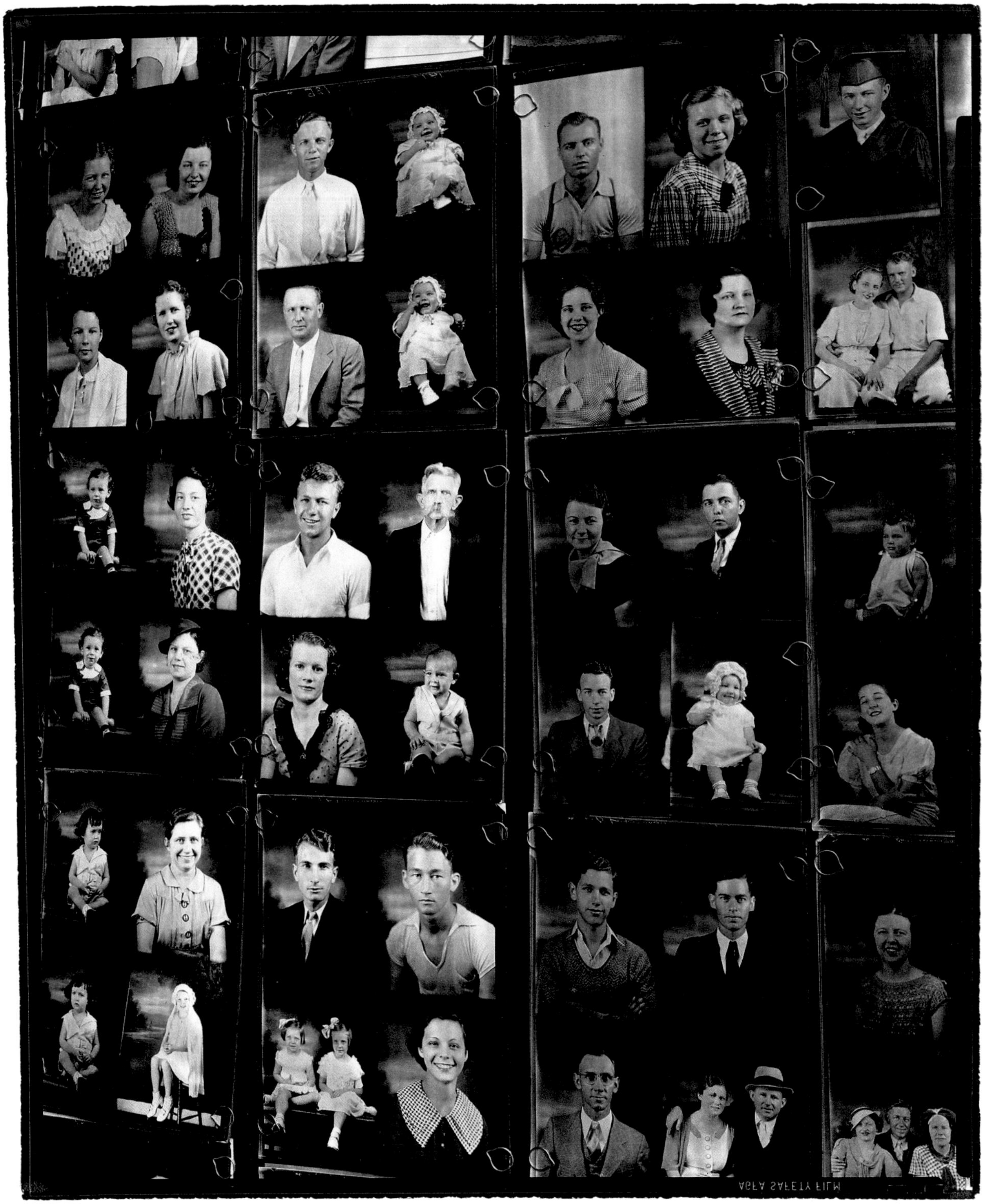

56 Window Display of a Photo Studio, Birmingham, Alabama (?) 1936
Auslage eines Photo-Studios
Vitrine d'un studio photo
写真館の店頭 アラバマ州 バーミンガム(?)

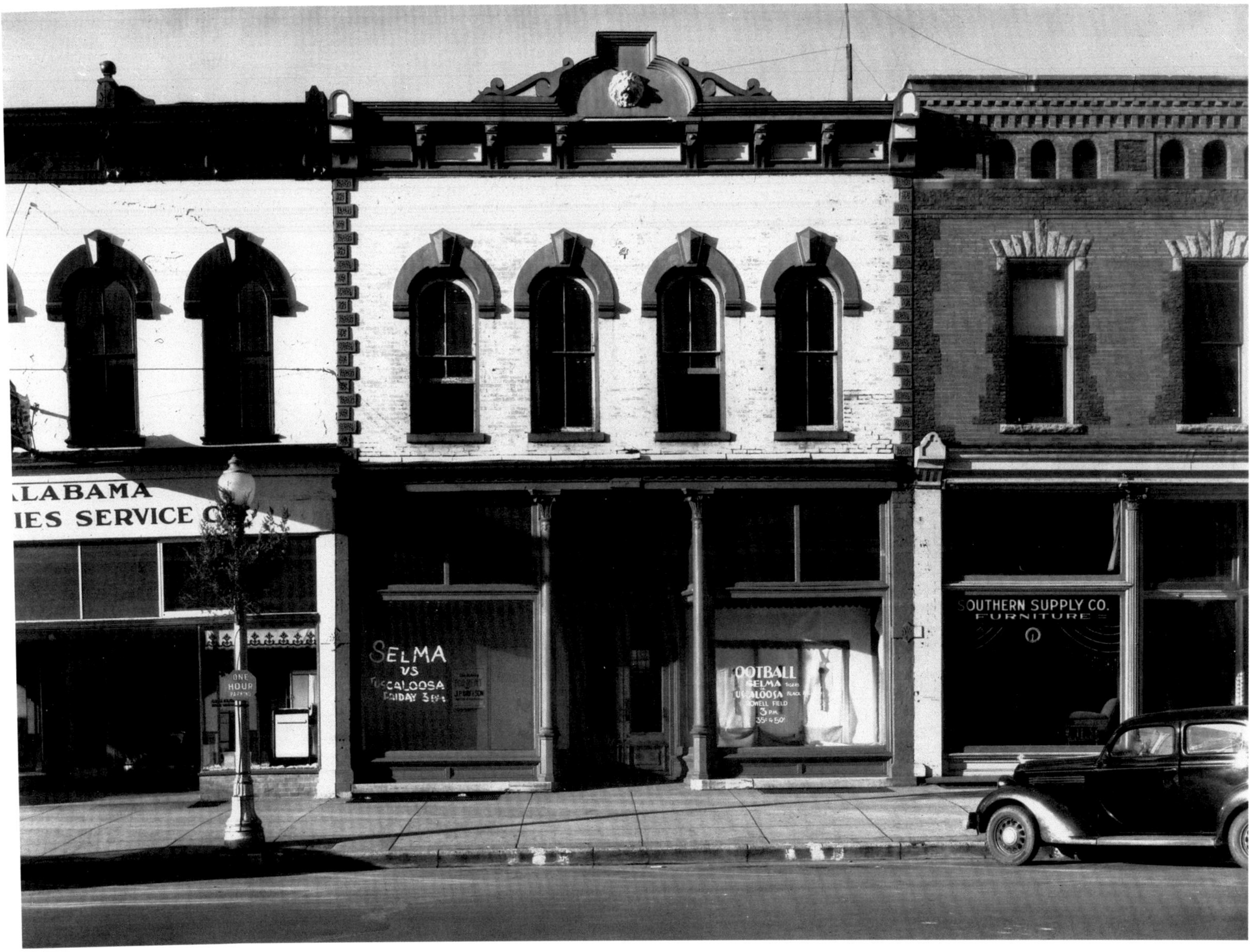

57 Row of Houses on Main Street, Selma, Alabama 1935
Häuserzeile Main Street
Rangée de maisons dans la Main Street
メインストリートの家並 アラバマ州 セルマ

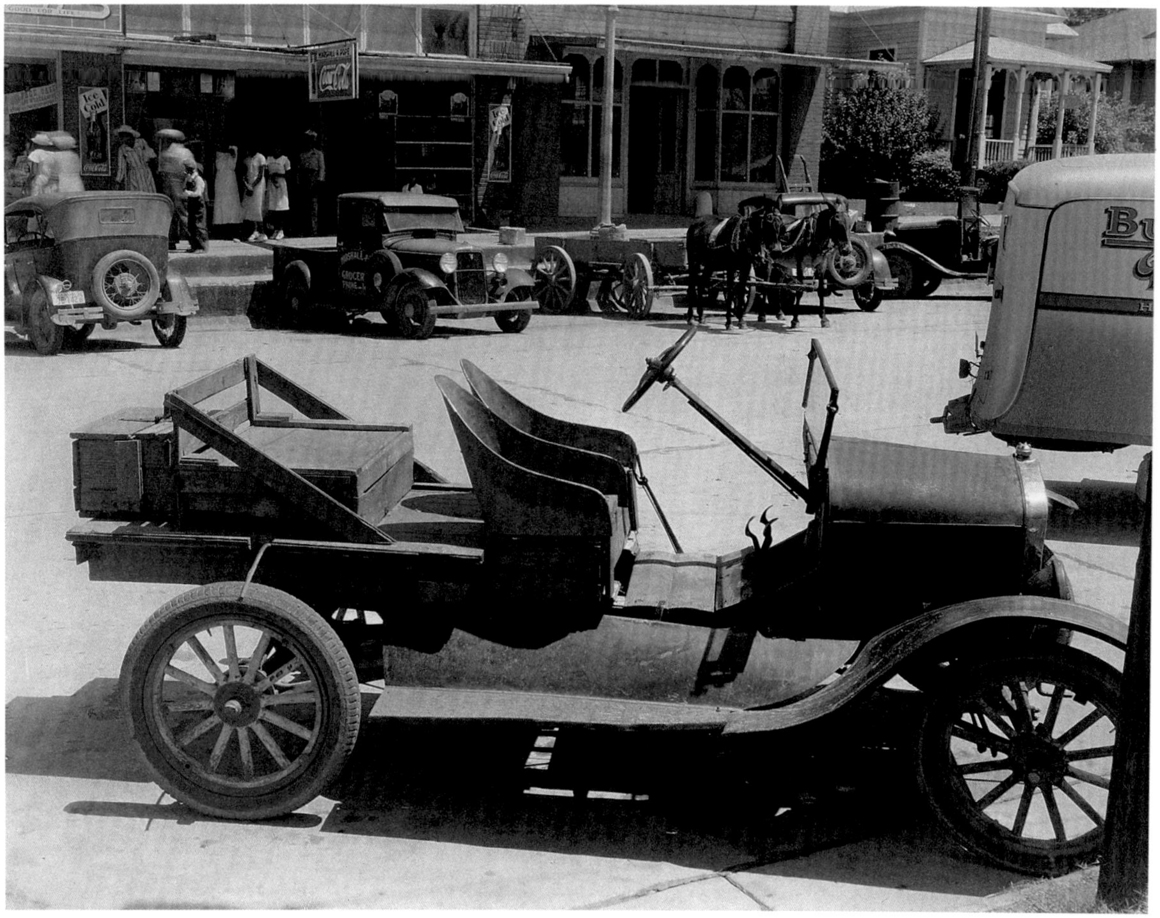

58 Street Scene, Marion, Alabama 1936
Straßenszene
Scène de rue
街並みの風景 アラバマ州 マリオン

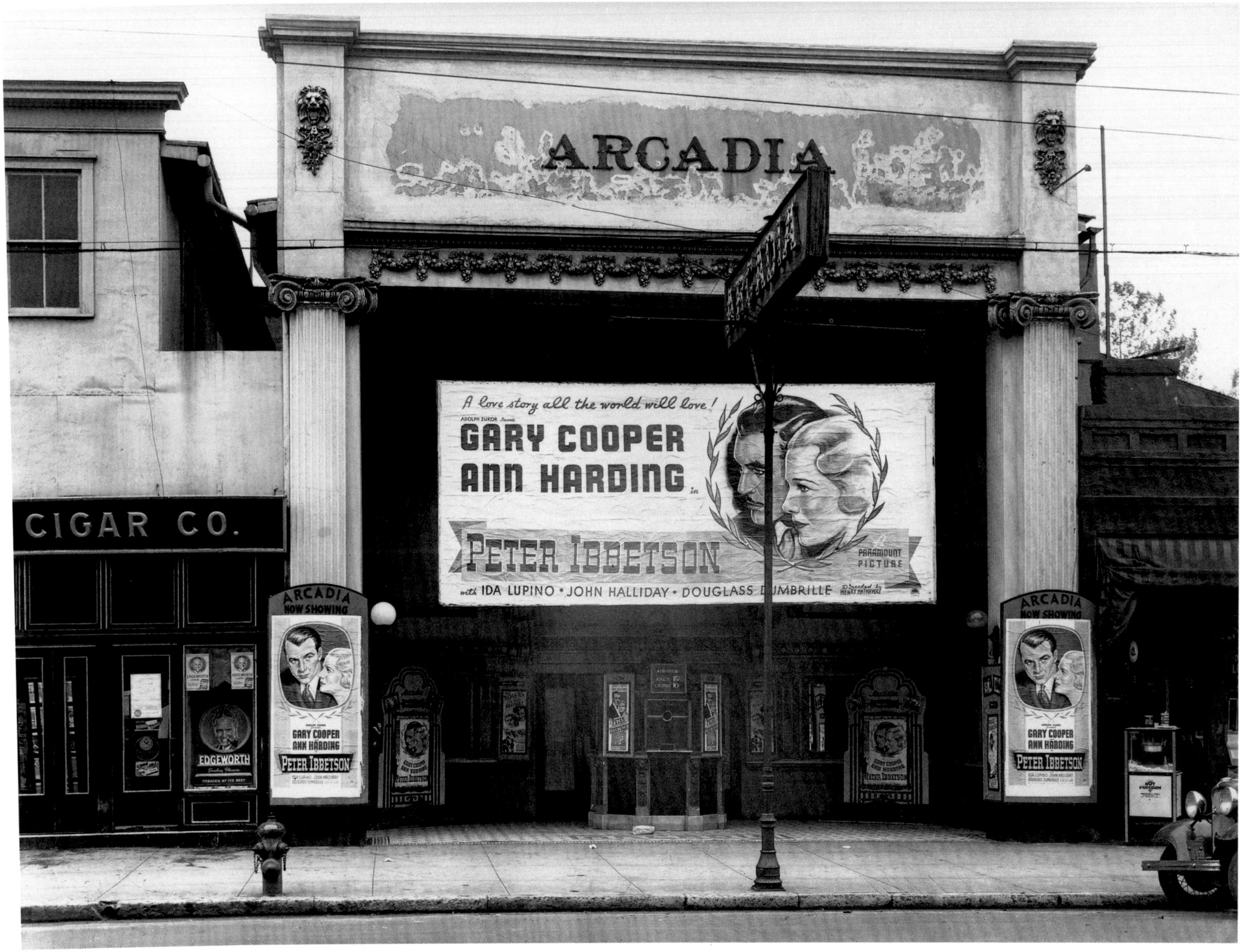

59 Small-town Movie Theater, Alabama 1936 (?)
Filmtheater in einer Kleinstadt
Cinéma dans une petite ville
小さな街の映画館 アラバマ州

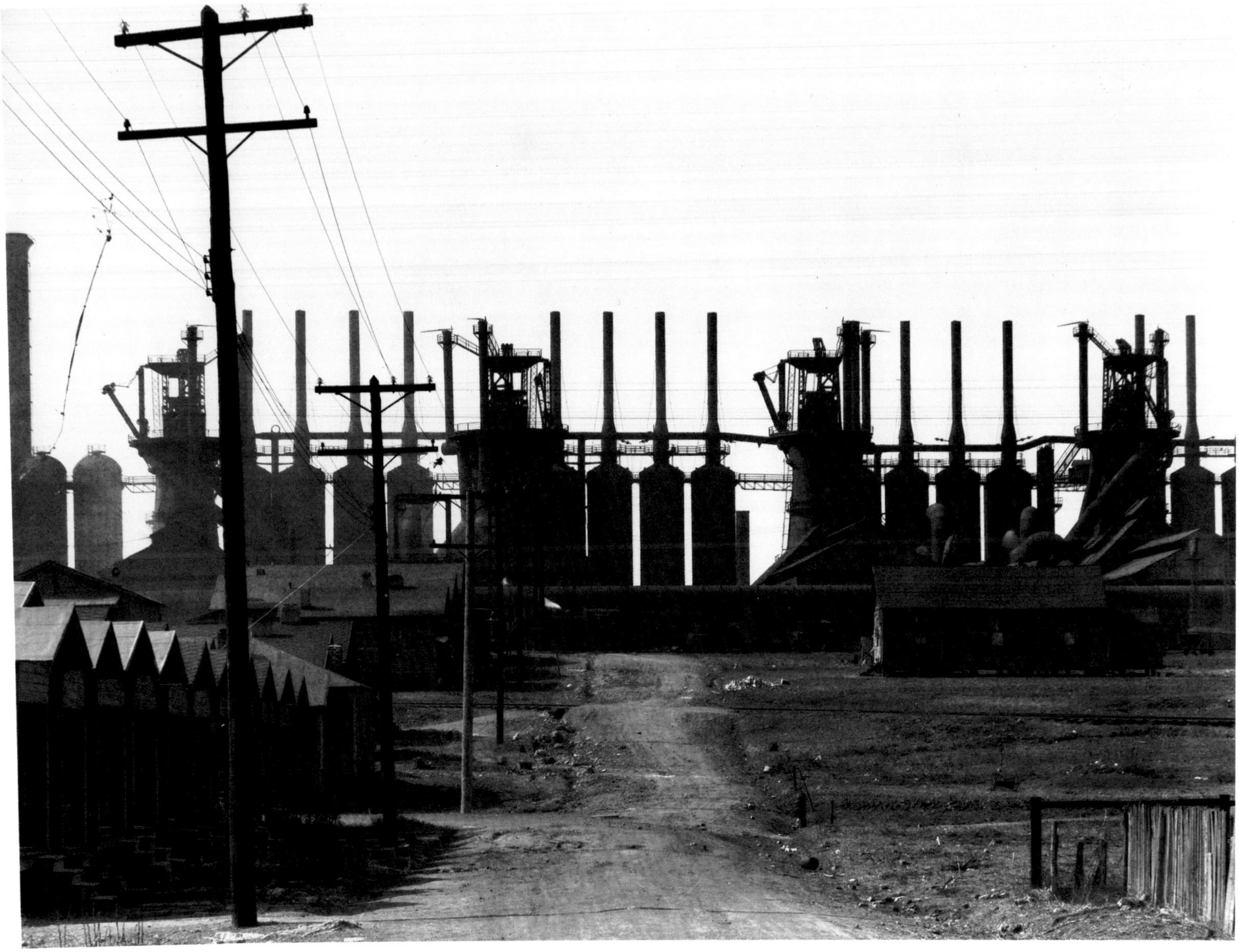

60 Steel Mill and Workers' Houses, Birmingham, Alabama 1936
Stahlwerk und Arbeiterhäuser
Aciéries et maisons d'ouvriers
製鉄所と労働者住宅 アラバマ州 バーミンガム

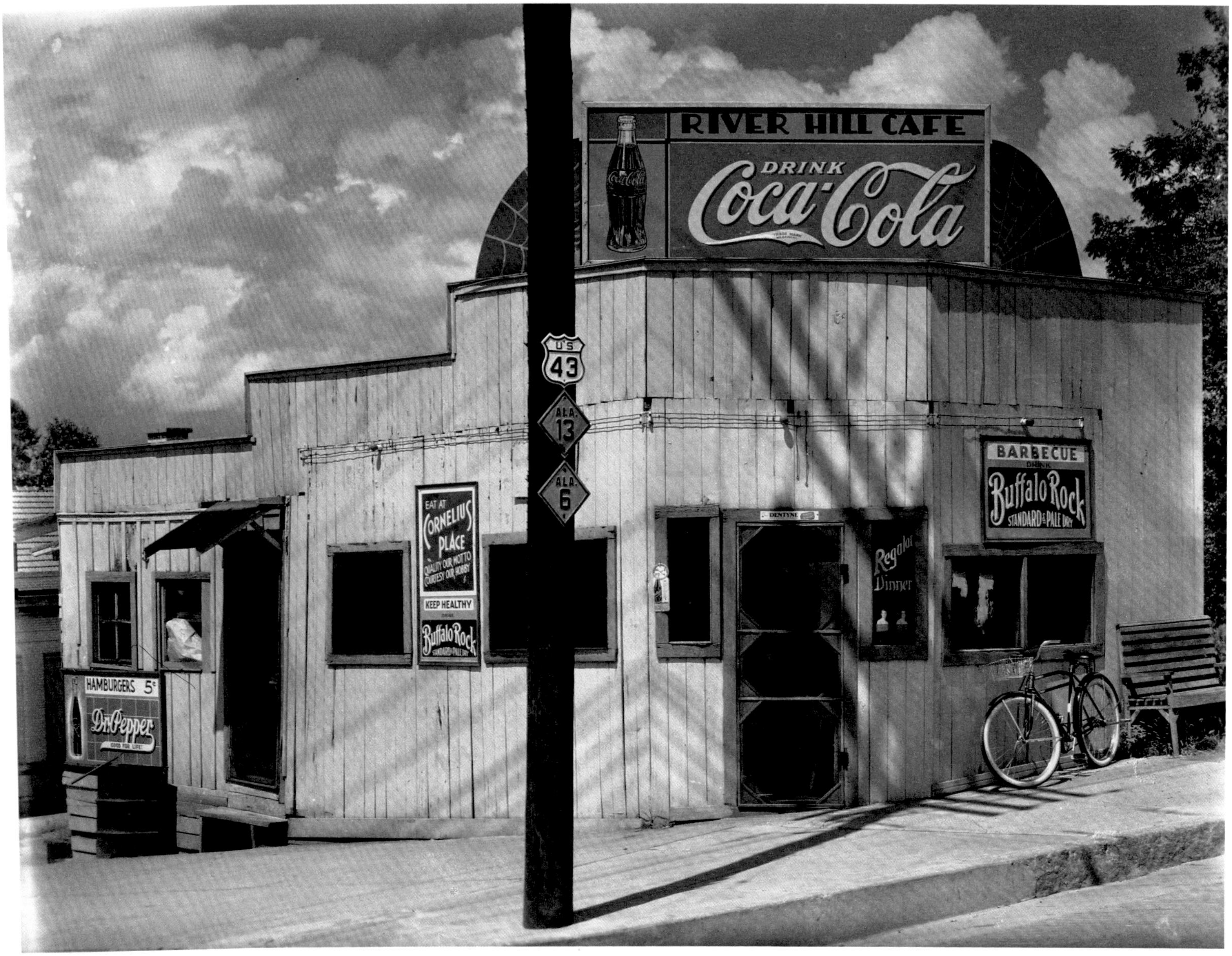

61 »River Hill Cafe«, Alabama 1936
「リヴァー・ヒル・カフェ」アラバマ州

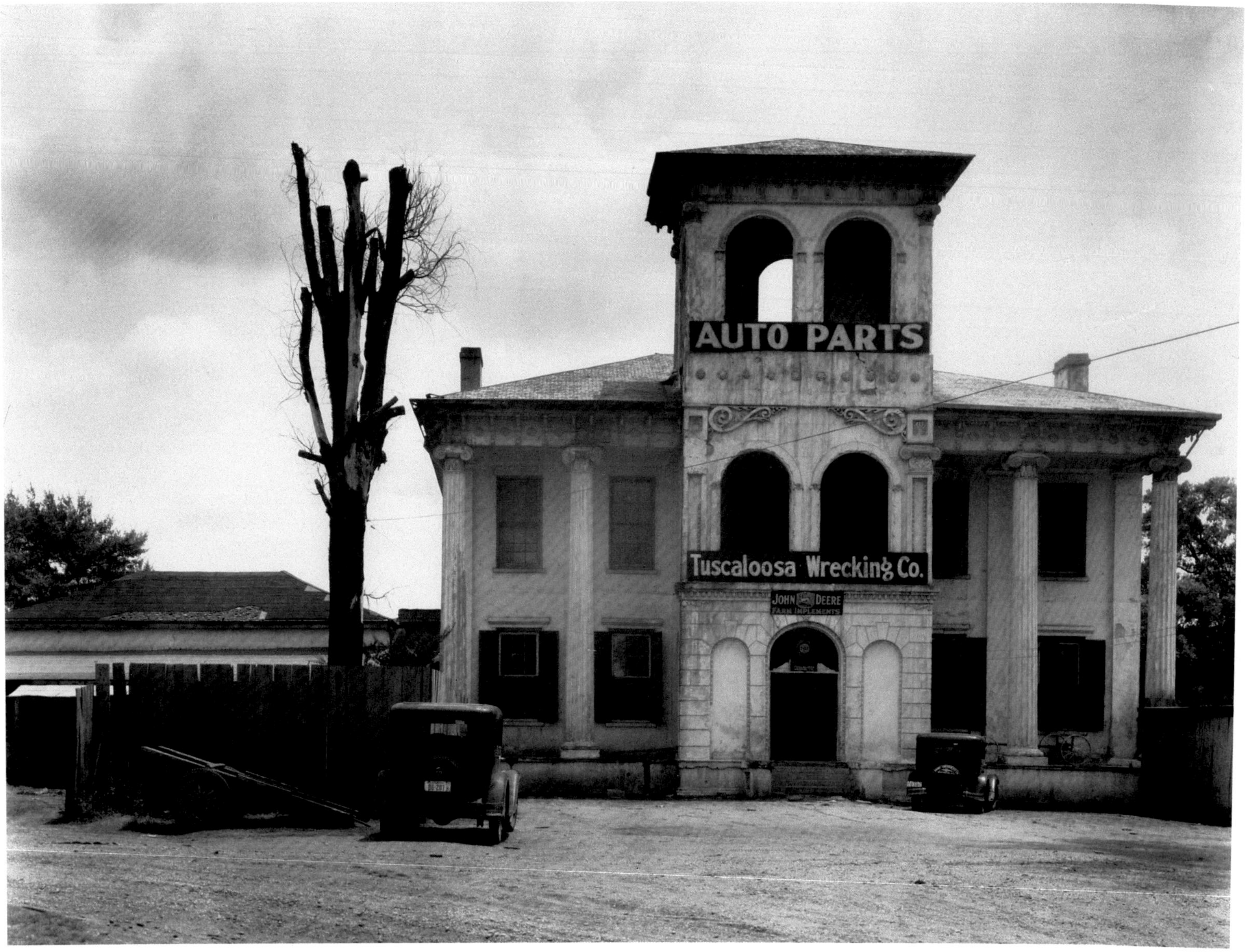

62 "Tuscaloosa Wrecking Co.," near Tuscaloosa, Alabama 1936
Tuscaloosa Abschleppdienst
La fourrière de Tuscaloosa
「タスカルーサ解体会社」アラバマ州 タスカルーサ付近

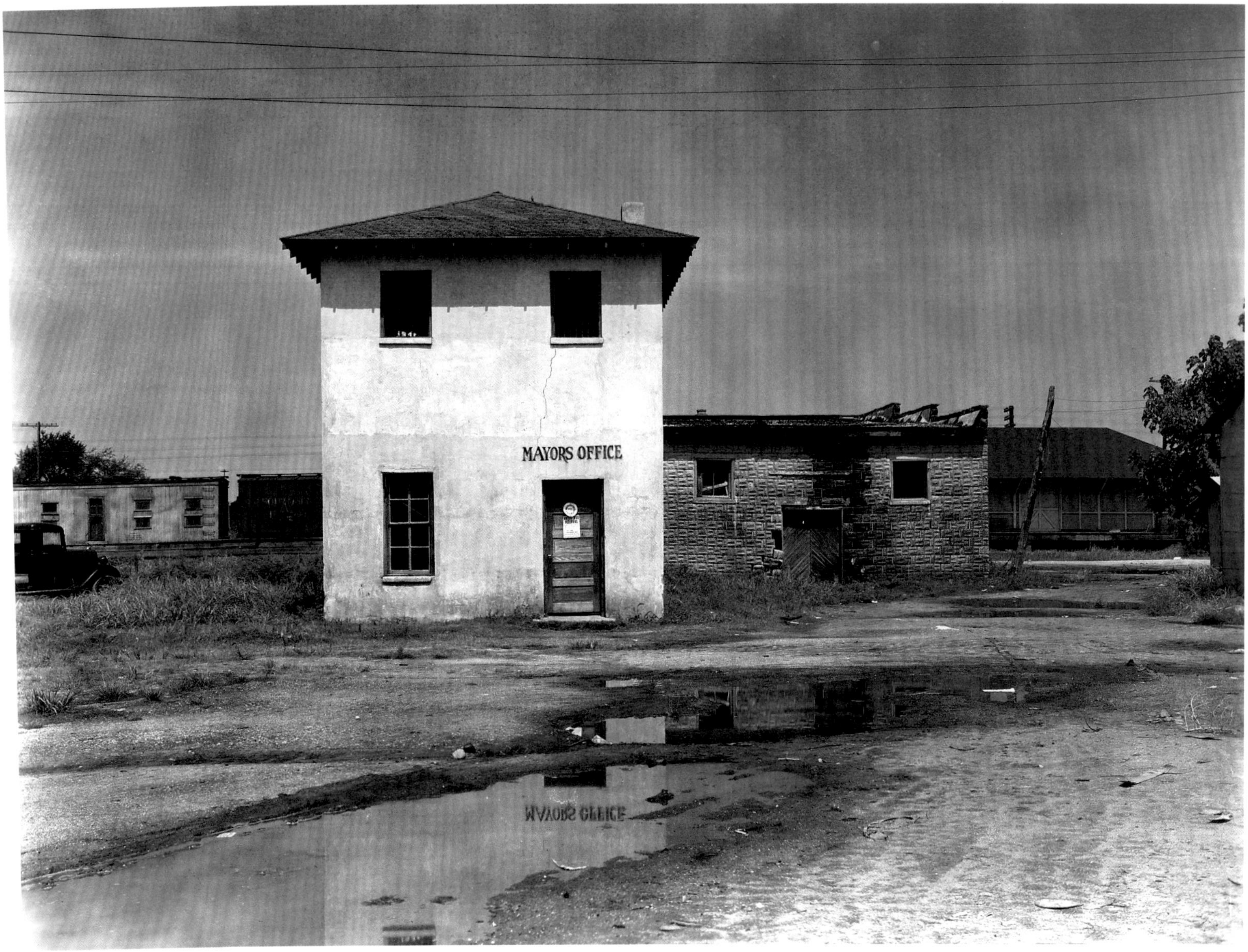

63 »Mayor's Office«, Moundville, Alabama 1936
「市長事務所」アラバマ州 マウンドヴィル

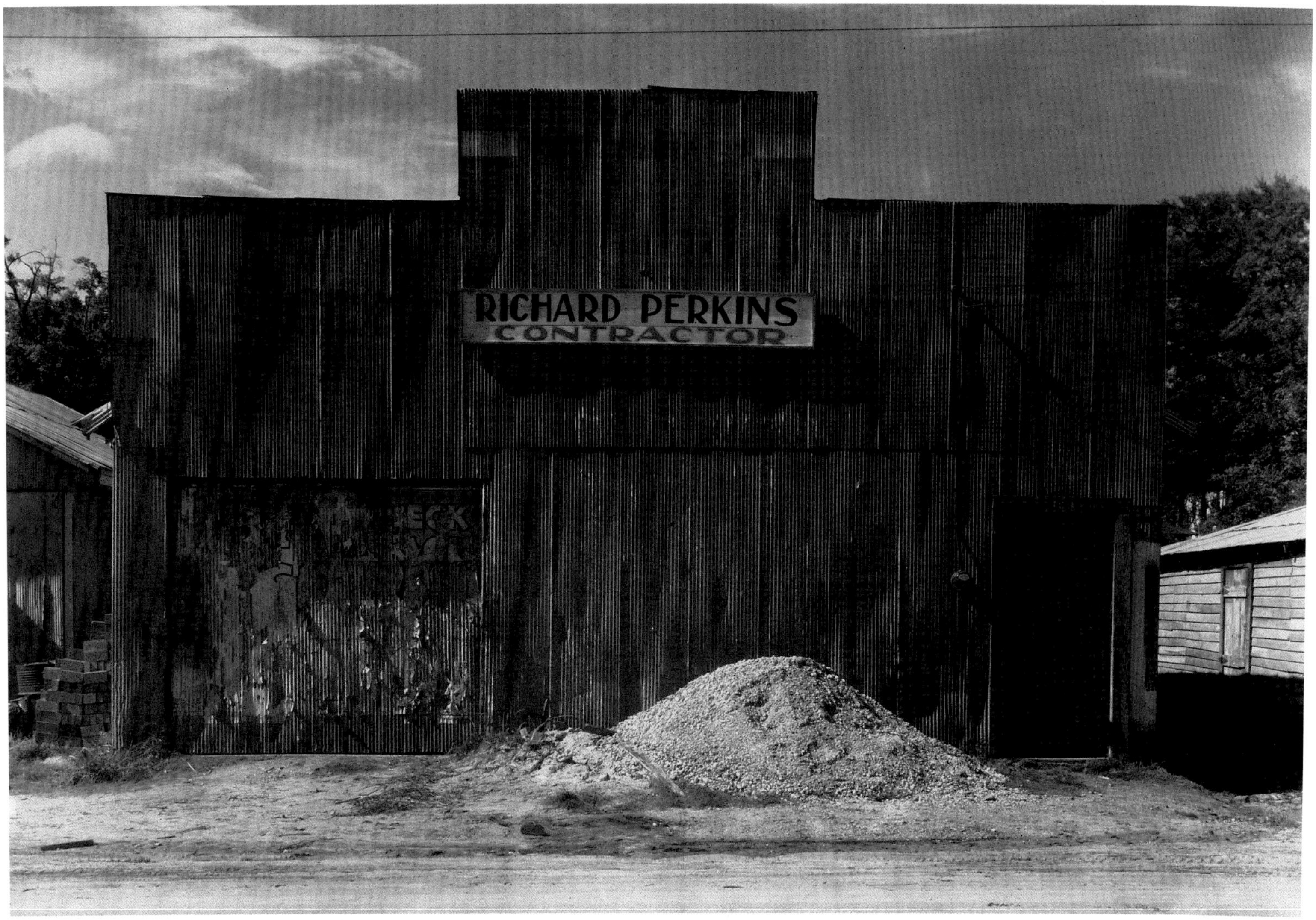

64 Corrugated Tin Facade, Moundville (?), Alabama 1936
Wellblechfassade
Façade en tôle ondulée
なまこ板のファサード アラバマ州 マウンドヴィル(?)

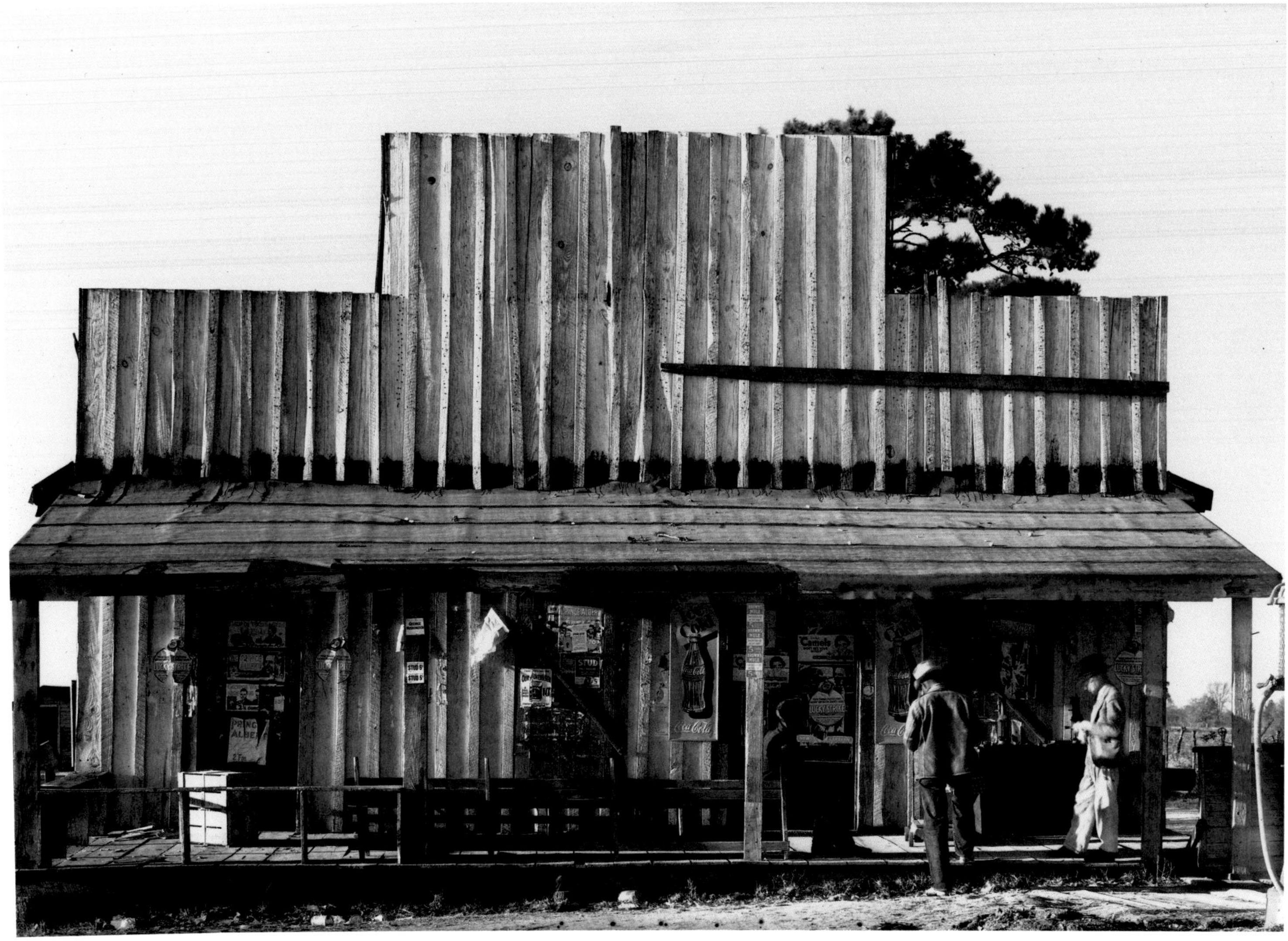

65 Kiosk, Selma, Alabama 1936
Kiosk
Kiosque
売店 アラバマ州 セルマ

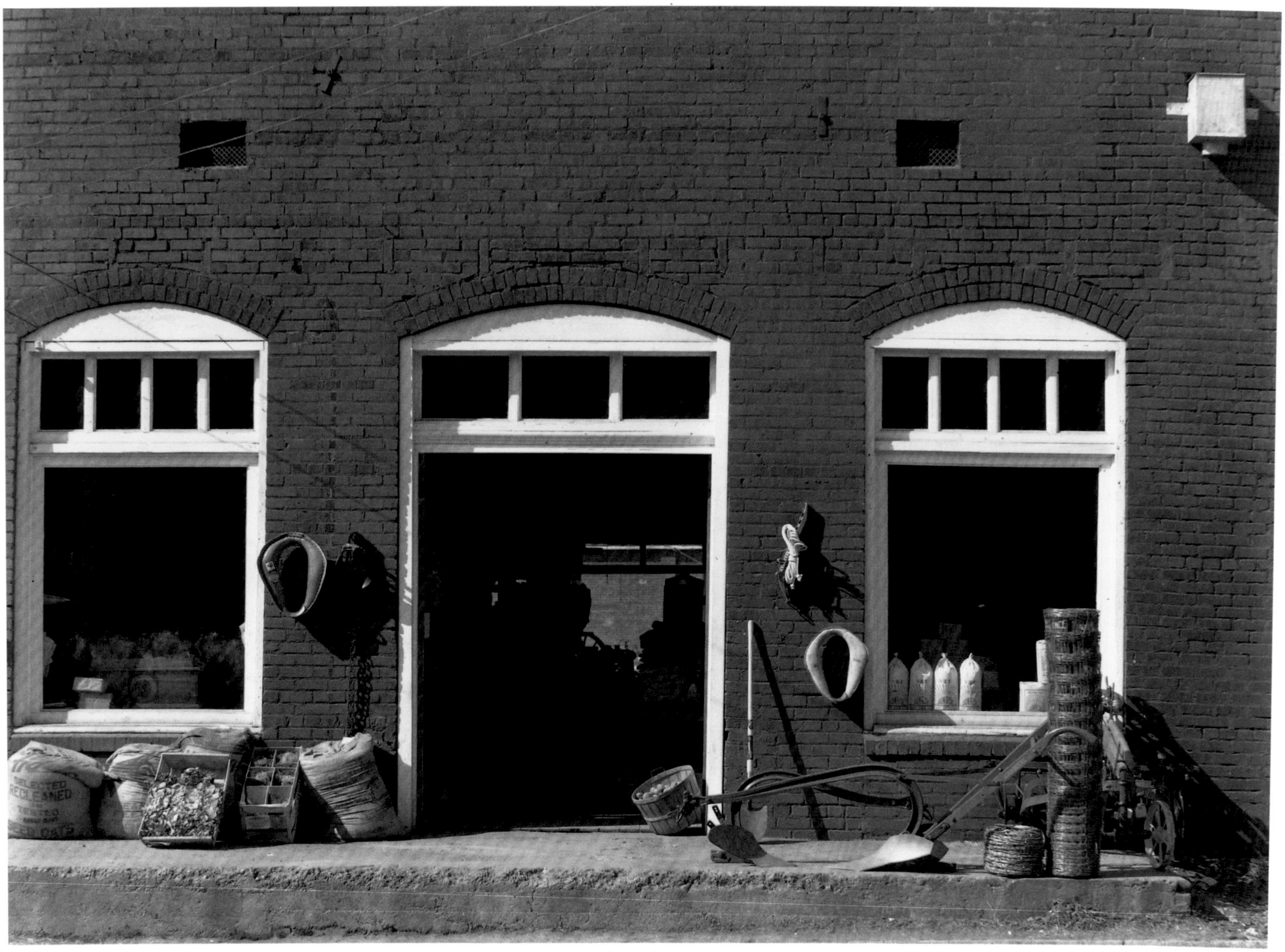

66 Storefront, Mississippi 1936
Ladenfront
Devanture de magasin
店頭 ミシシッピィ州

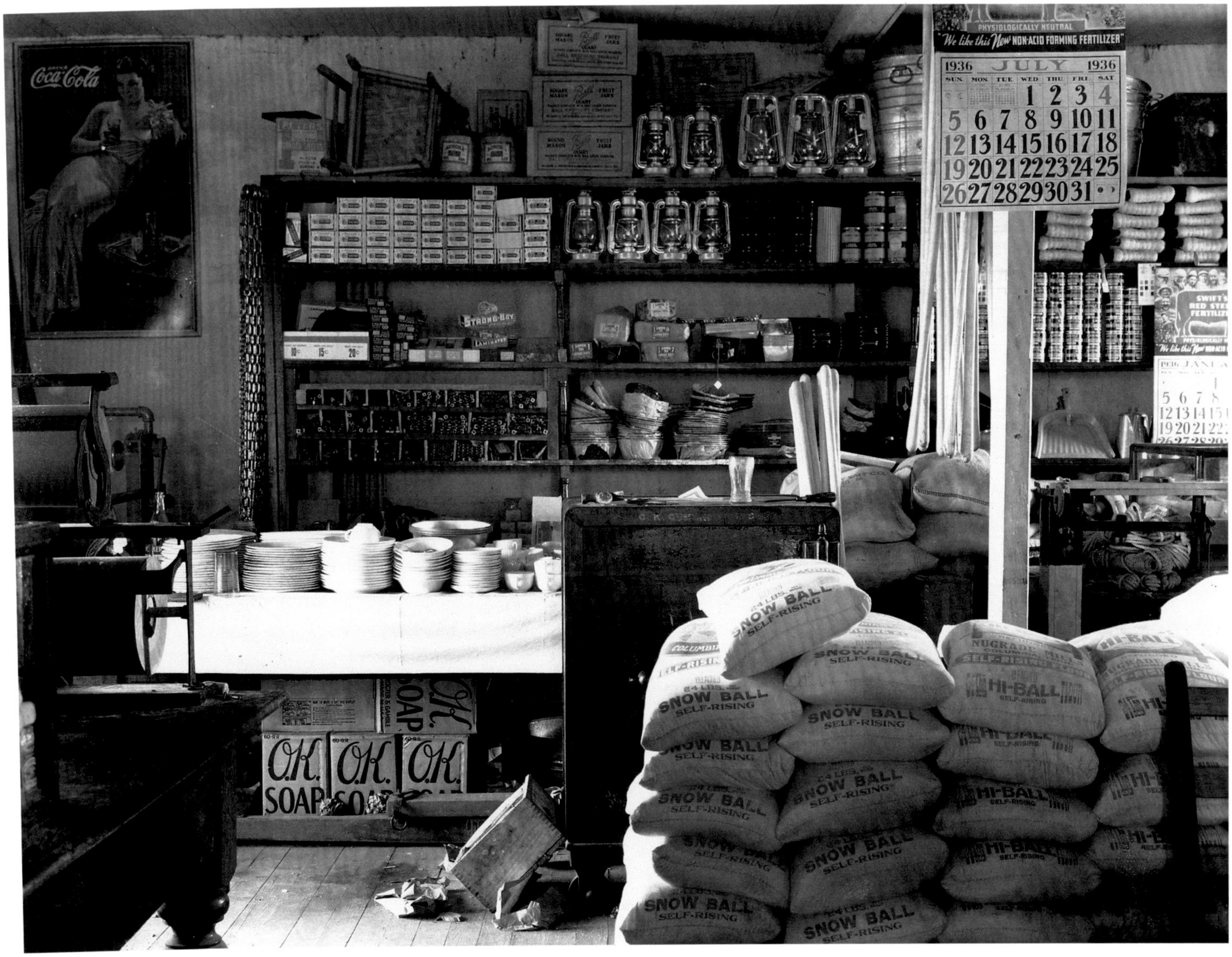

67 General Store, Moundville, Alabama 1936
Gemischtwarenladen
Magasin d'alimentation générale
雑貨屋 アラバマ州 マウンドヴィル

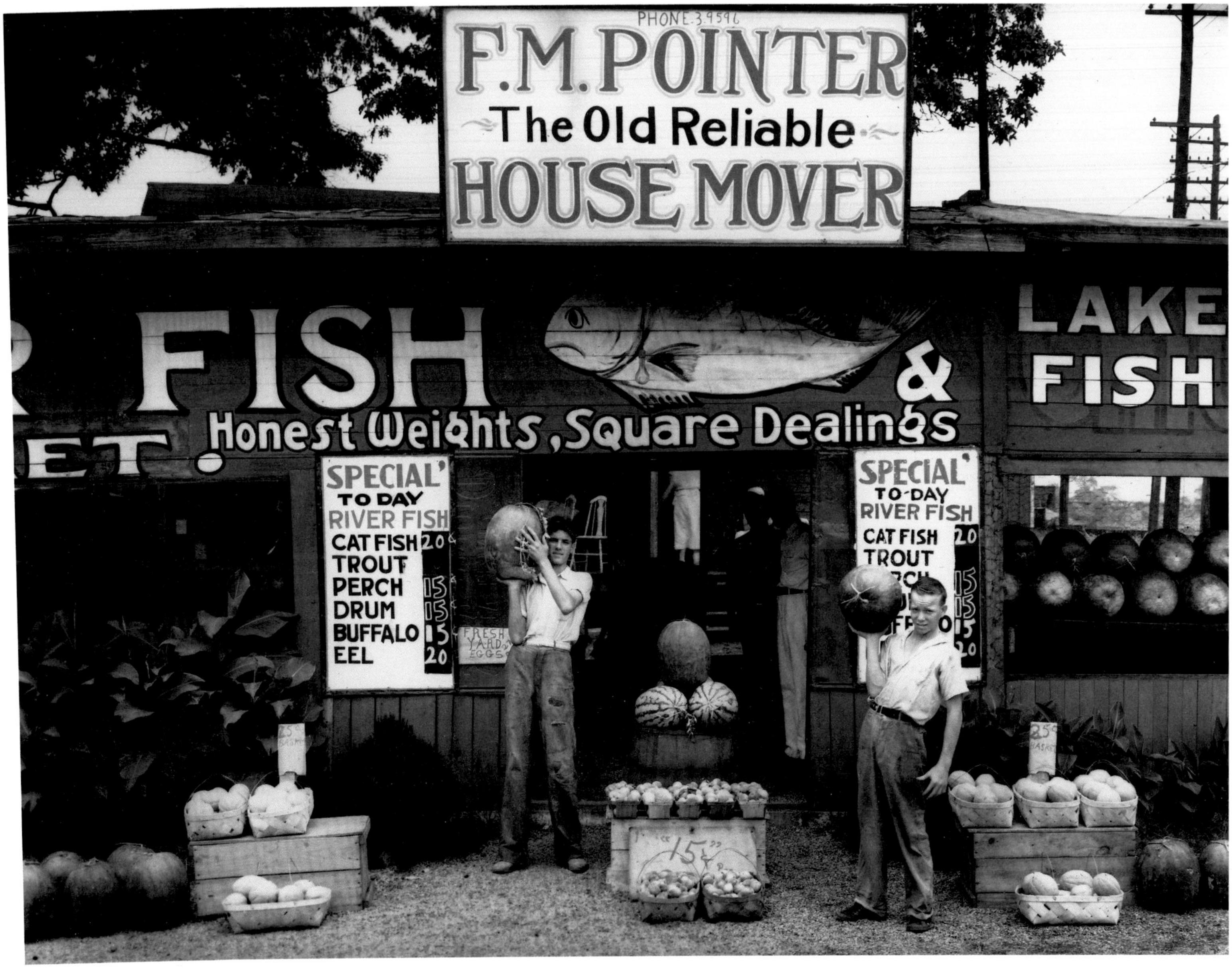

68 Roadside Store, between Tuscaloosa and Greensboro, Alabama 1936
Laden am Straßenrand
Magasin sur le bord de la route
街道沿いの食品店 アラバマ州 タスカルーサとグリーンズバロ間

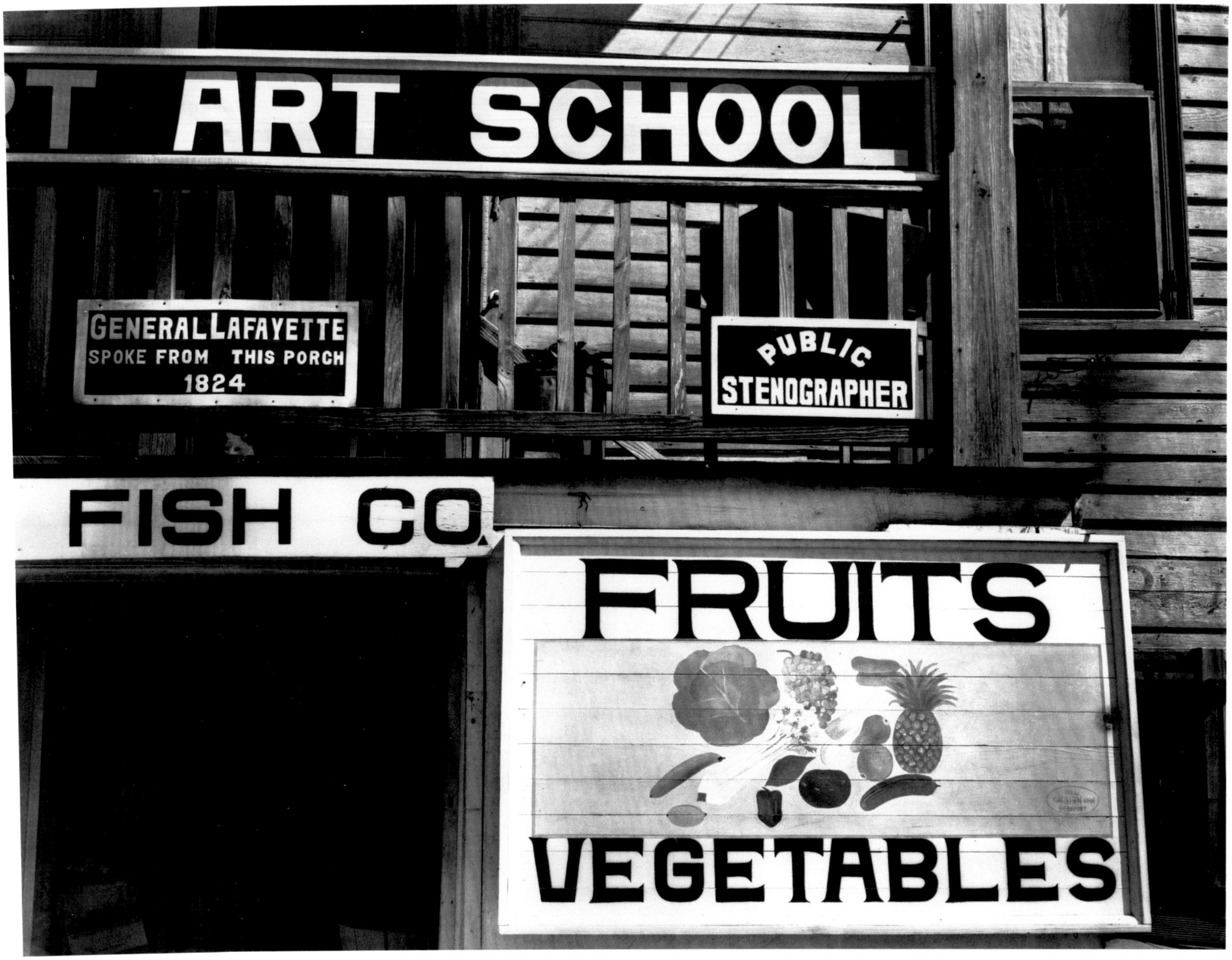

69 »Art School«, Beaufort, South Carolina 1936
「美術学校」サウス・カロライナ州　ボーフォート

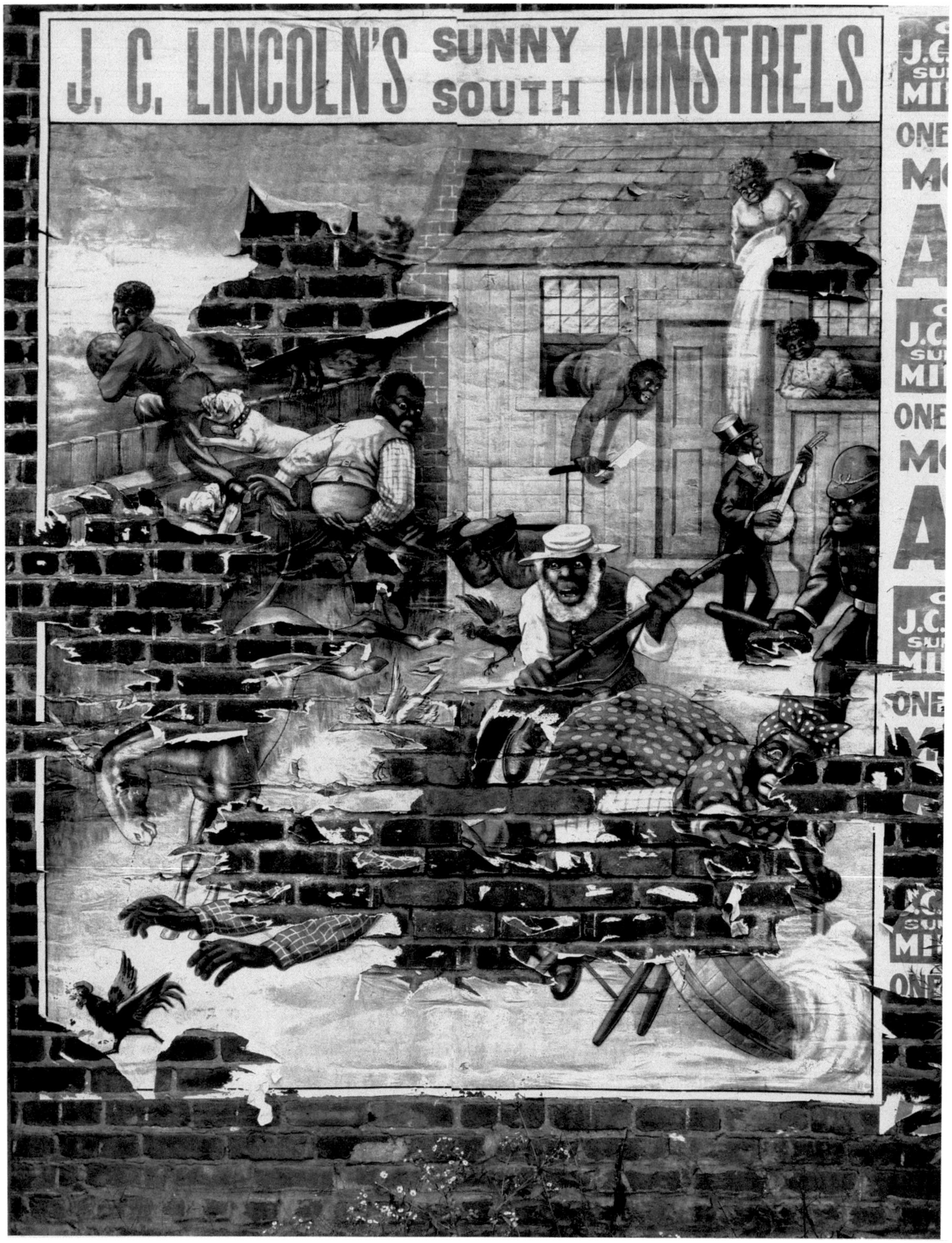

70 Minstrel Poster, Alabama 1936
Minstrel-Plakat
Affiche de Minstrel
ミンストレル(喜劇芸人)のポスター アラバマ州

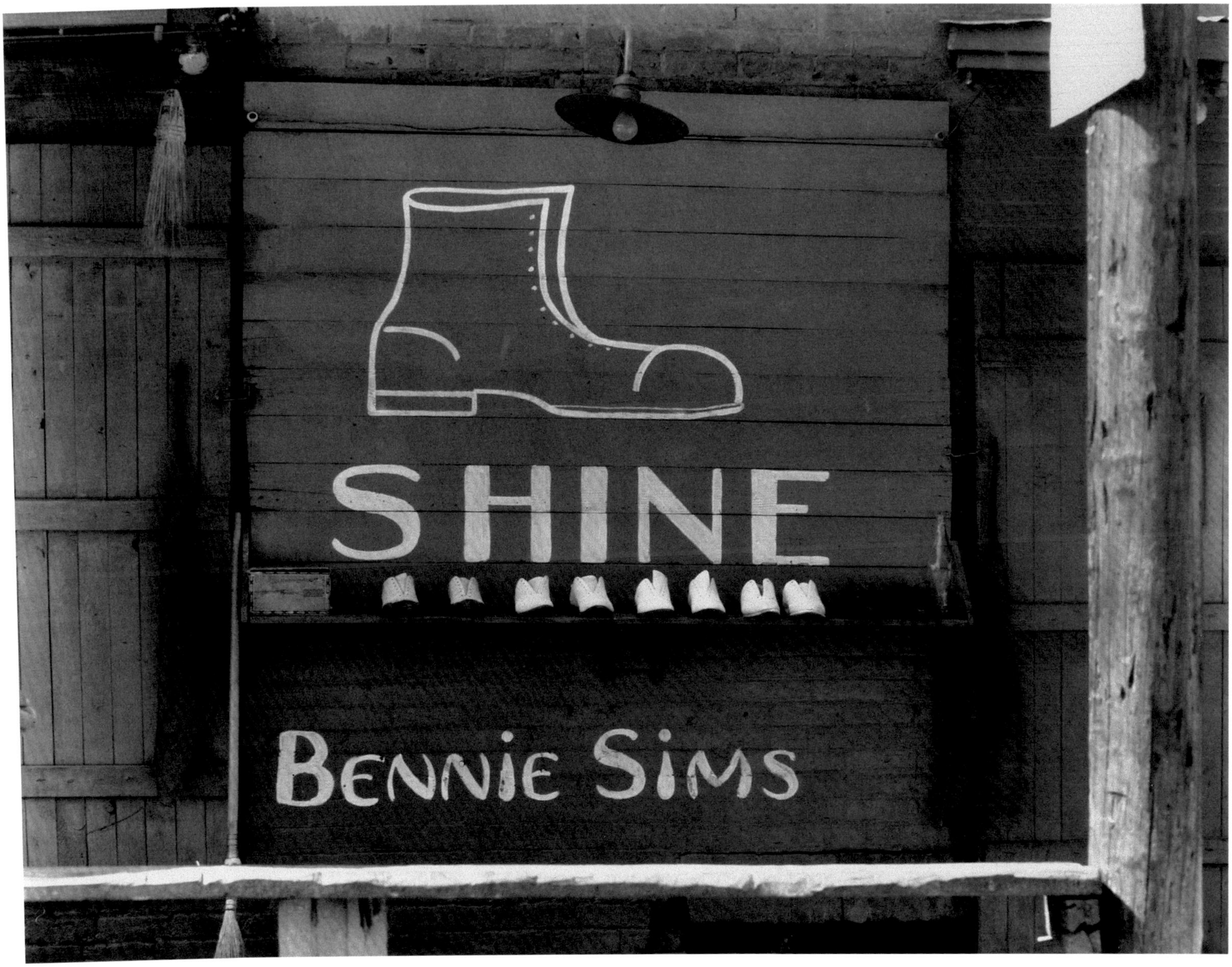

71 Shoeshine Stand, The South 1936
Schuhputz-Stand, Südstaaten
Stand d'un cireur de chaussures, Etats du Sud
靴磨きのスタンド 南部

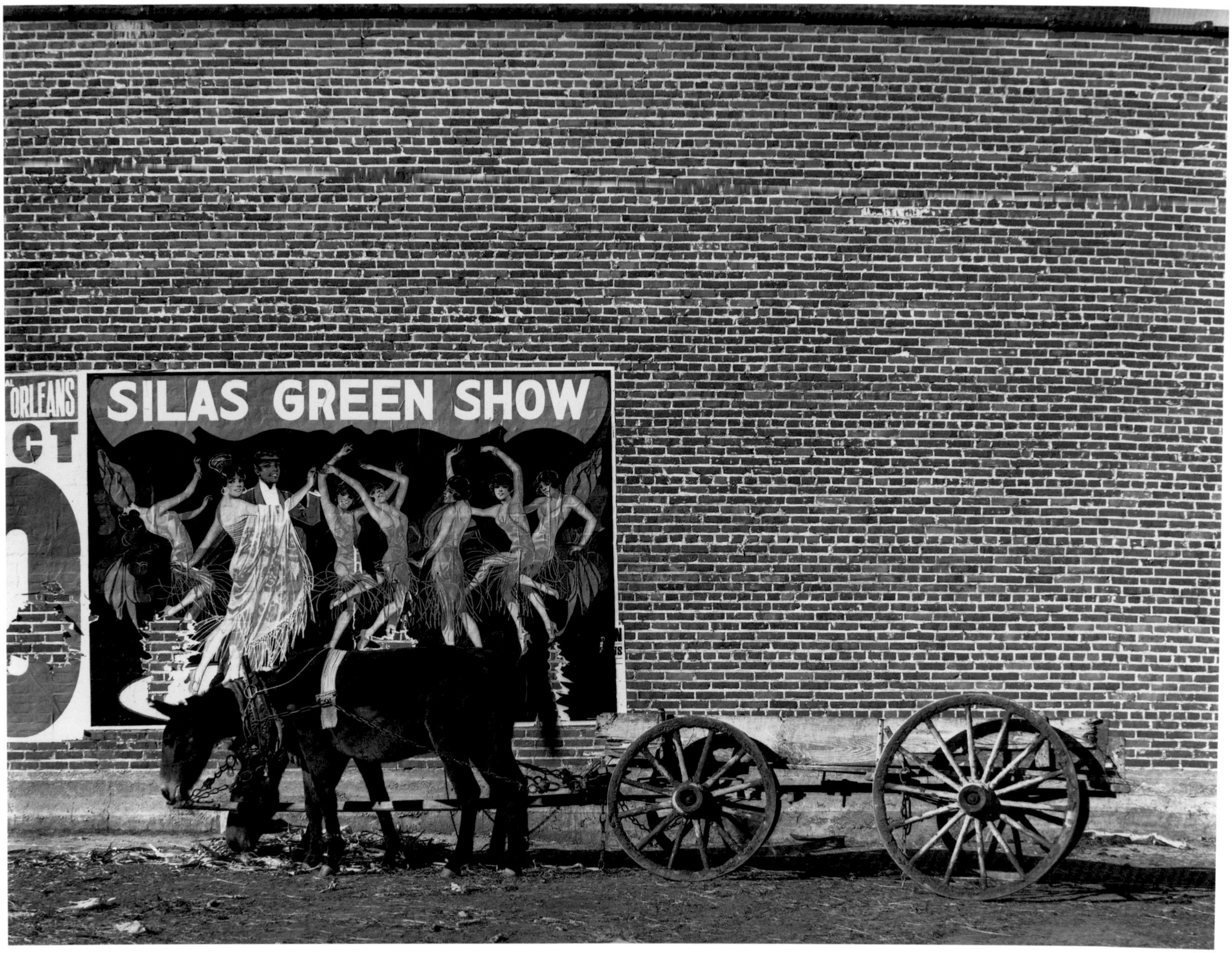

72 »Silas Green Show«, Alabama 1936
「サイラス・グリーン・ショー」アラバマ州

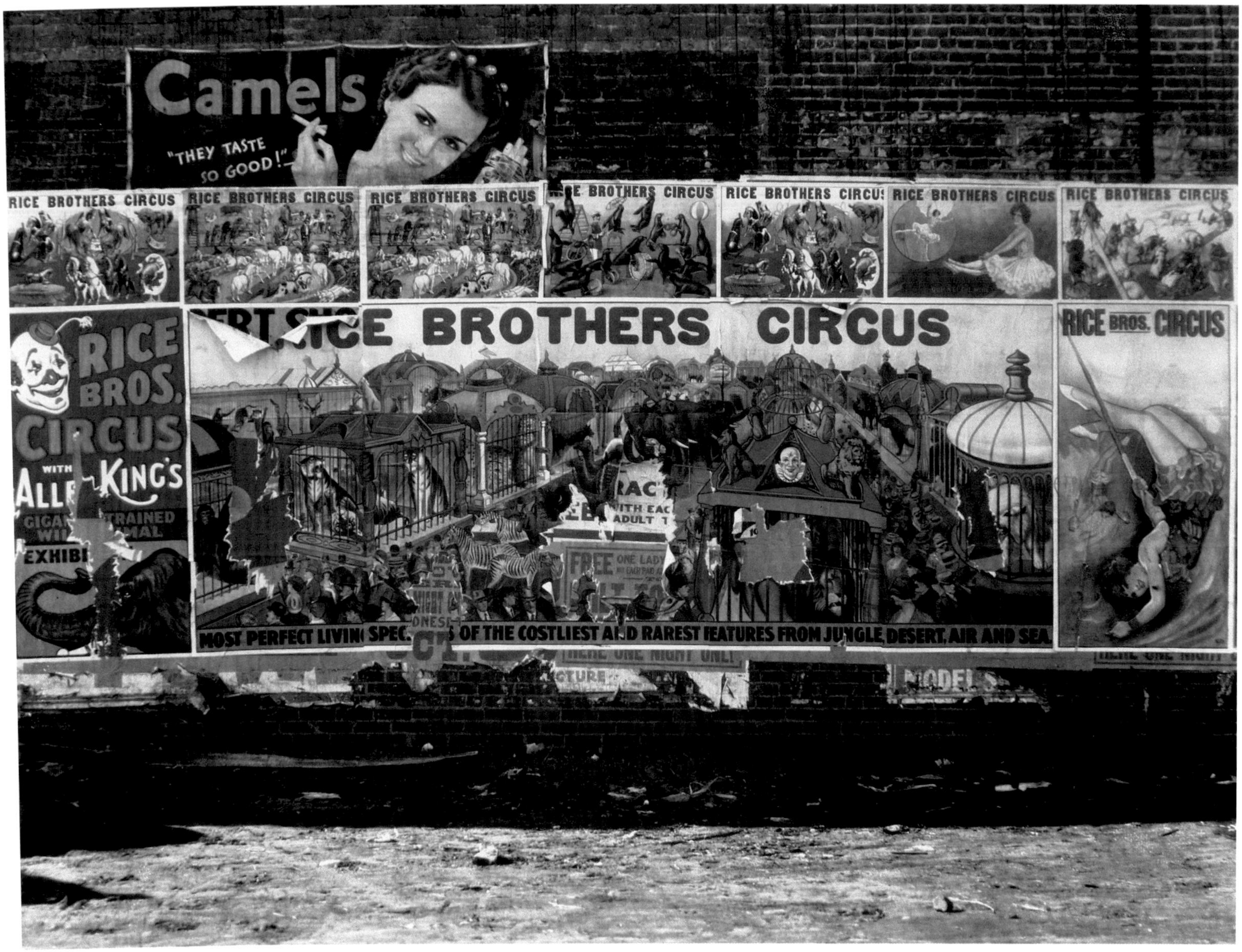

73 Wall with Posters, Alabama 1936 (?)
Mauer mit Plakaten
Mur couvert d'affiches
ポスターで埋まった壁 アラバマ州

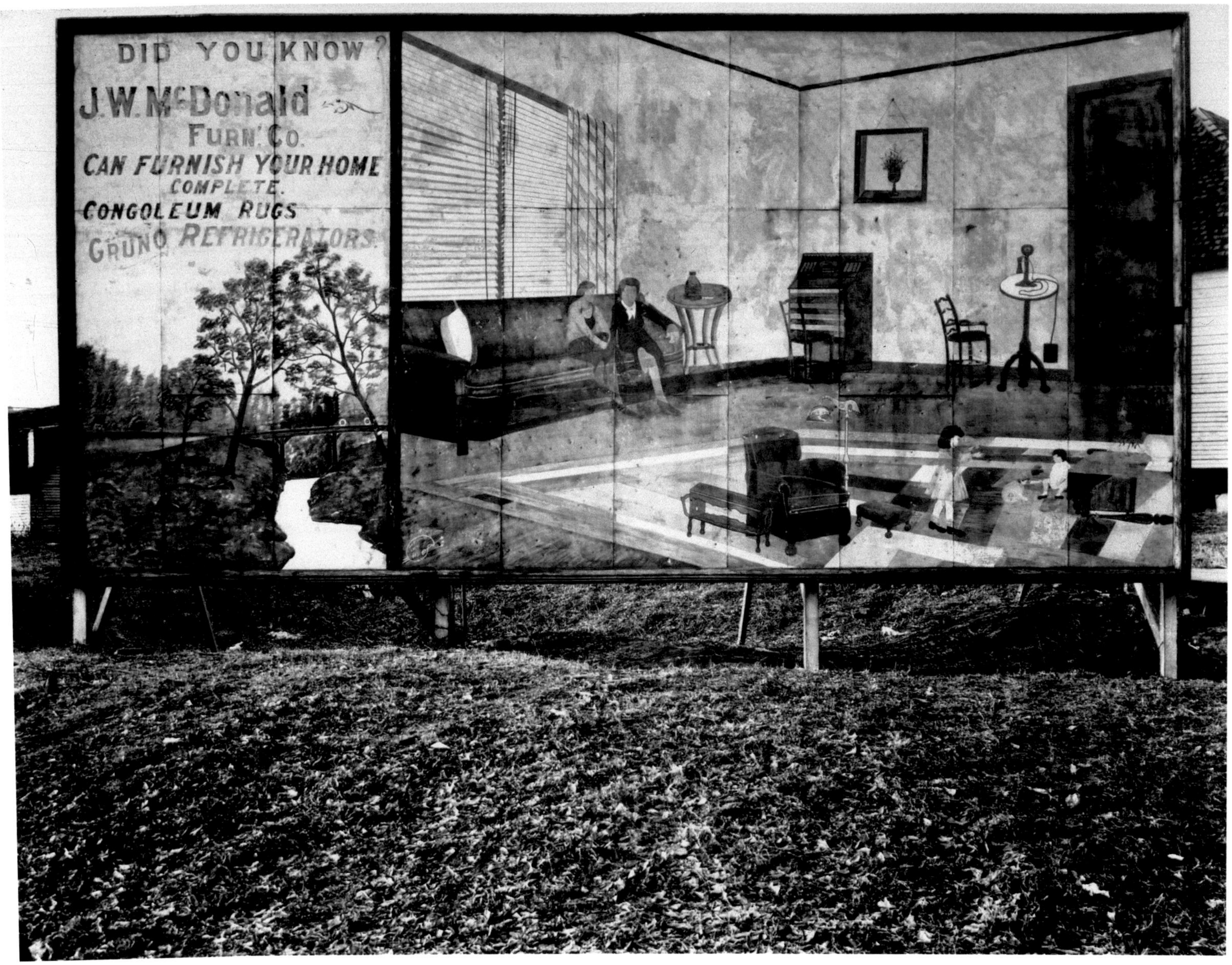
DID YOU KNOW?
J.W. McDonald
FURN. Co.
CAN FURNISH YOUR HOME
COMPLETE.
CONGOLEUM RUGS
GRUNO REFRIGERATORS

74 Billboard of a Furniture Store, Birmingham, Alabama 1936
Werbetafel eines Einrichtungshauses
Panneau publicitaire d'un magasin d'ammeublement
家具屋の看板 アラバマ州 バーミンガム

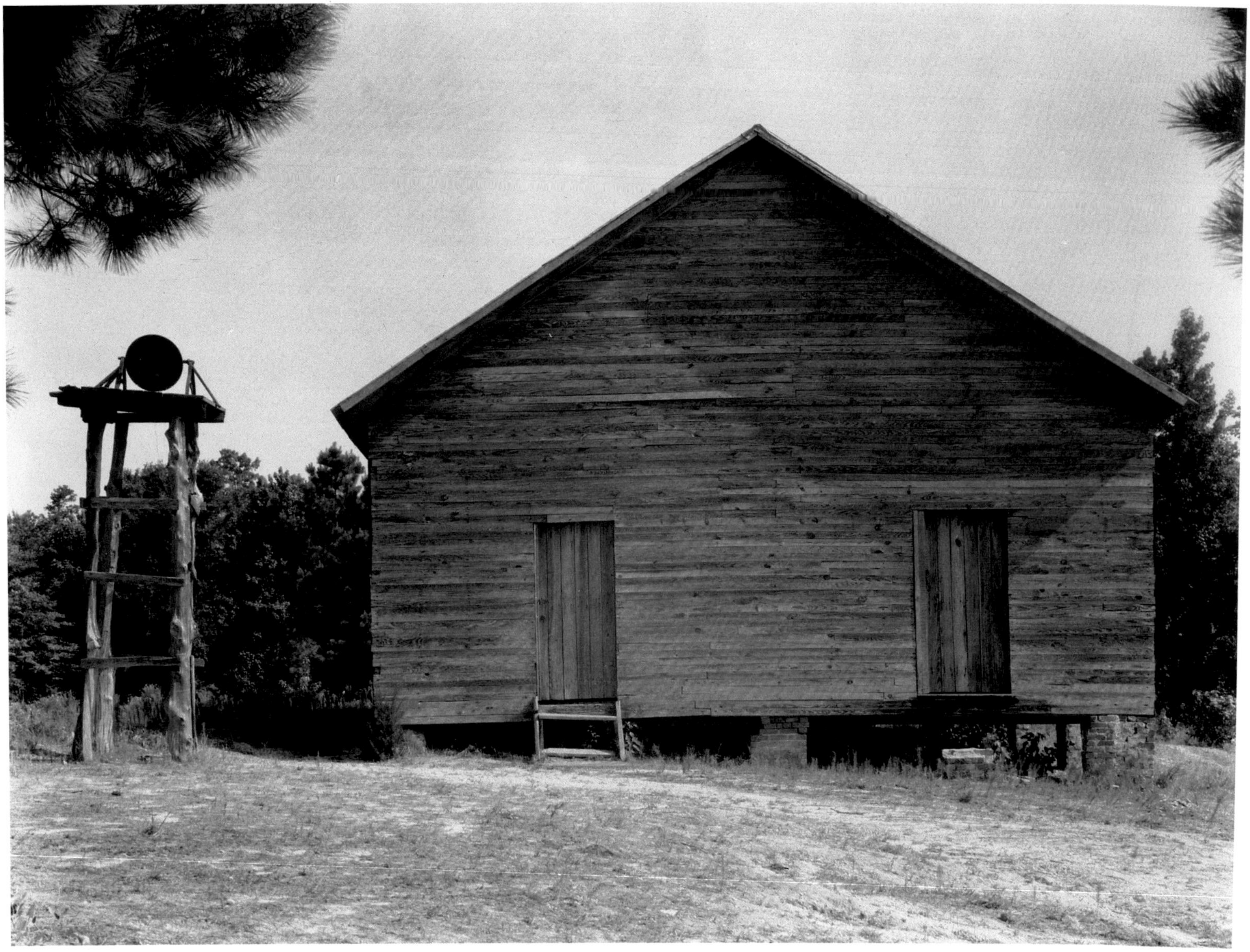

75 Schoolhouse with Bell Tower, Alabama 1936
Schulhaus mit Glockenturm
Etablissement scolaire avec clocher
鐘楼のある学校 アラバマ州

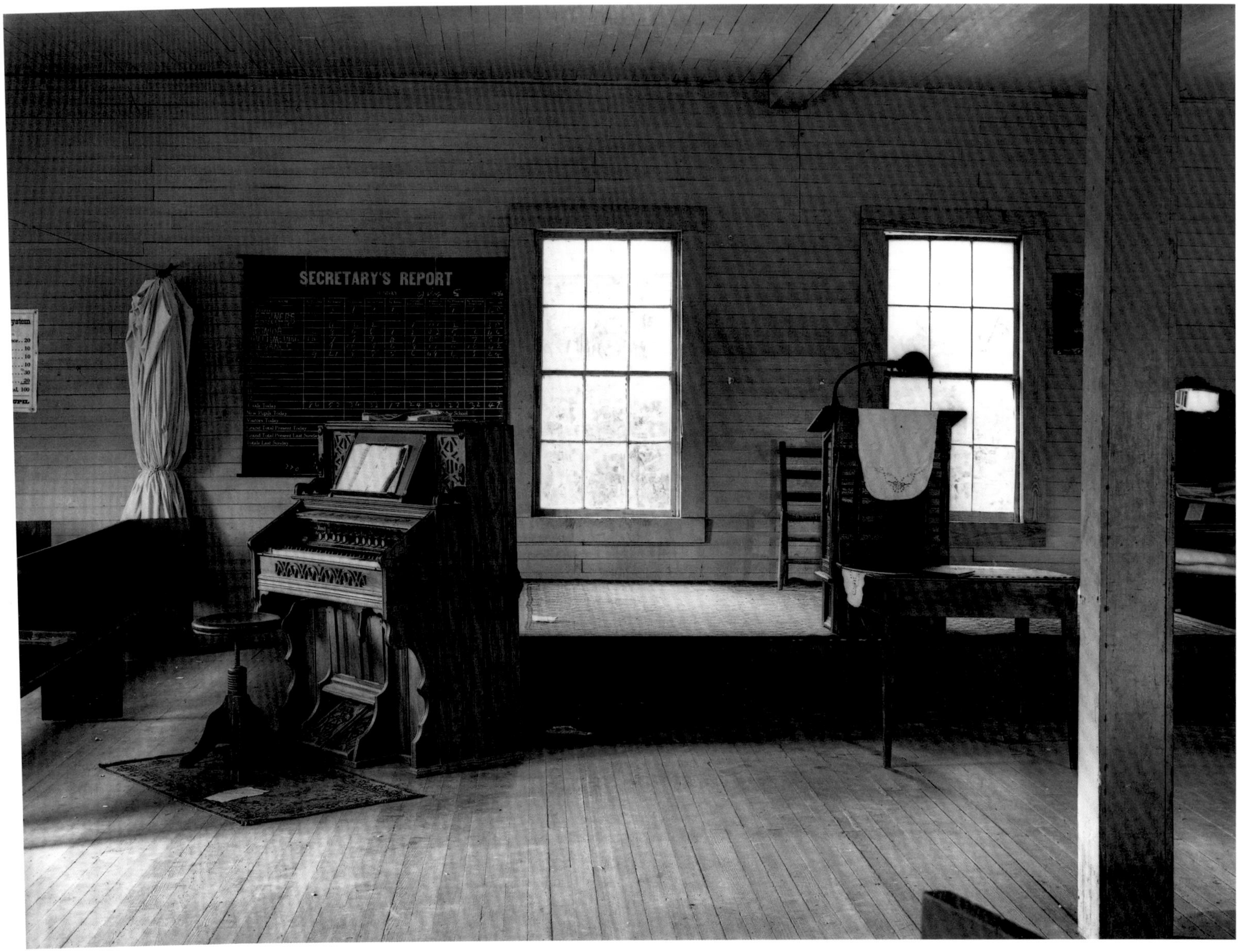

76 Wooden Church Interior, Alabama 1936
Inneres einer Holzkirche
Intérieur d'une église en bois
木造教会の内部 アラバマ州

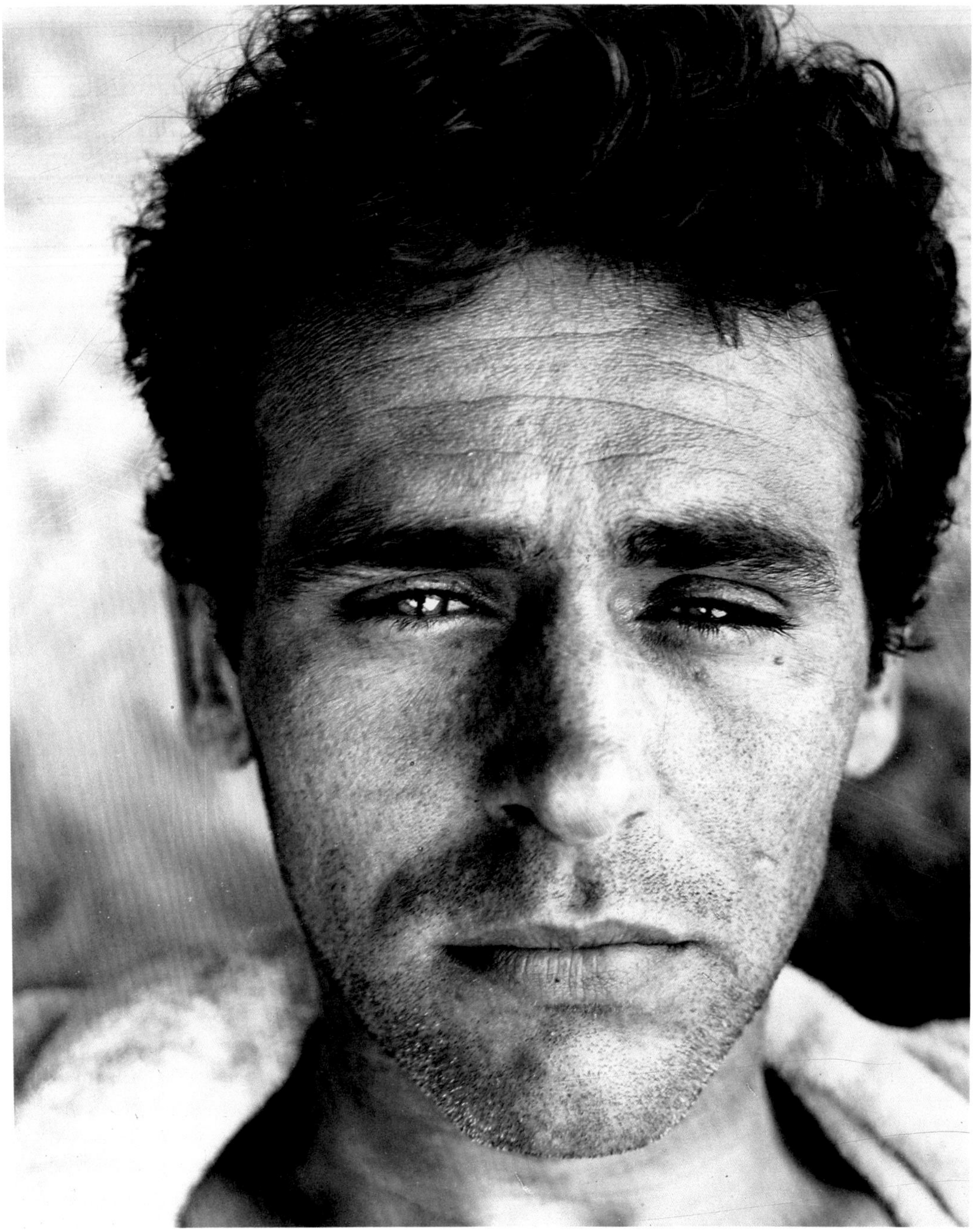

77 James Agee 1937
ジェームズ・エイジー

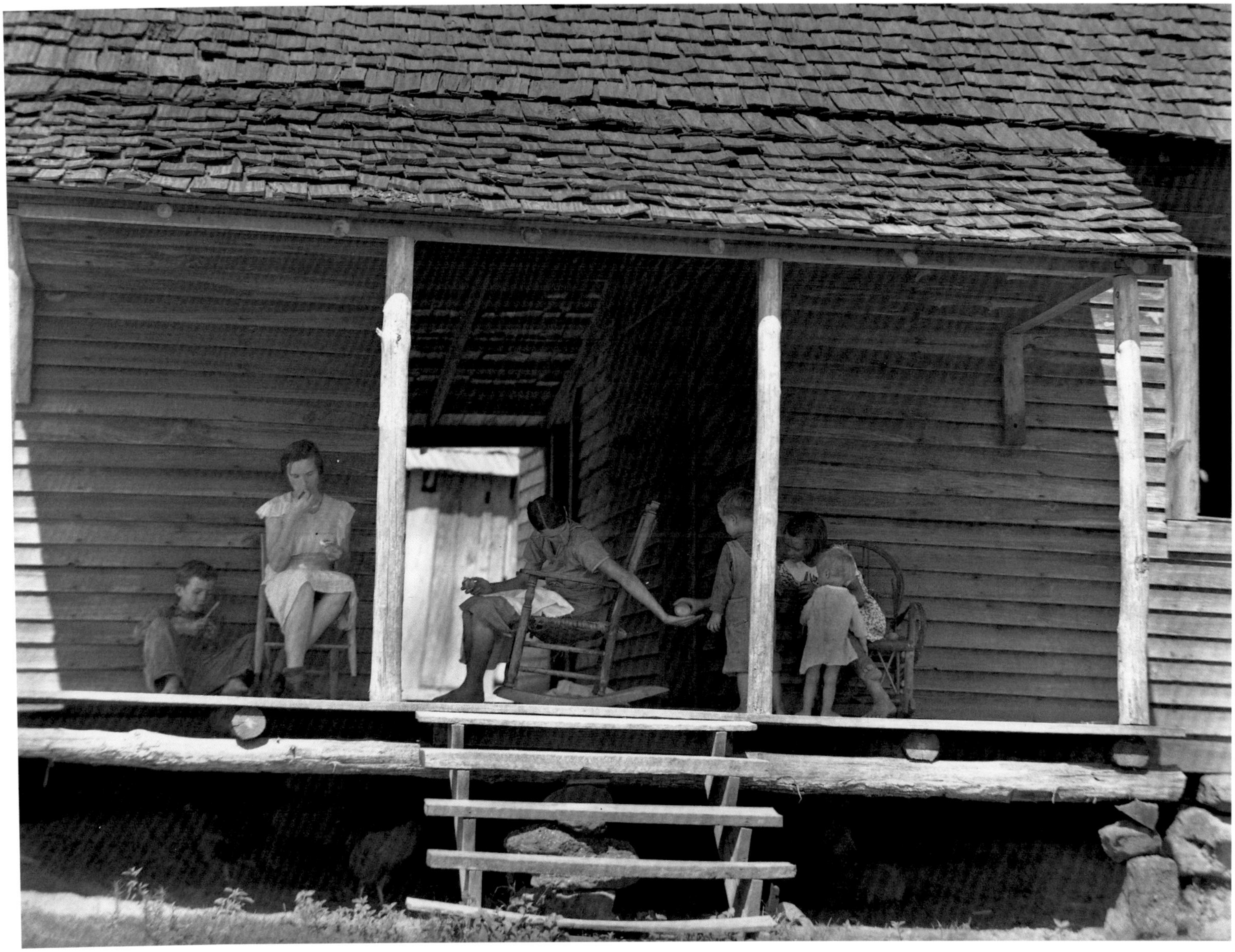

78 Allie Mae Burroughs with Children on the Porch, Hale County, Alabama 1936
Allie Mae Burroughs mit Kindern auf der Veranda
Allie Mae Burroughs avec ses enfants sur la véranda
ポーチにいるアリー・メイ・バーローズと子供たち アラバマ州 ヘール郡

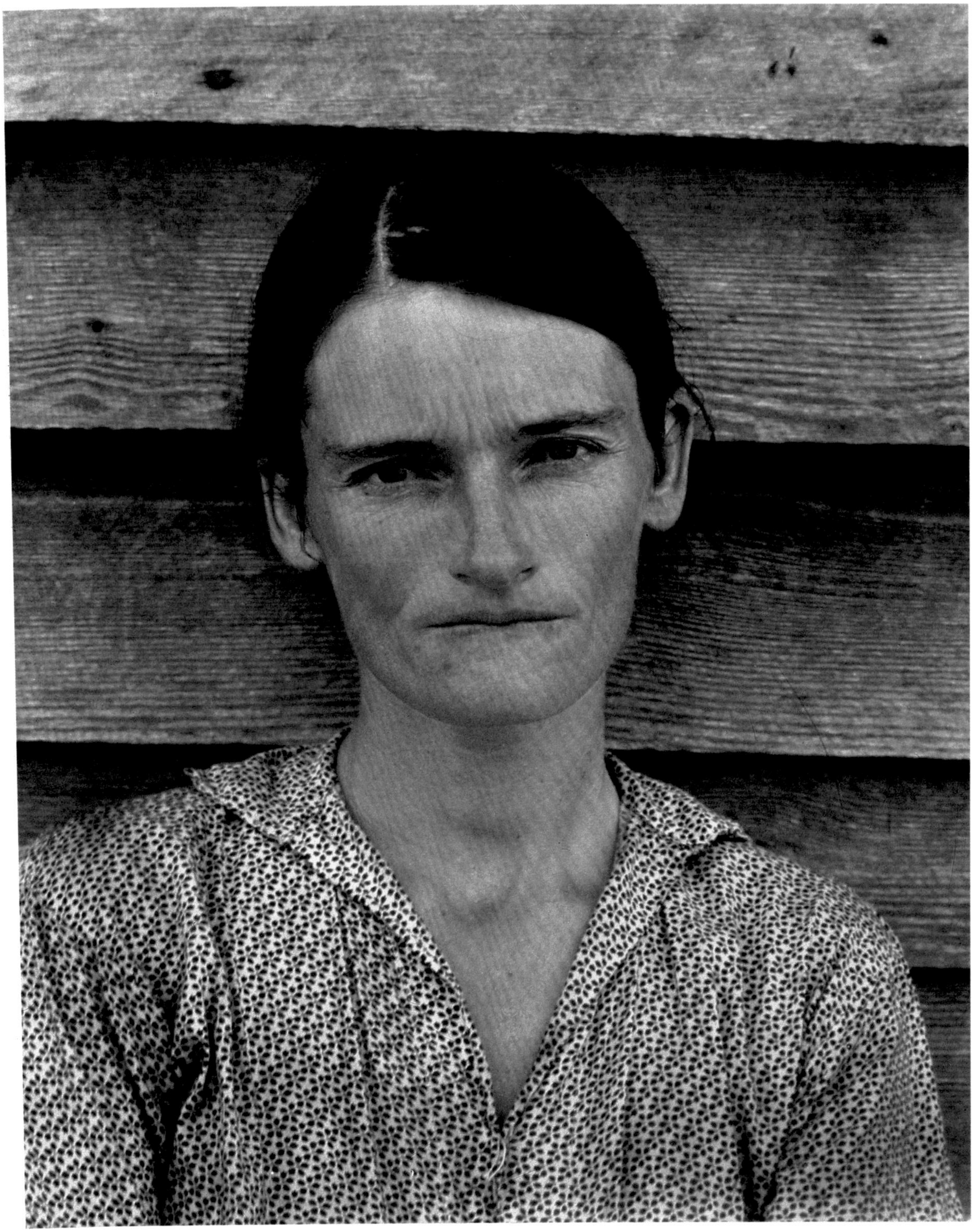

79 Allie Mae Burroughs, Hale County, Alabama 1936
アリー・メイ・バーローズ アラバマ州 ヘール郡

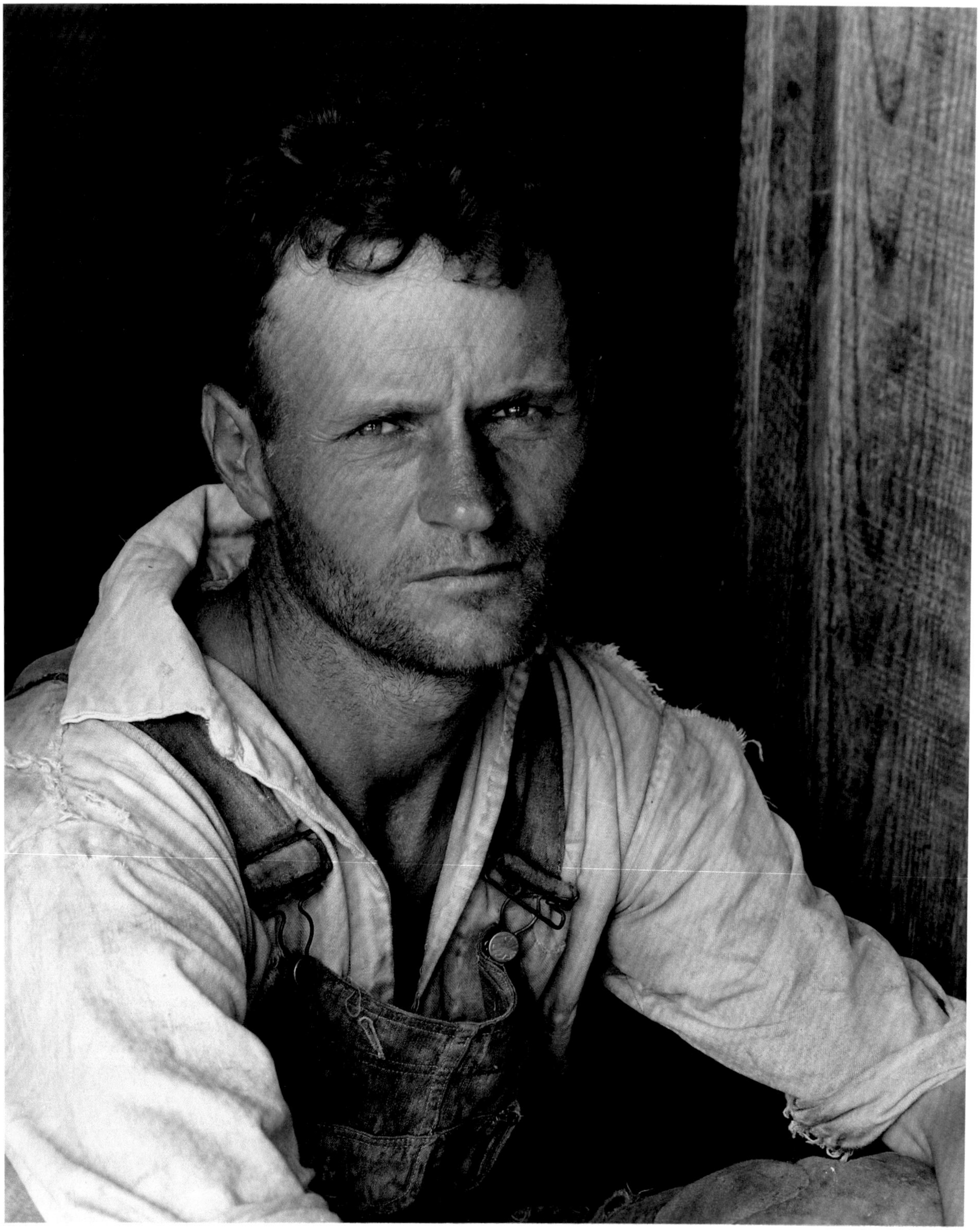

80 Floyd Burroughs, Hale County, Alabama 1936
フロイド・バーローズ アラバマ州 ヘール郡

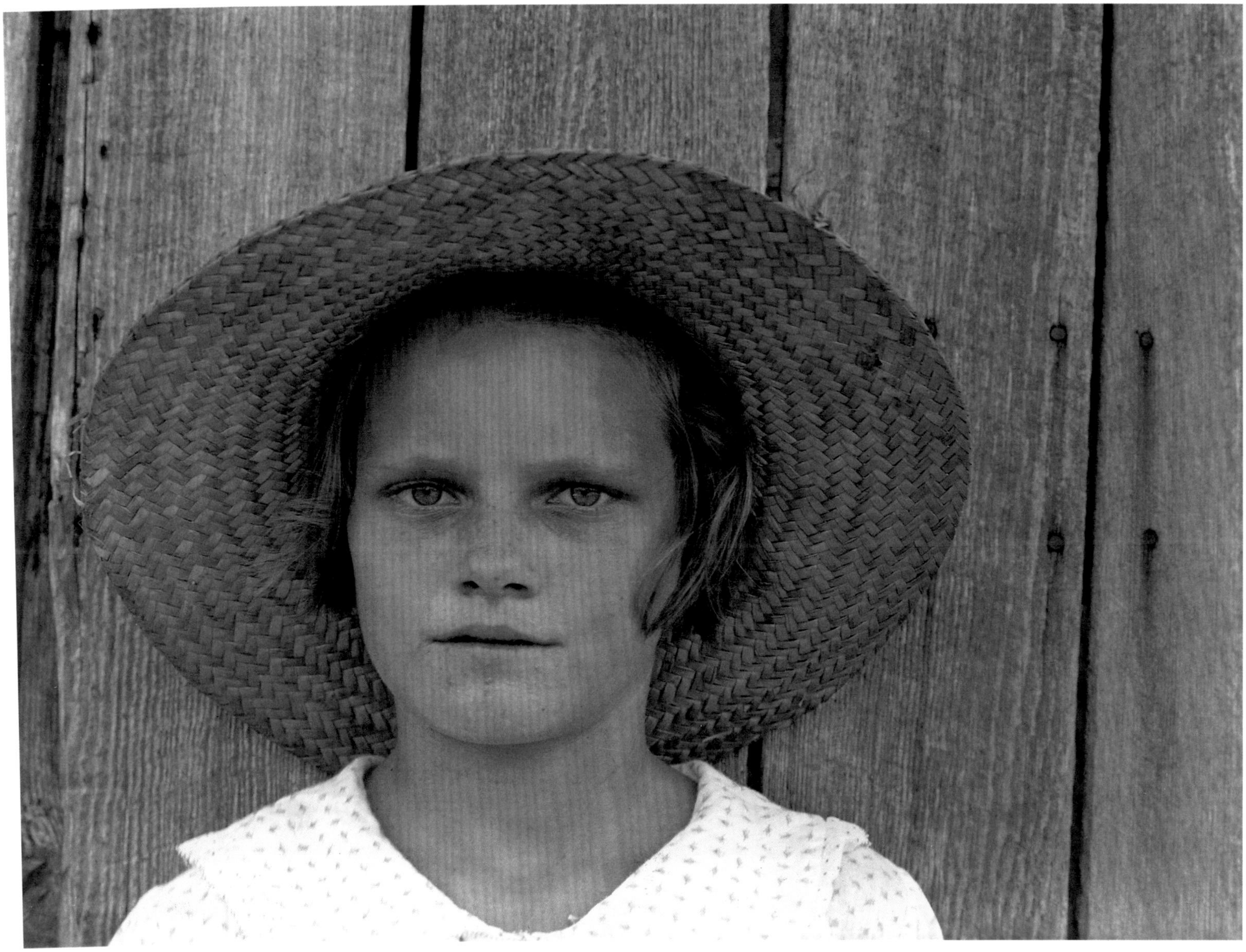

81 Lucille Burroughs, Hale County, Alabama 1936
ルーシール・バーローズ アラバマ州 ヘール郡

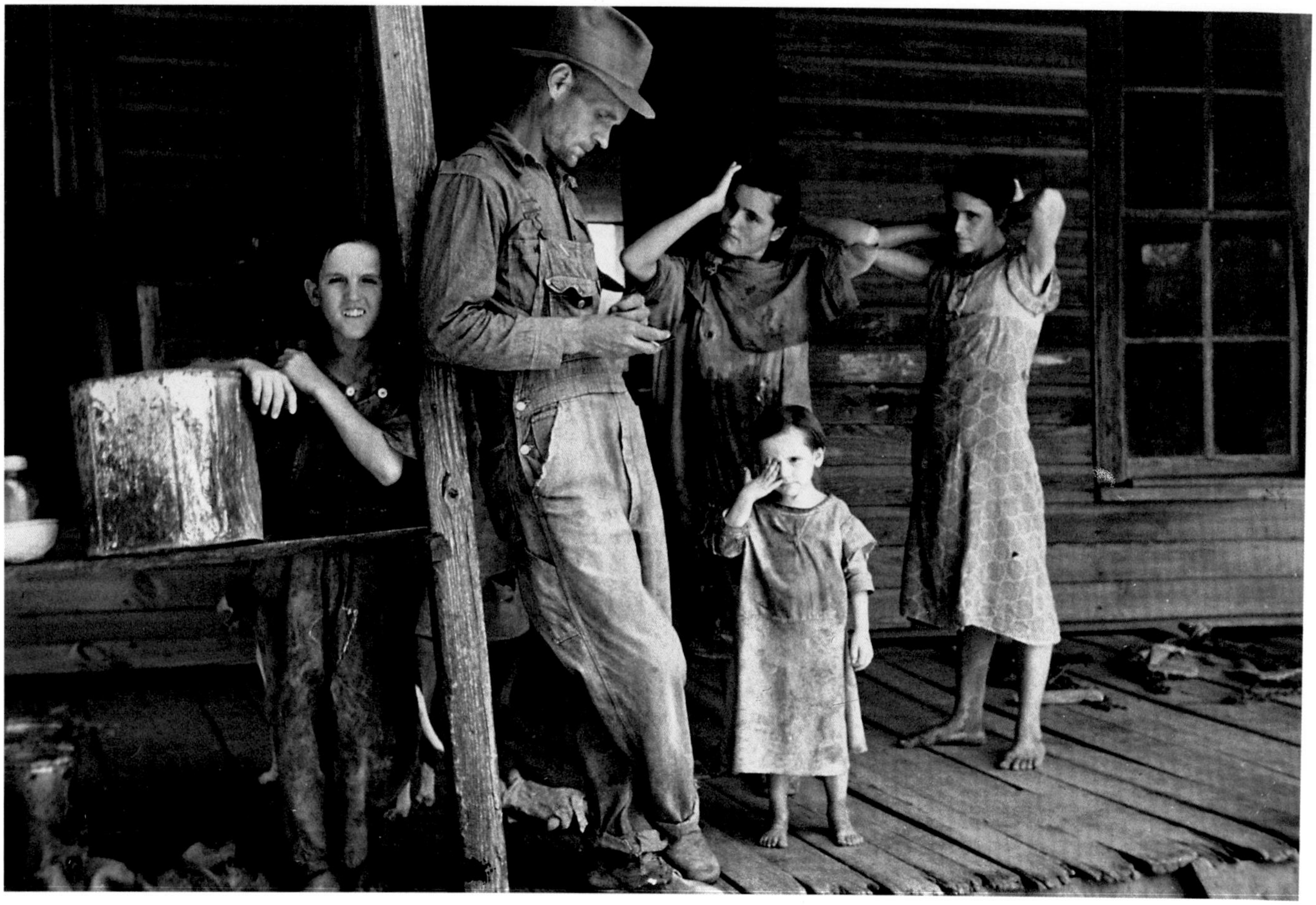

82 Floyd Burroughs and the Tingle Family Children, Hale County, Alabama 1936
Floyd Burroughs und Kinder der Familie Tingle
Floyd Burroughs avec les enfants de la famille Tingle
フロイド・バーローズとティングル家の子供たち アラバマ州 ヘール郡

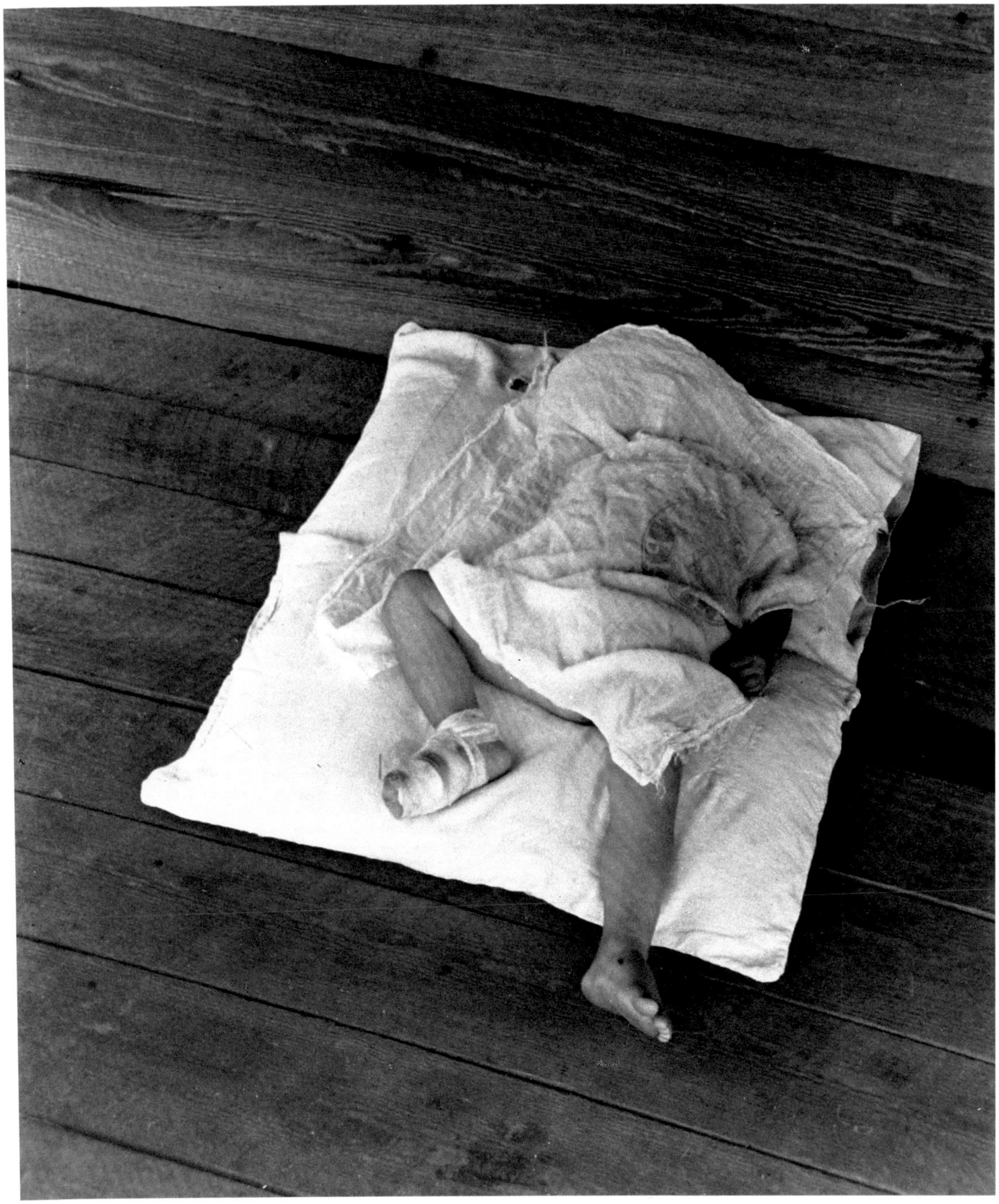

83 Squeakie Burroughs Asleep, Hale County, Alabama 1936
Squeakie Burroughs, schlafend
Squeakie Burroughs en train de dormir
眠りこんでいるバーローズ家のやんちゃっ子 アラバマ州 ヘール郡

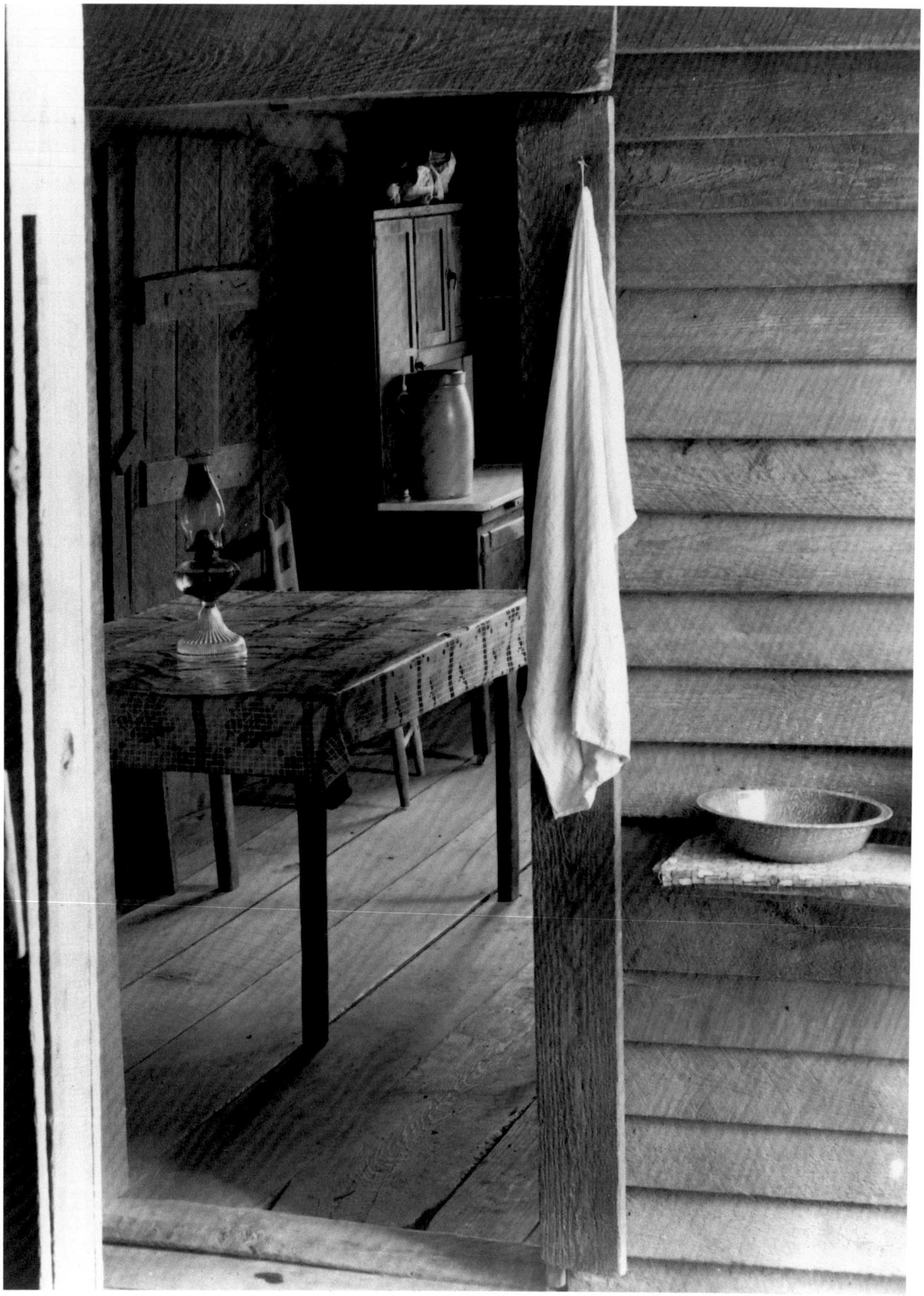

84 Washstand and Kitchen in the Burroughs House, Hale County, Alabama 1936
Waschgelegenheit und Küche im Haus der Burroughs
Coin toilette et cuisine dans la maison des Burroughs
バーローズ家の洗面台と台所 アラバマ州 ヘール郡

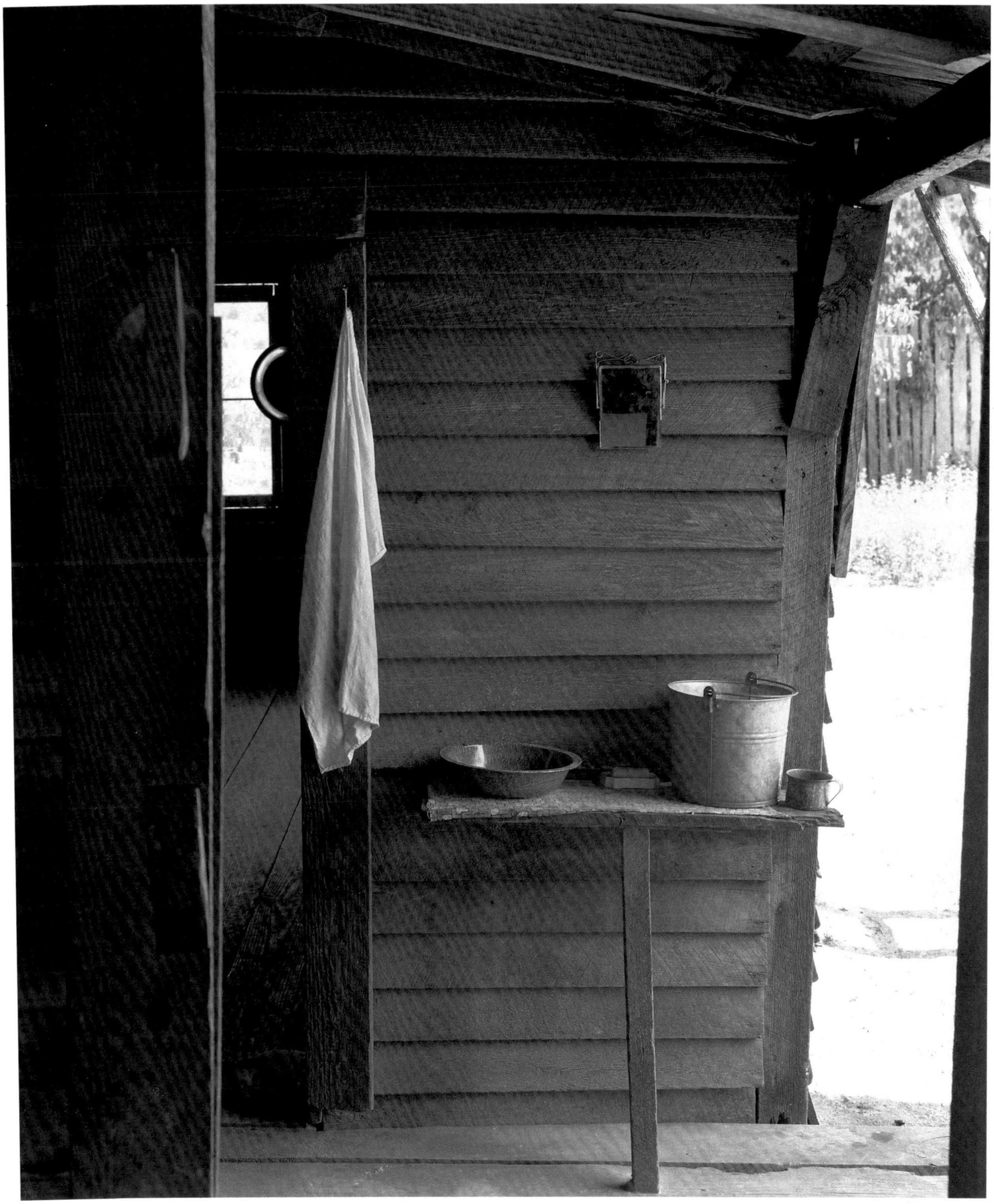

85 Washstand in the Burroughs House, Hale County, Alabama 1936
Waschgelegenheit im Flur des Hauses der Burroughs
Coin toilette dans le couloir de la maison des Burroughs
バーローズ家の洗面台 アラバマ州 ヘール郡

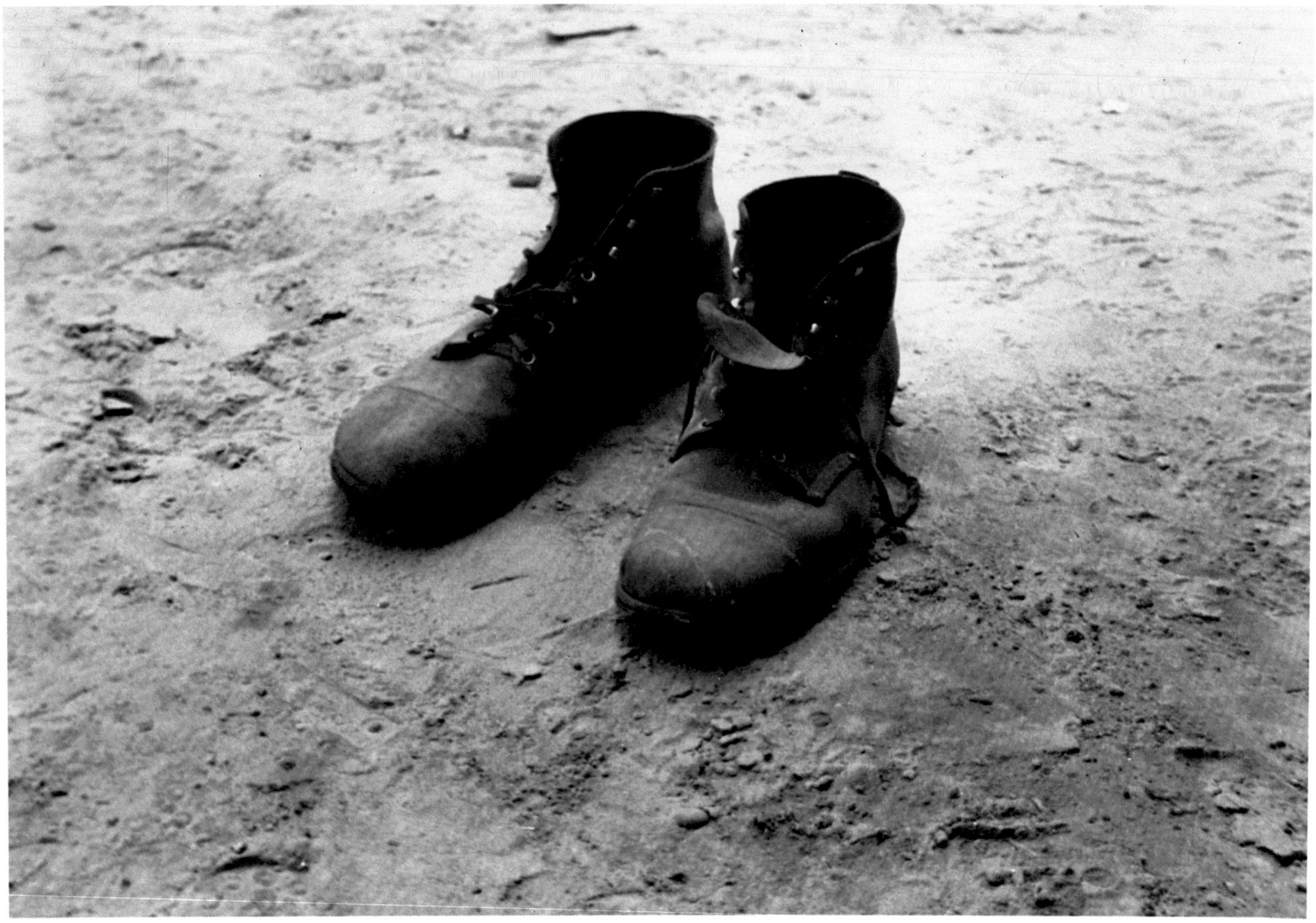

86 Floyd Burroughs' Working Shoes, Hale County, Alabama 1936
Floyd Burroughs' Arbeitsschuhe
Les chaussures de travail de Floyd Burroughs
フロイド・バーローズの仕事靴 アラバマ州 ヘール郡

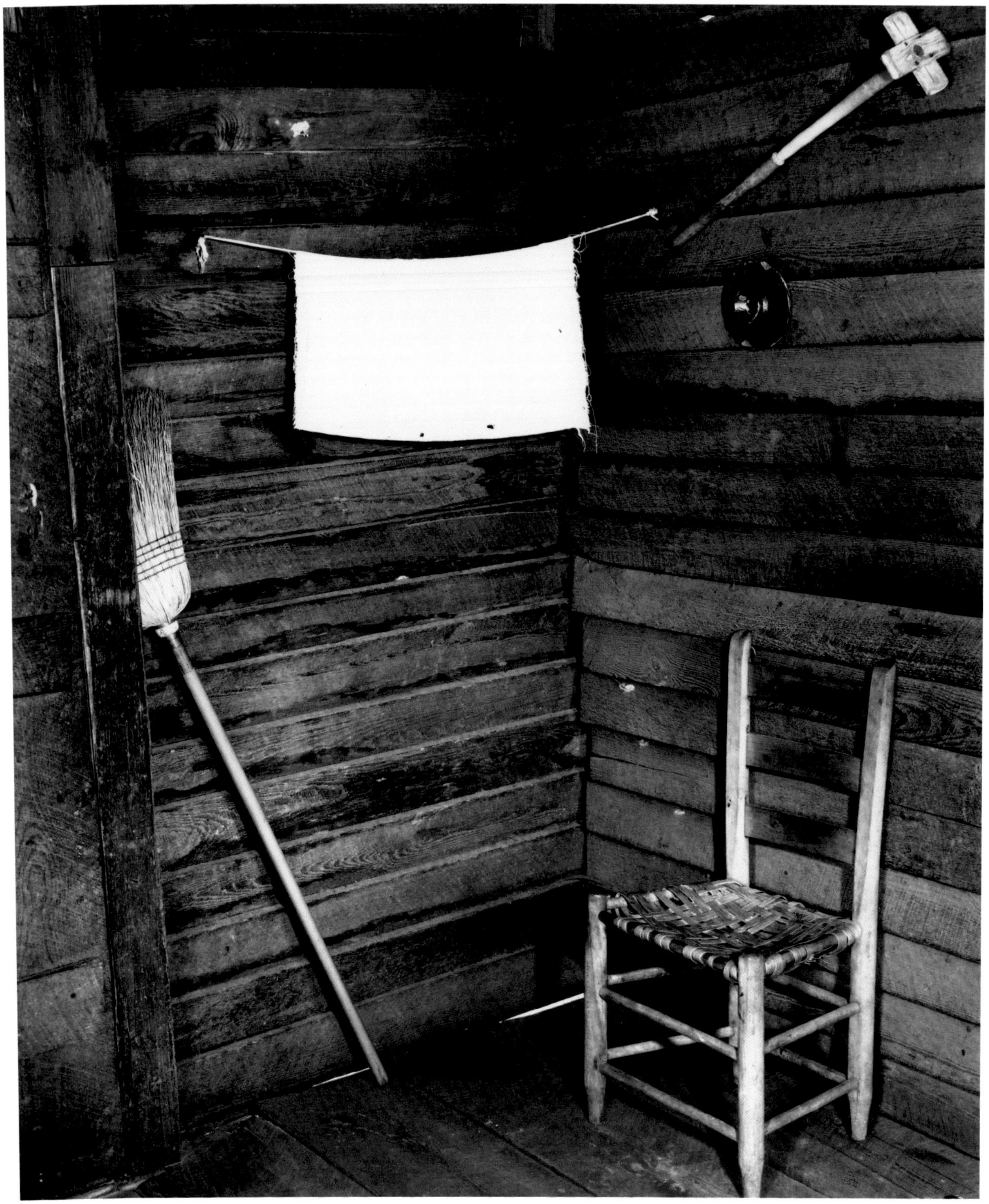

87 Kitchen Corner in the Burroughs House, Hale County, Alabama 1936
Küchenecke im Haus der Burroughs
Coin de cuisine dans la maison des Burroughs
バーローズ家の台所の一隅 アラバマ州 ヘール郡

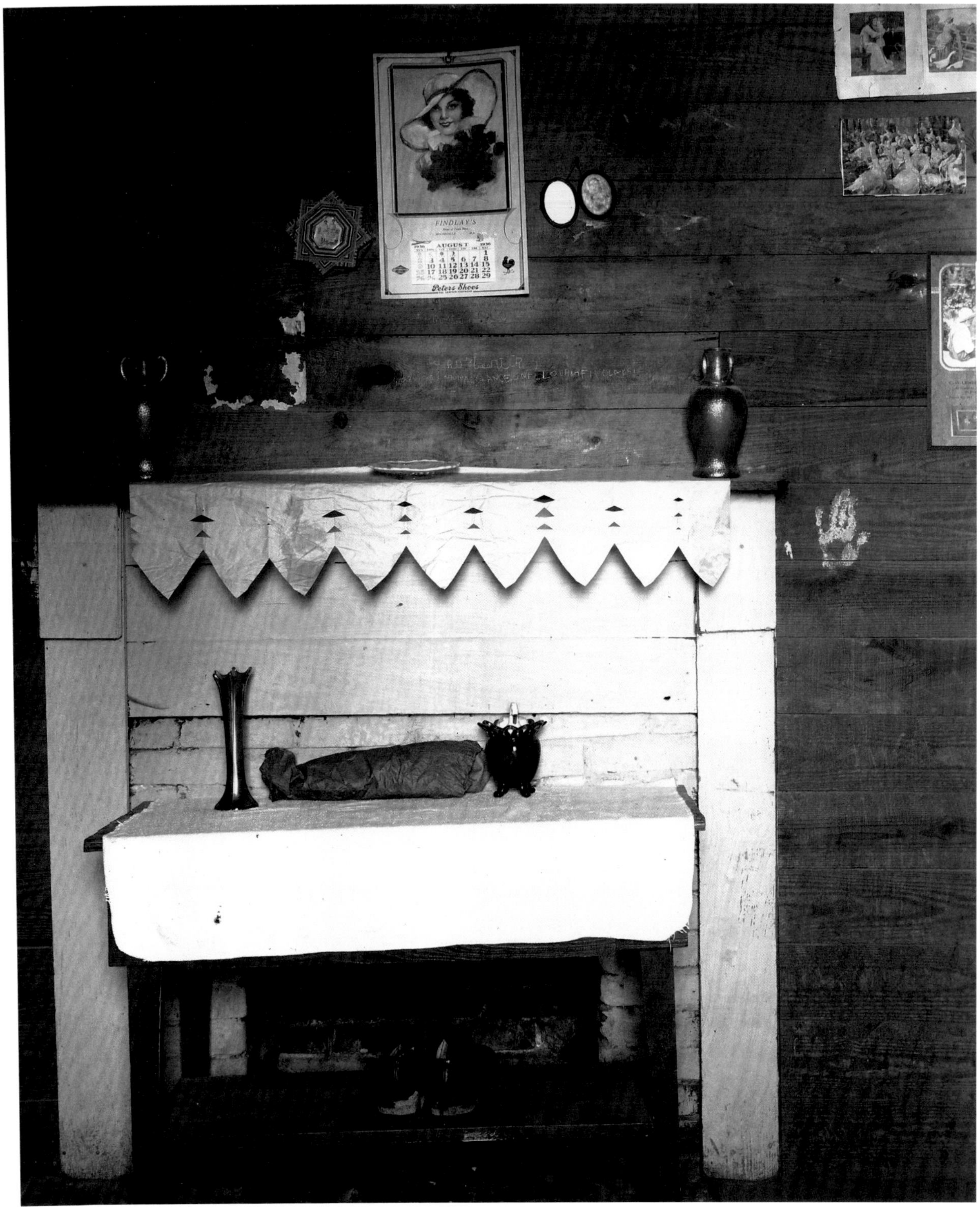

88 Fireplace in the Burroughs' Front Bedroom, Hale County, Alabama 1936
Kamin in der vorderen Schlafkammer der Burroughs
Cheminée dans la chambre de devant des Burroughs
バーローズ家の前部寝室の暖炉 アラバマ州 ヘール郡

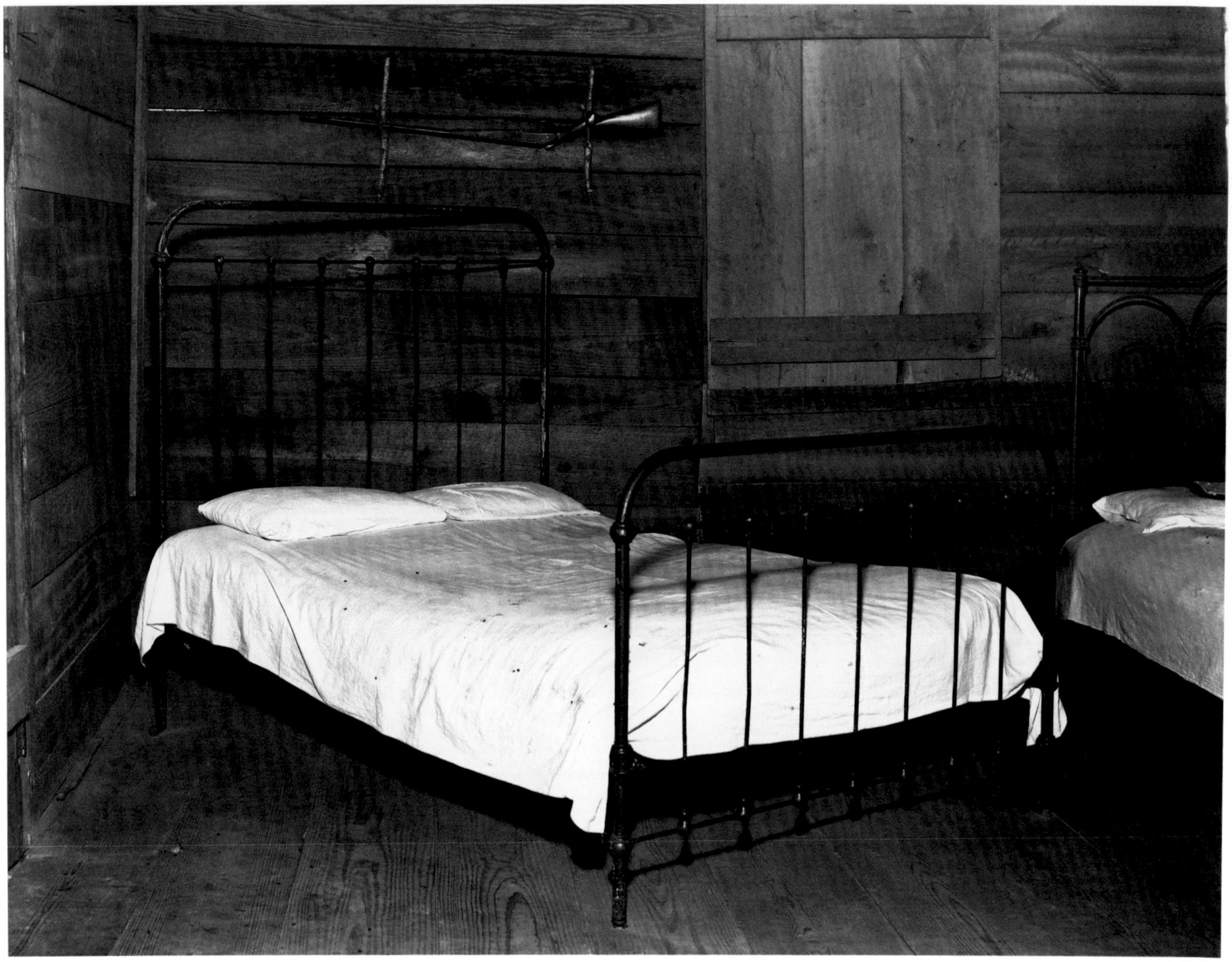

89 Rear Bedroom in the Burroughs House, Hale County, Alabama 1936
Hintere Schlafkammer im Haus der Burroughs
Chambre de derrière dans la maison des Burroughs
バーローズ家の後ろの寝室 アラバマ州 ヘール郡

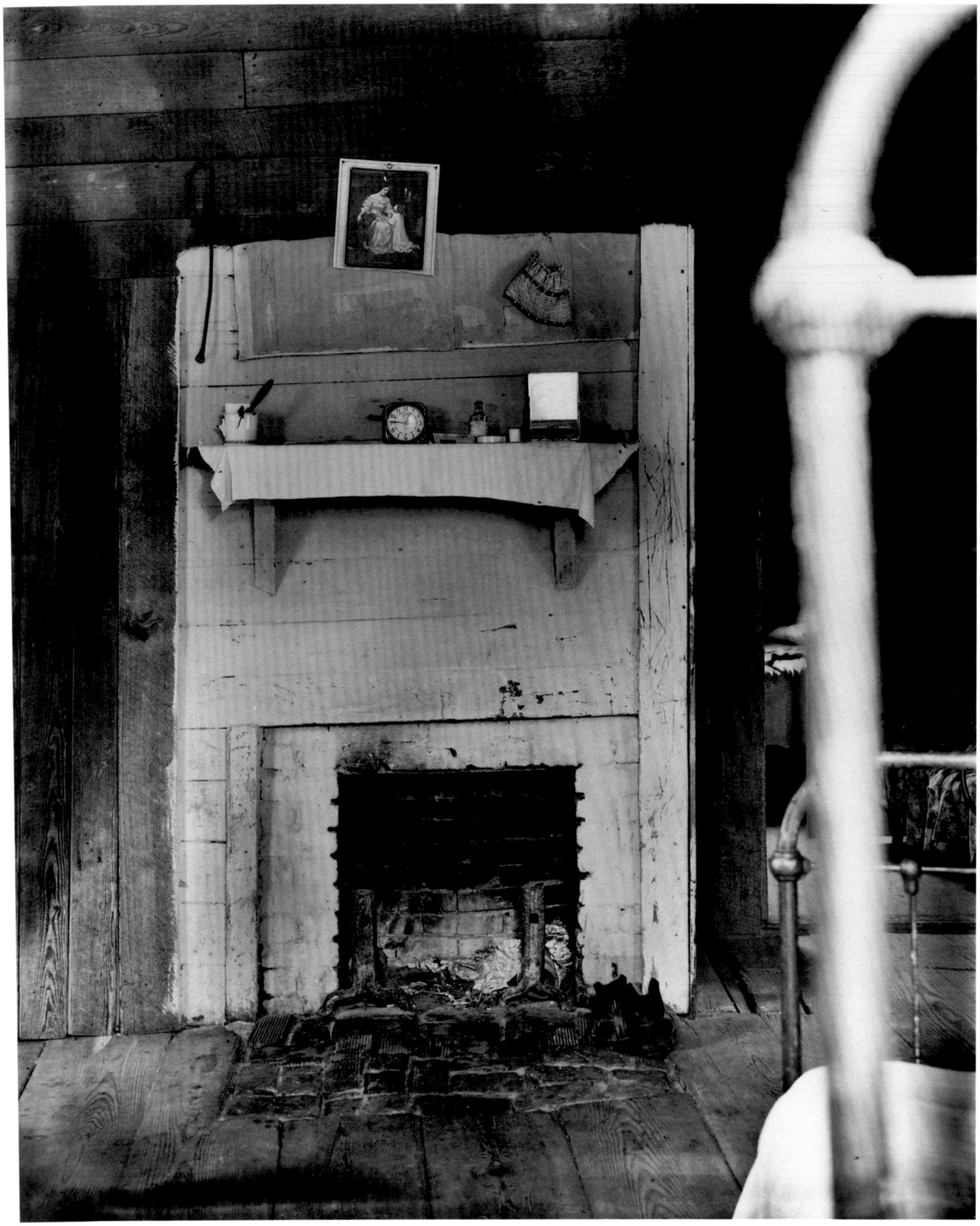

90 Fireplace in the Burroughs' Rear Bedroom, Hale County, Alabama 1936
Kamin in der hinteren Schlafkammer der Burroughs
Cheminée dans la chambre de derrière des Burroughs
バーローズ家の後ろの寝室の暖炉 アラバマ州 ヘール郡

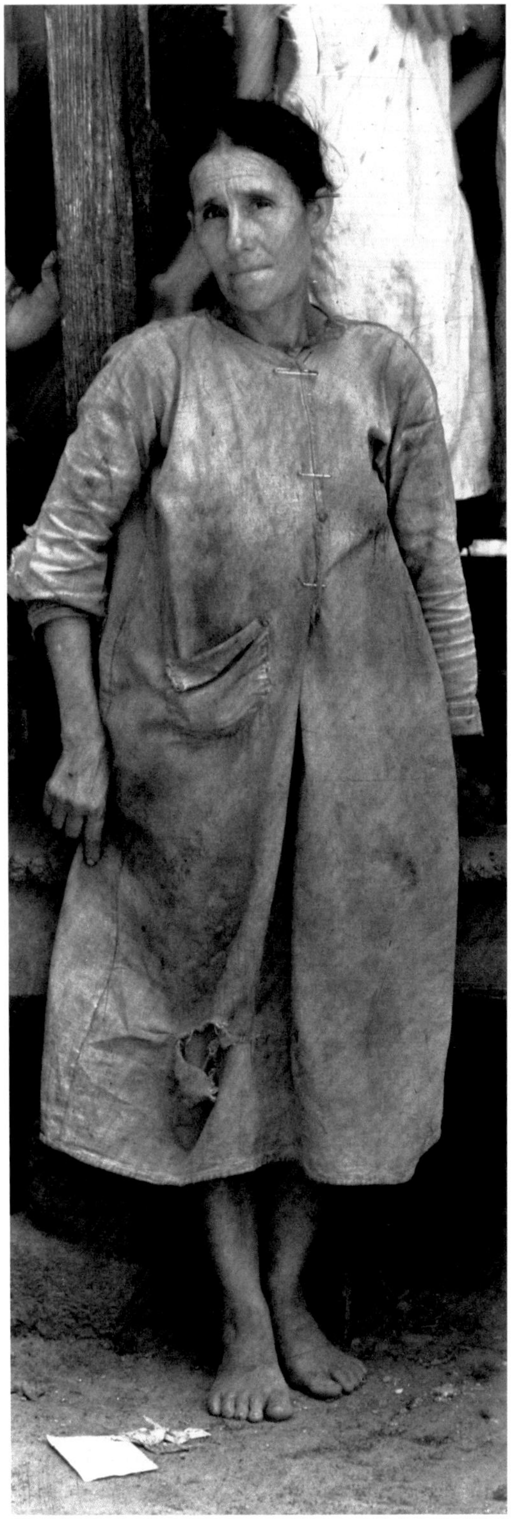

91 Mrs. Frank Tingle, Hale County, Alabama 1936
フランク・ティングル夫人 アラバマ州 ヘール郡

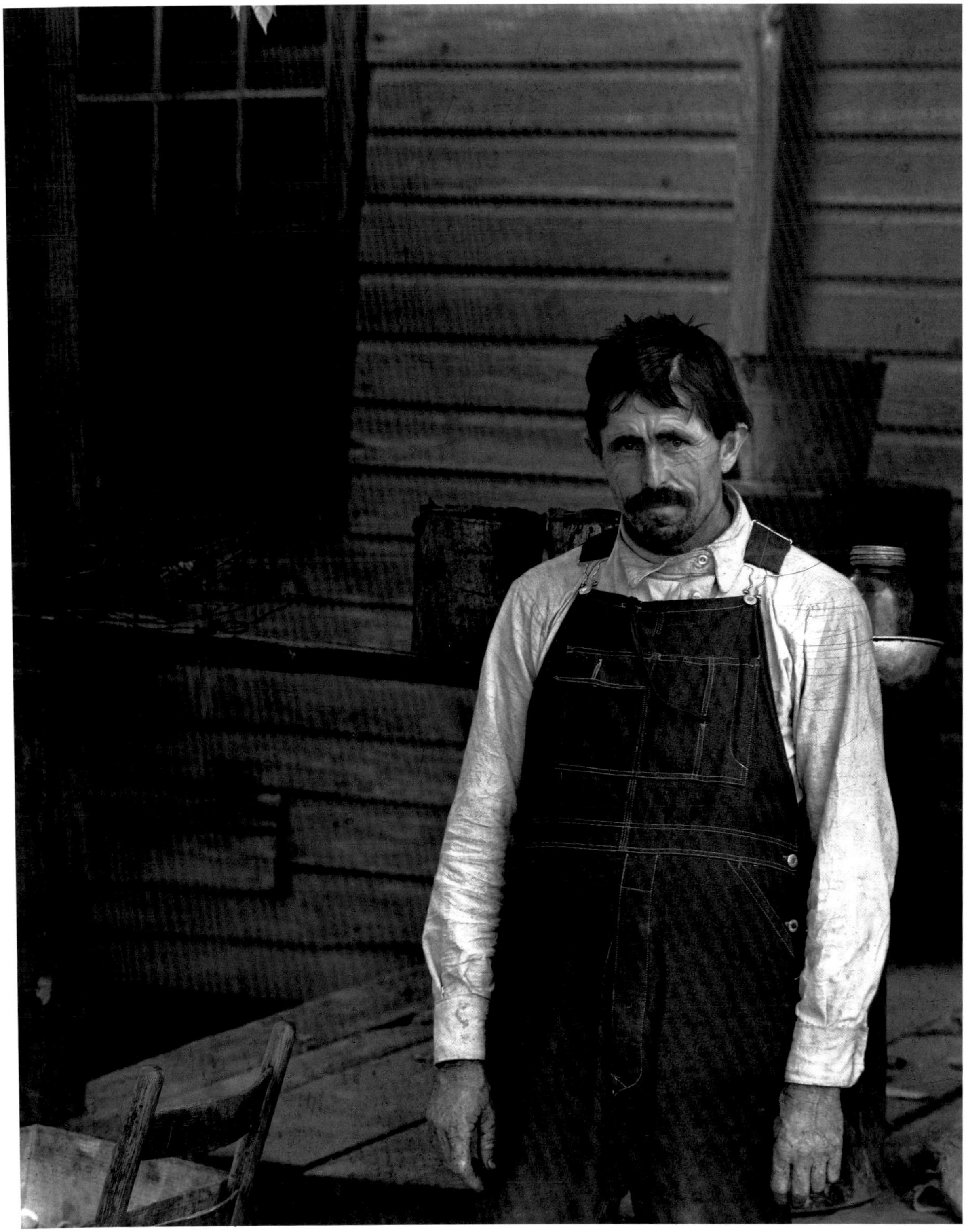

92 Frank Tingle, Hale County, Alabama 1936
フランク・ティングル アラバマ州 ヘール郡

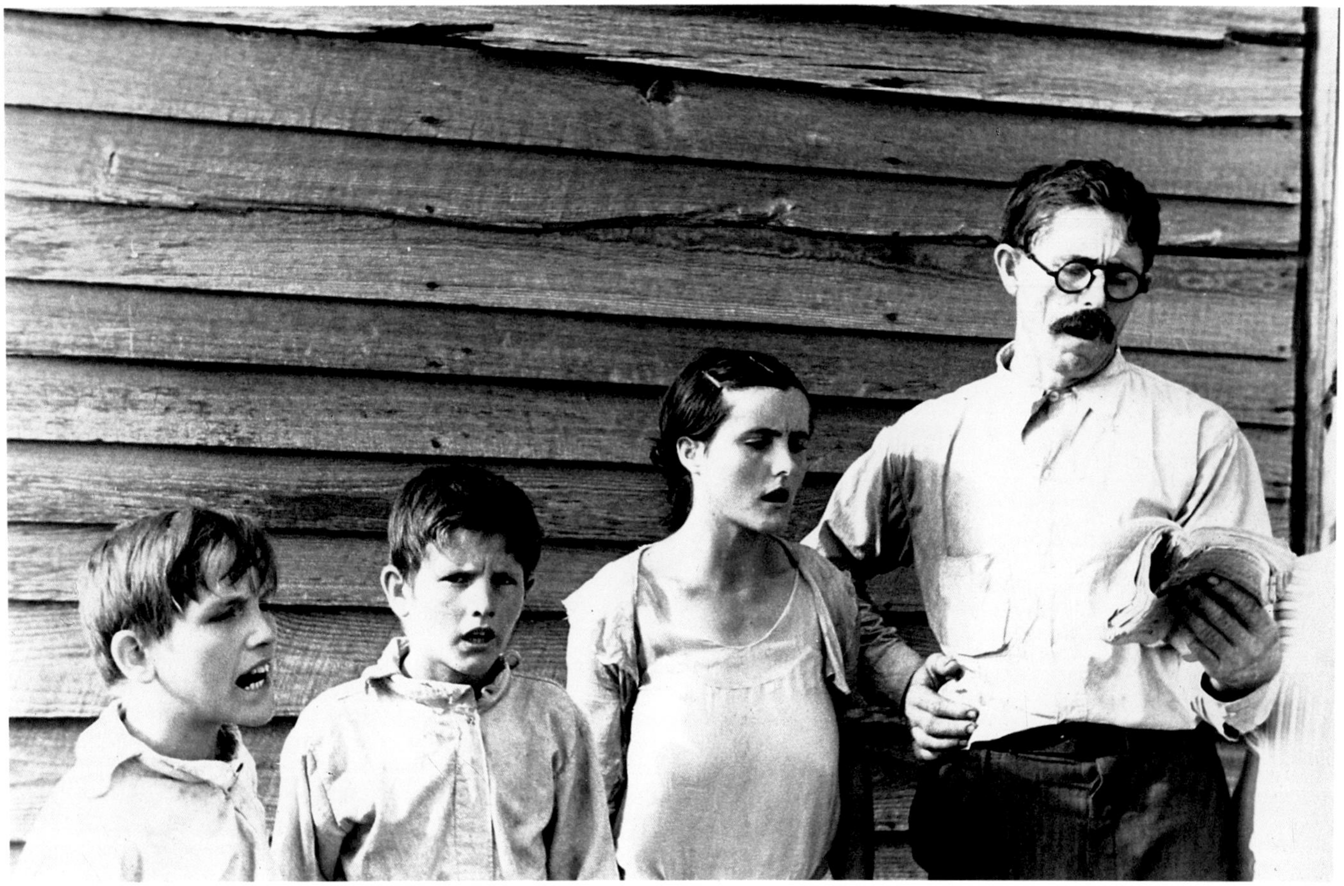

93 Sunday Singing, Frank Tingle's Family, Hale County, Alabama 1936
Sonntäglicher Gesang, Frank Tingles Familie
Chant dominical, famille Tingle
日曜日の合唱 フランク・ティングル一家 アラバマ州 ヘール郡

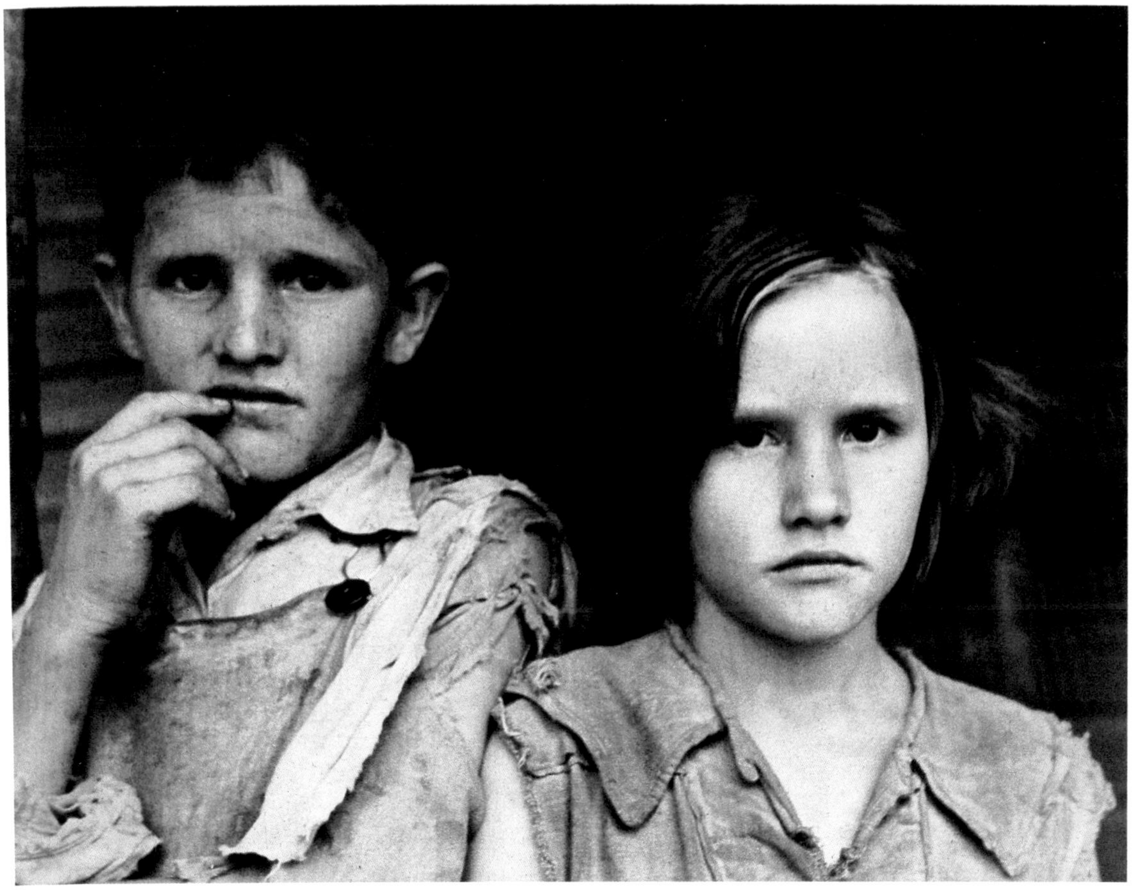

94 William and Ida Ruth Tingle, Hale County, Alabama 1936
William und Ida Ruth Tingle
William et Ida Ruth Tingle
ウィリアムとアイダ・ルース・ティングル アラバマ州 ヘール郡

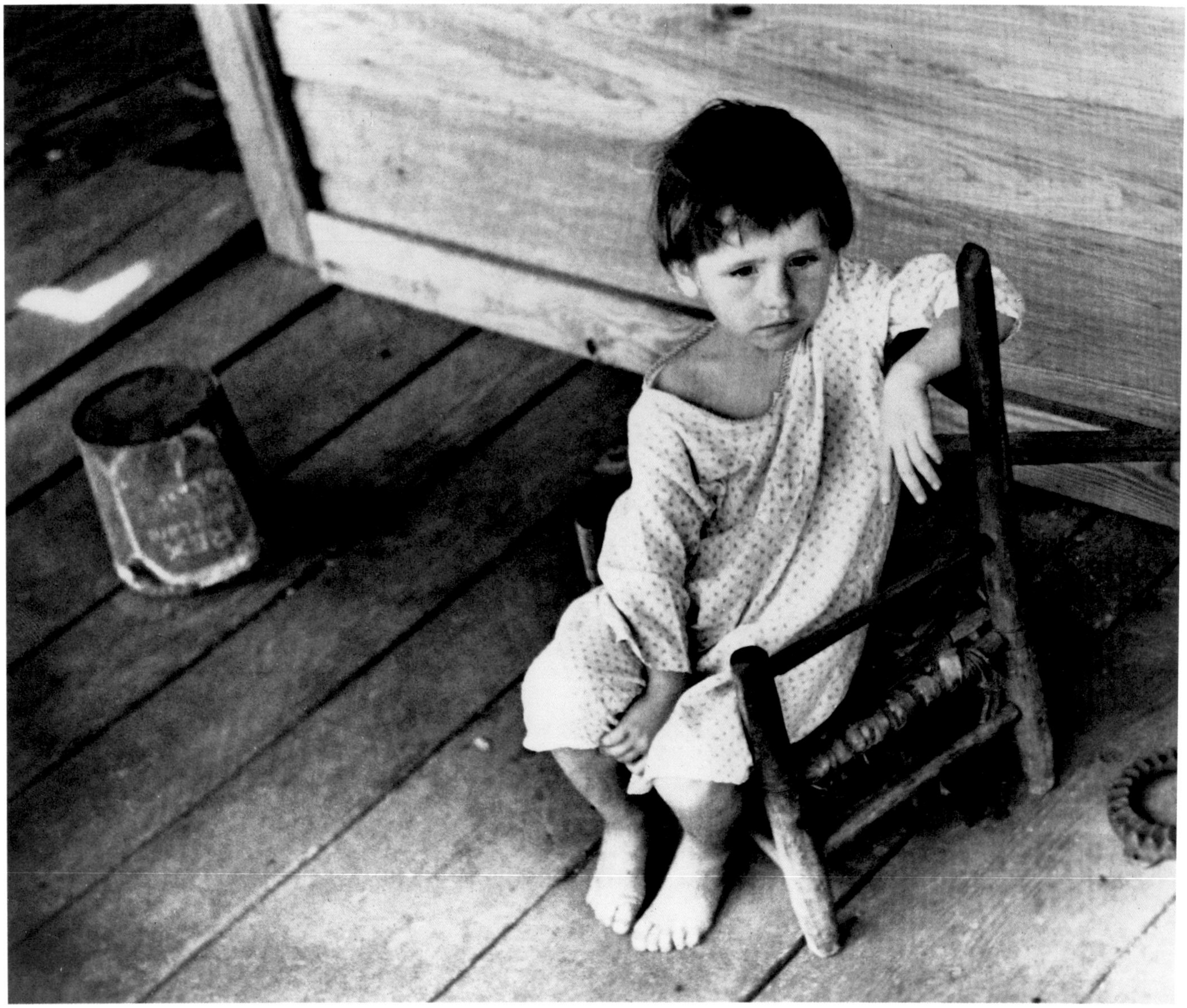

95 Laura Minnie Lee Tingle, Hale County, Alabama 1936
ローラ・ミニー・リー・ティングル アラバマ州 ヘール郡

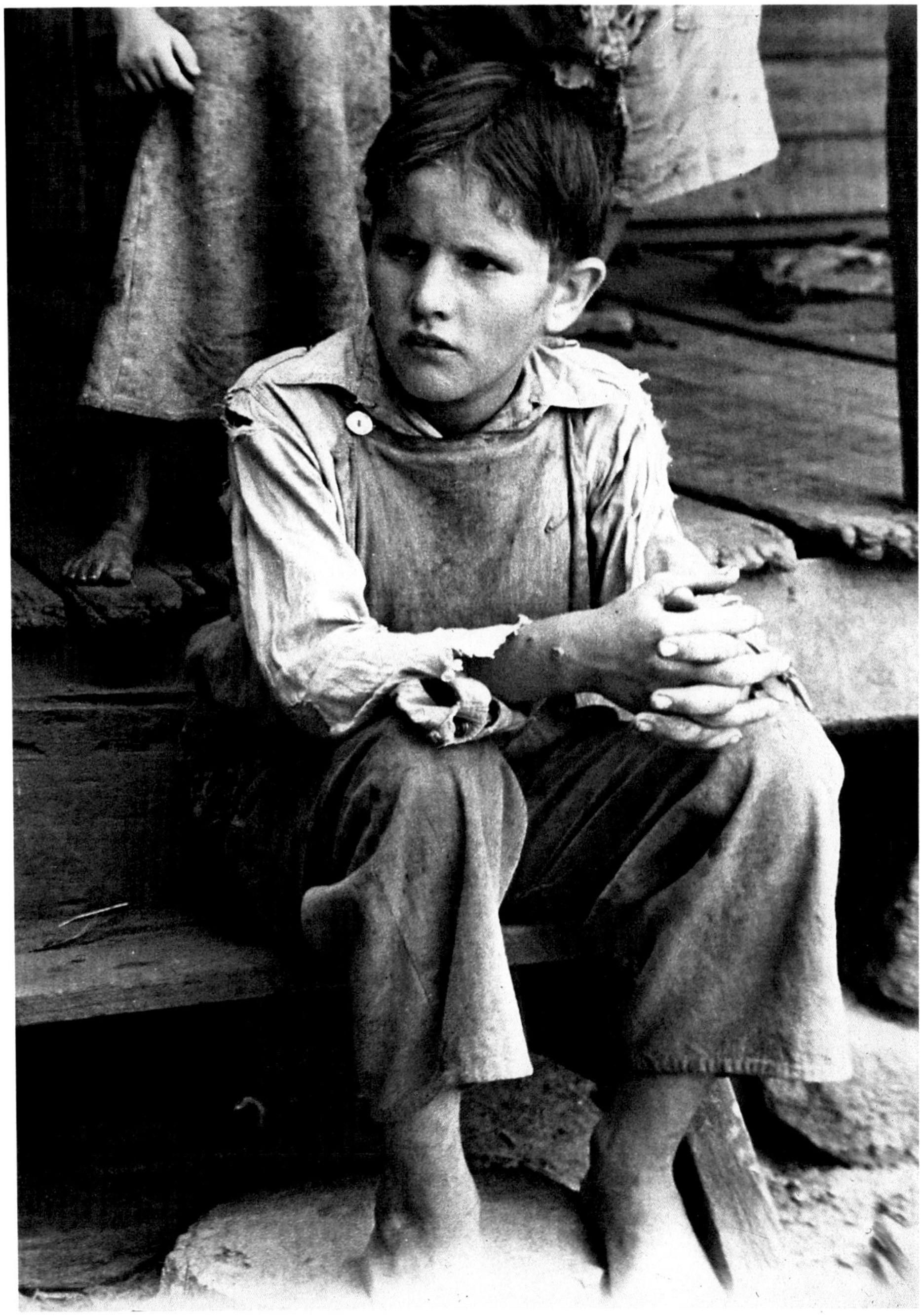

96 William Tingle, Hale County, Alabama 1936
ウィリアム・ティングル アラバマ州 ヘール郡

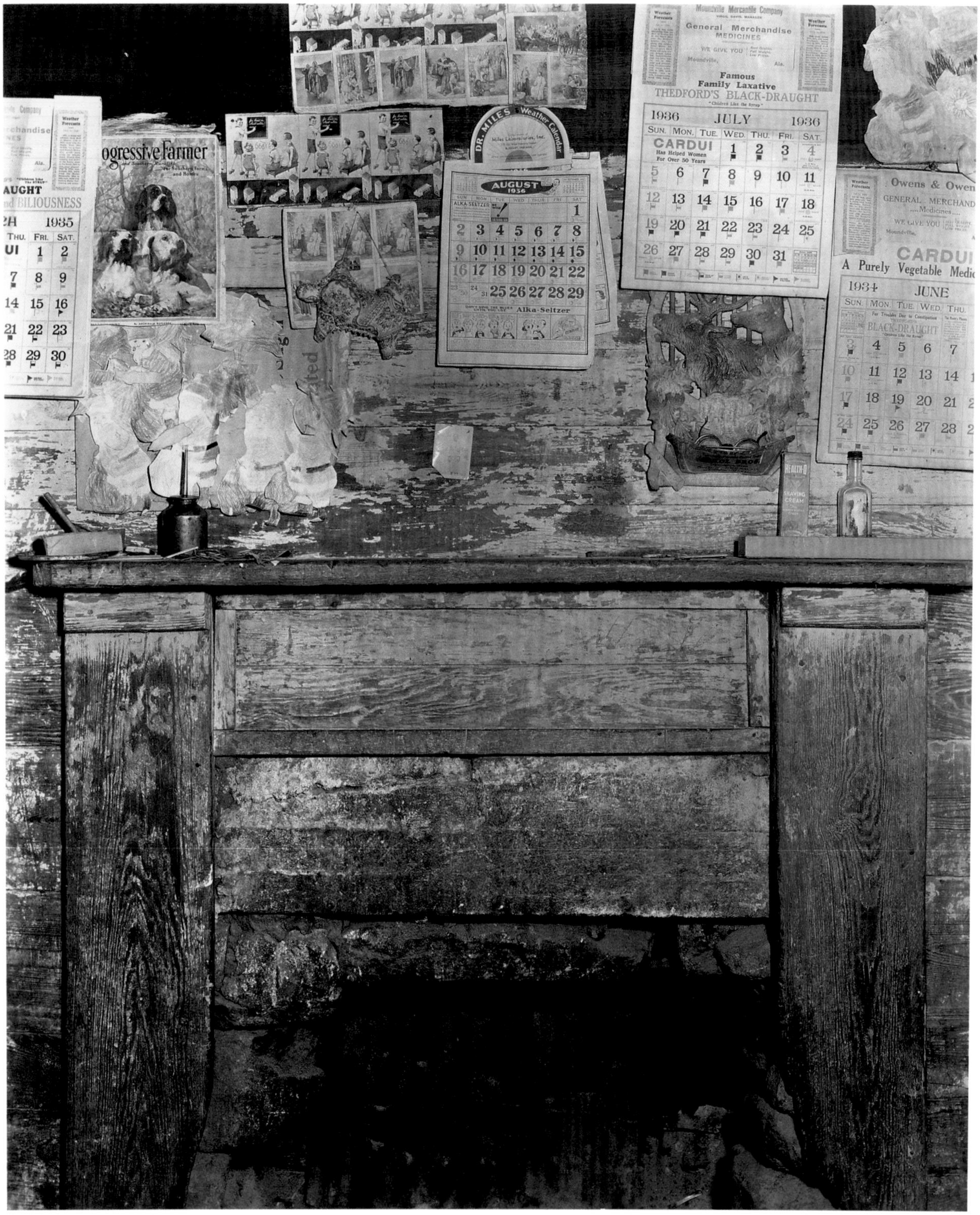

97 Fireplace in the Tingle House, Hale County, Alabama 1936
Kamin im Haus der Tingles
Cheminée dans la maison des Tingle
ティングル家の暖炉 アラバマ州 ヘール郡

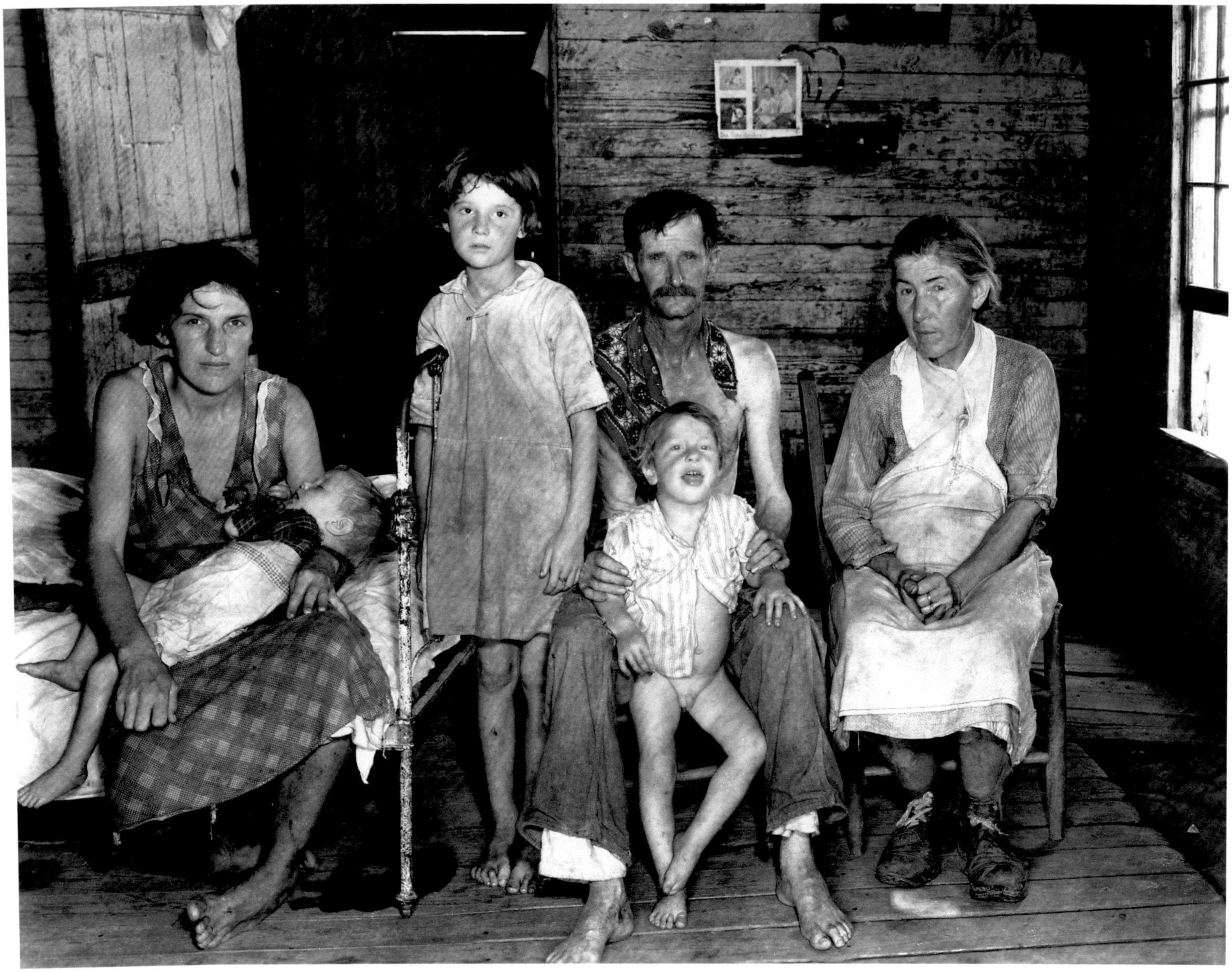

100 Bud Fields and his Family, Hale County, Alabama 1936
Bud Fields und seine Familie
Bud Fields et sa famille
バッド・フィールズとその一家 アラバマ州 ヘール郡

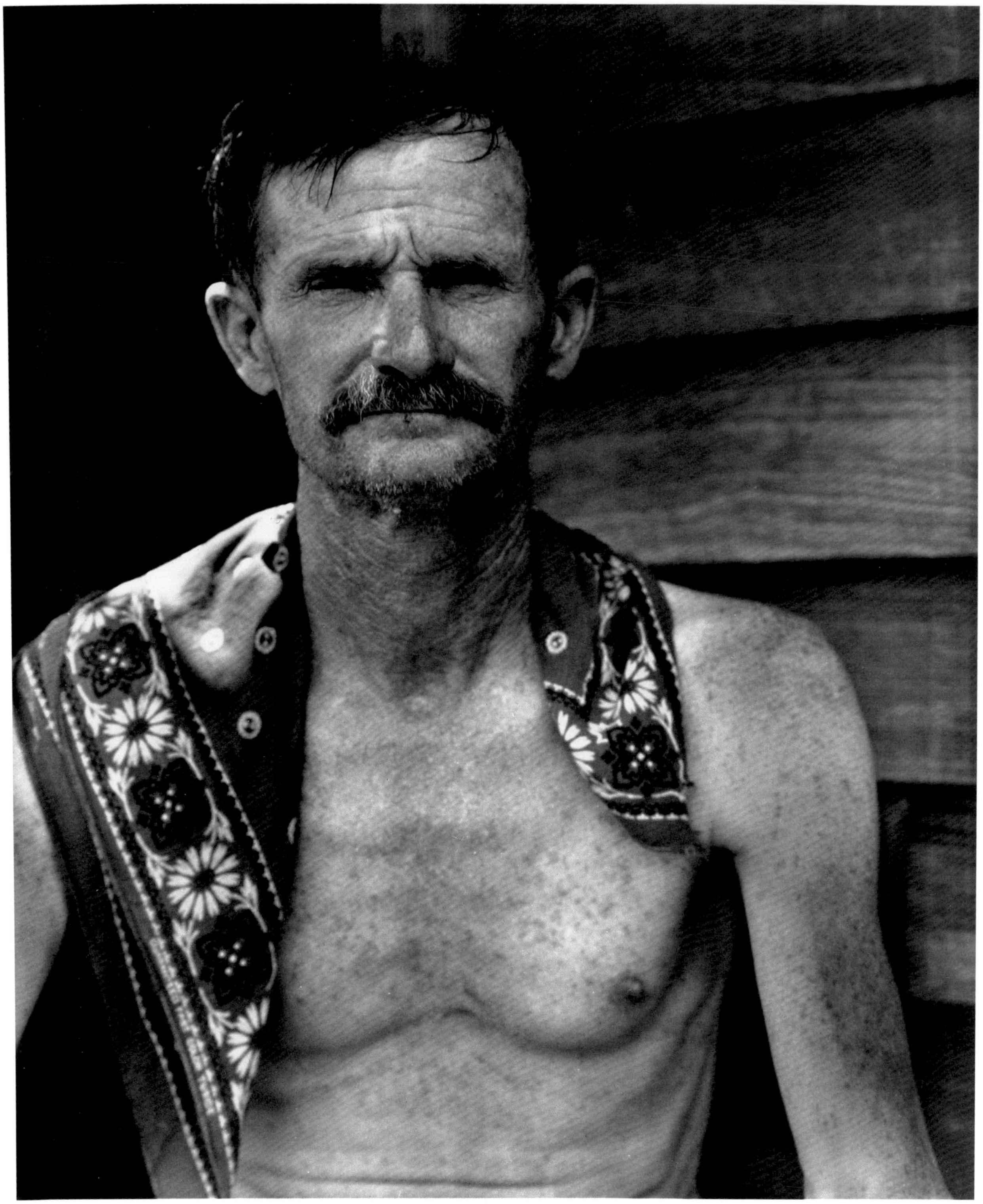

101 Bud Fields, Hale County, Alabama 1936
バッド・フィールズ アラバマ州 ヘール郡

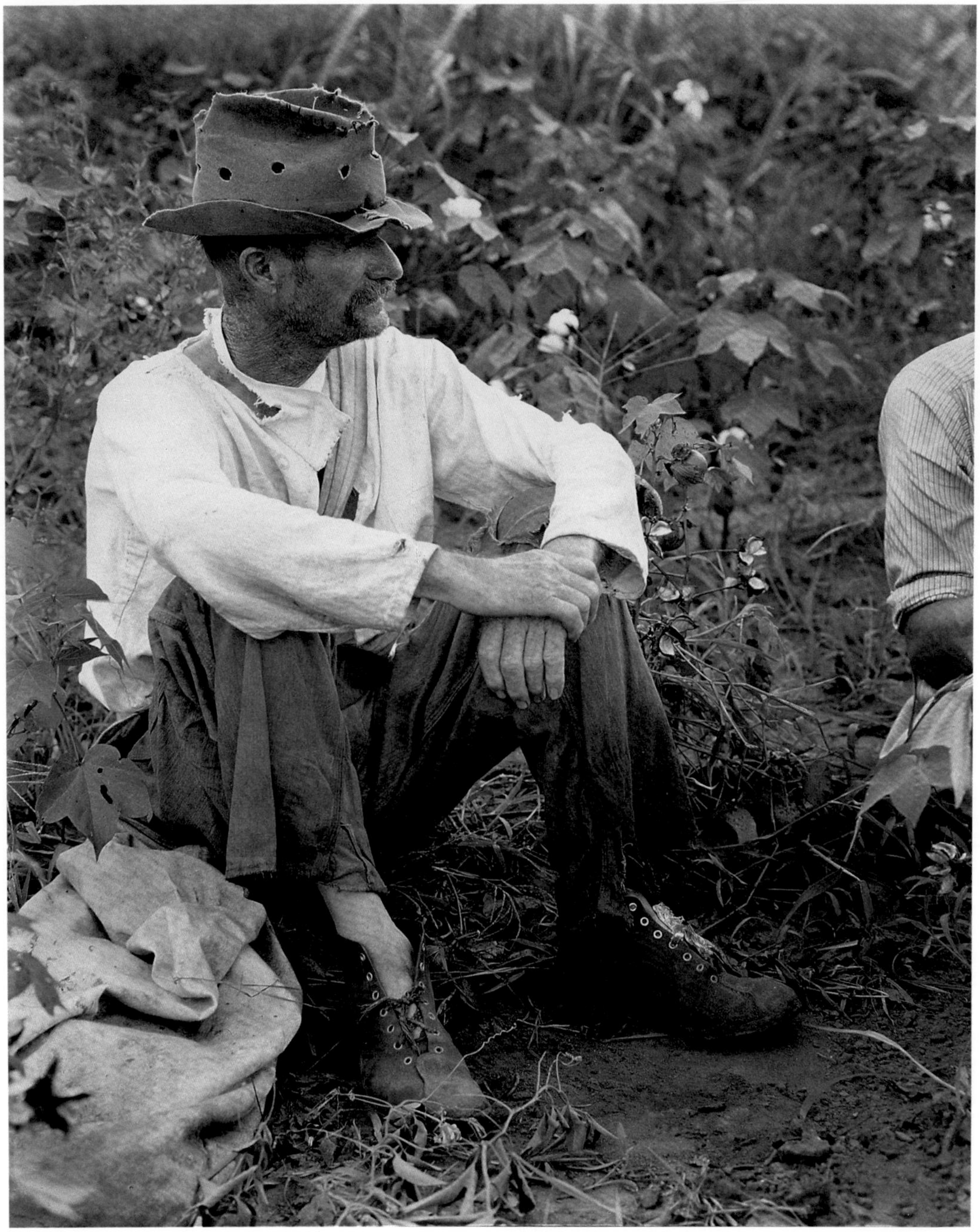

102 Bud Fields in his Cotton Field, Hale County, Alabama 1936
Bud Fields in seinem Baumwollfeld
Bud Fields dans son champ de coton
綿畑のバッド・フィールズ アラバマ州 ヘール郡

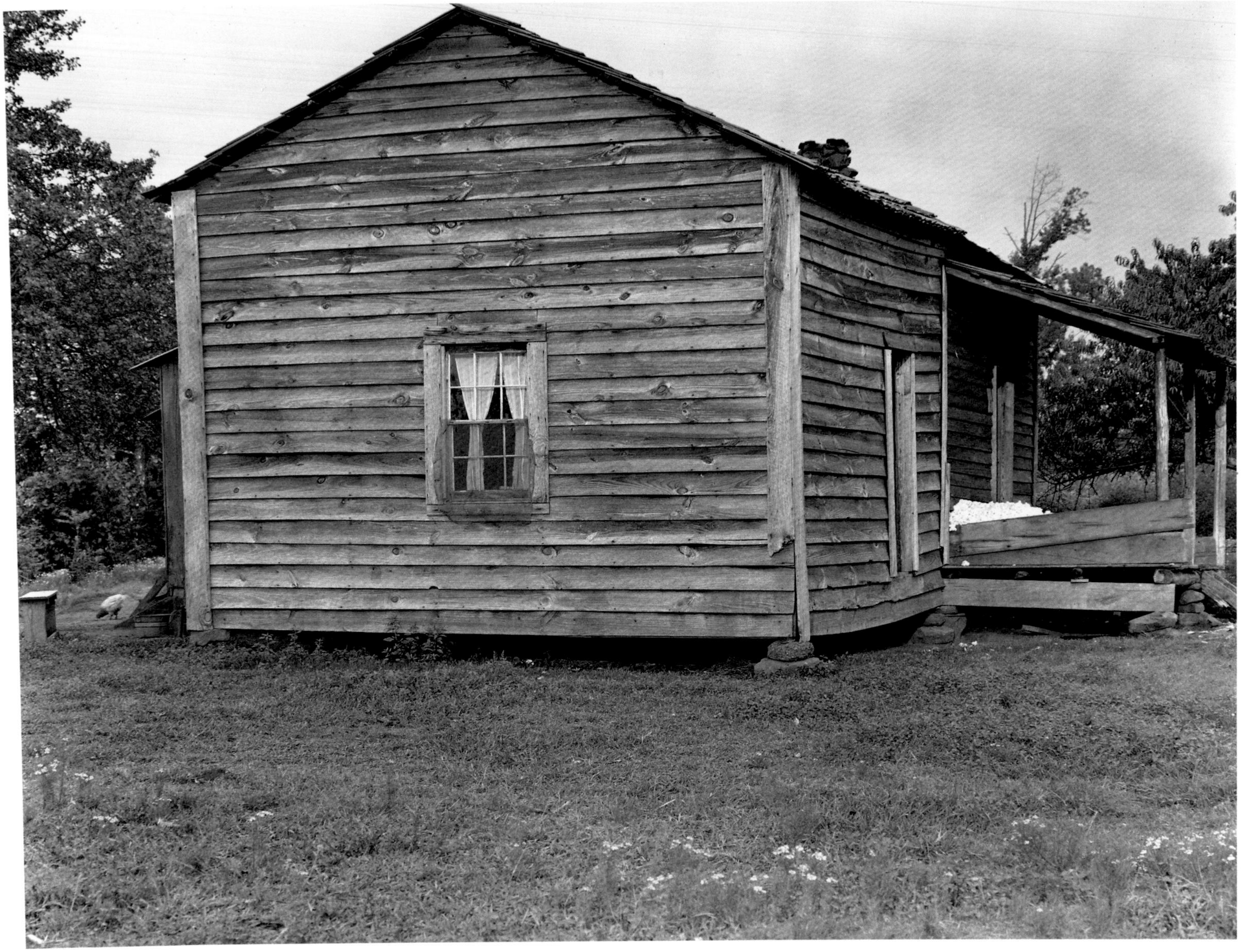

103 Bud Fields' House, Hale County, Alabama 1936
Bud Fields' Haus
La maison de Bud Fields
バッド・フィールズの家 アラバマ州 ヘール郡

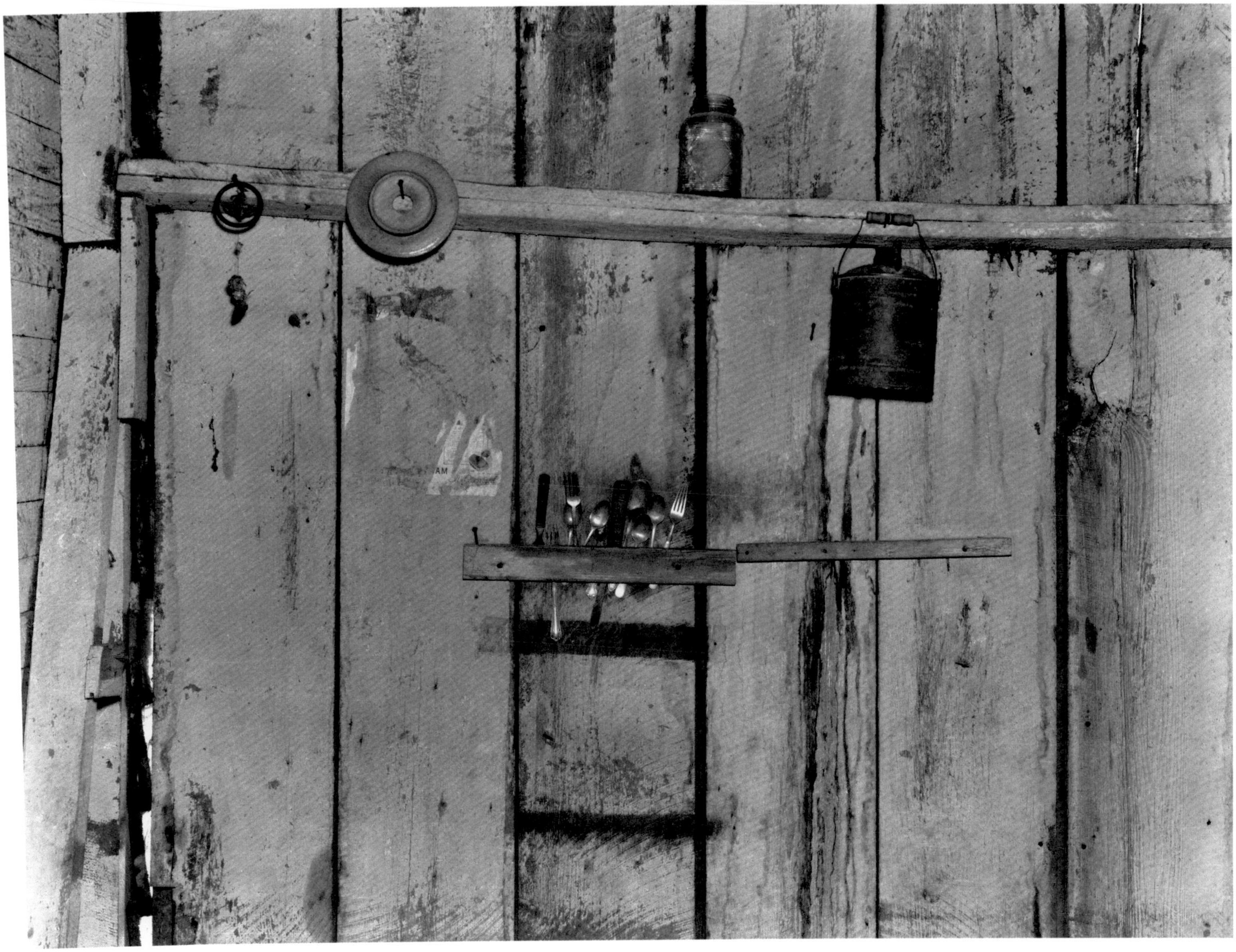

104 Kitchen Wall in the Fields House, Hale County, Alabama 1936
Küchenwand im Haus der Fields
Le mur de la cuisine dans la maison des Fields
フィールズ家の台所の壁 アラバマ州 ヘール郡

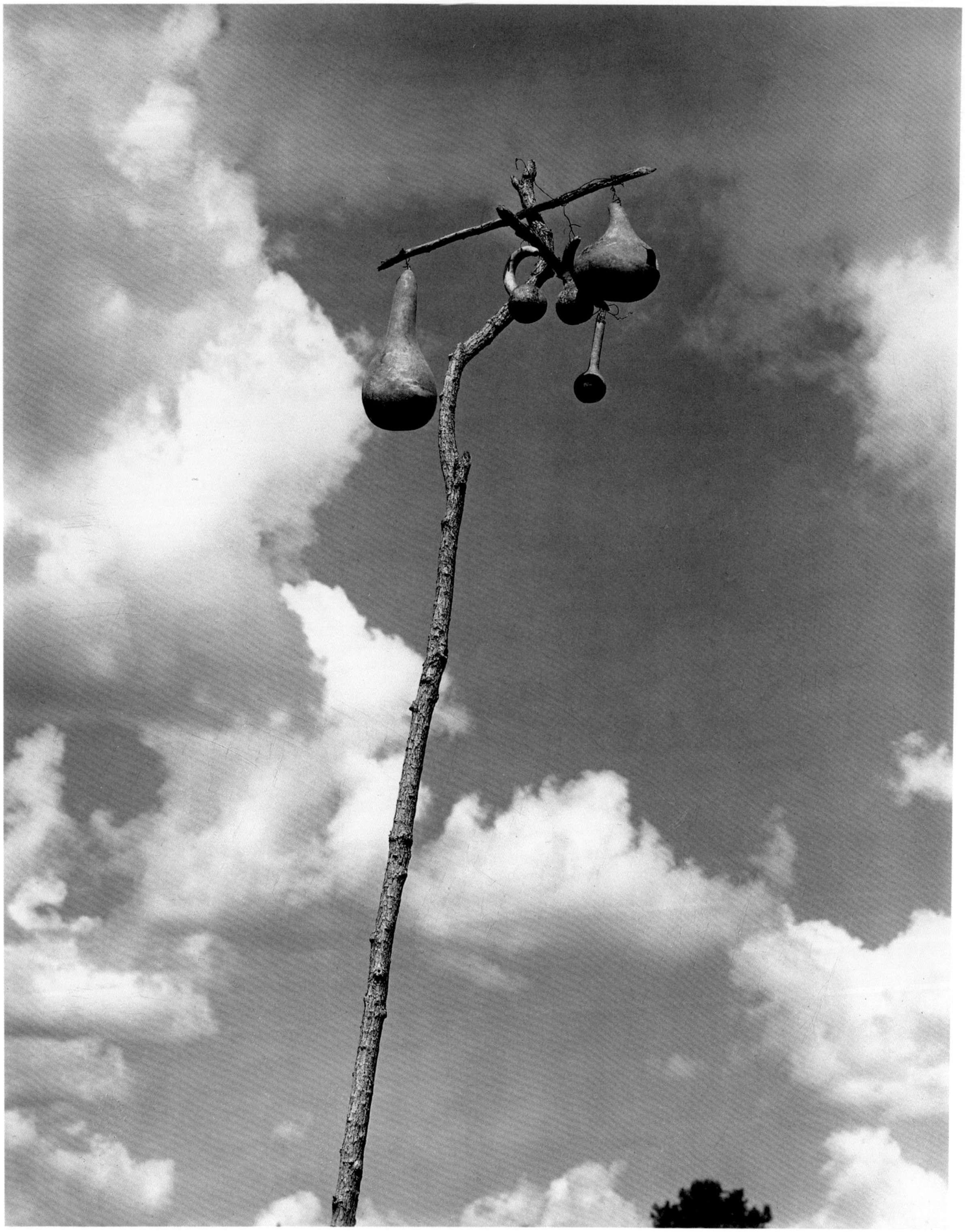

105 Gourd Tree for Martini, Hale County, Alabama 1936
Flaschenkürbis-Baum für Martini
Arbre avec gourdes pour la Saint-Martin
瓢箪でつくった燕の巣 アラバマ州 ヘール郡

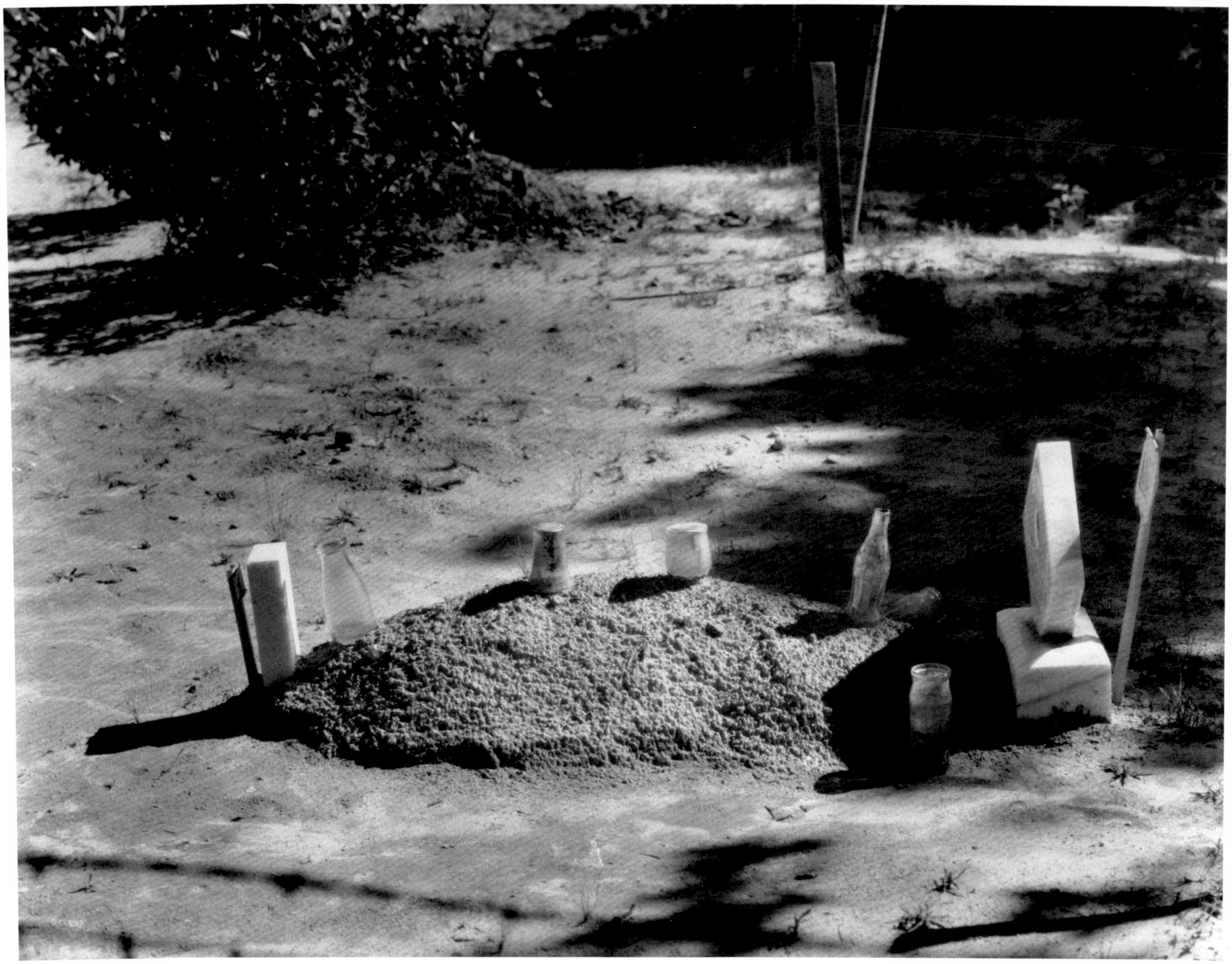

106 A Child's Grave, Hale County, Alabama 1936
Kindergrab
La tombe d'un enfant
ある子供の墓 アラバマ州 ヘール郡

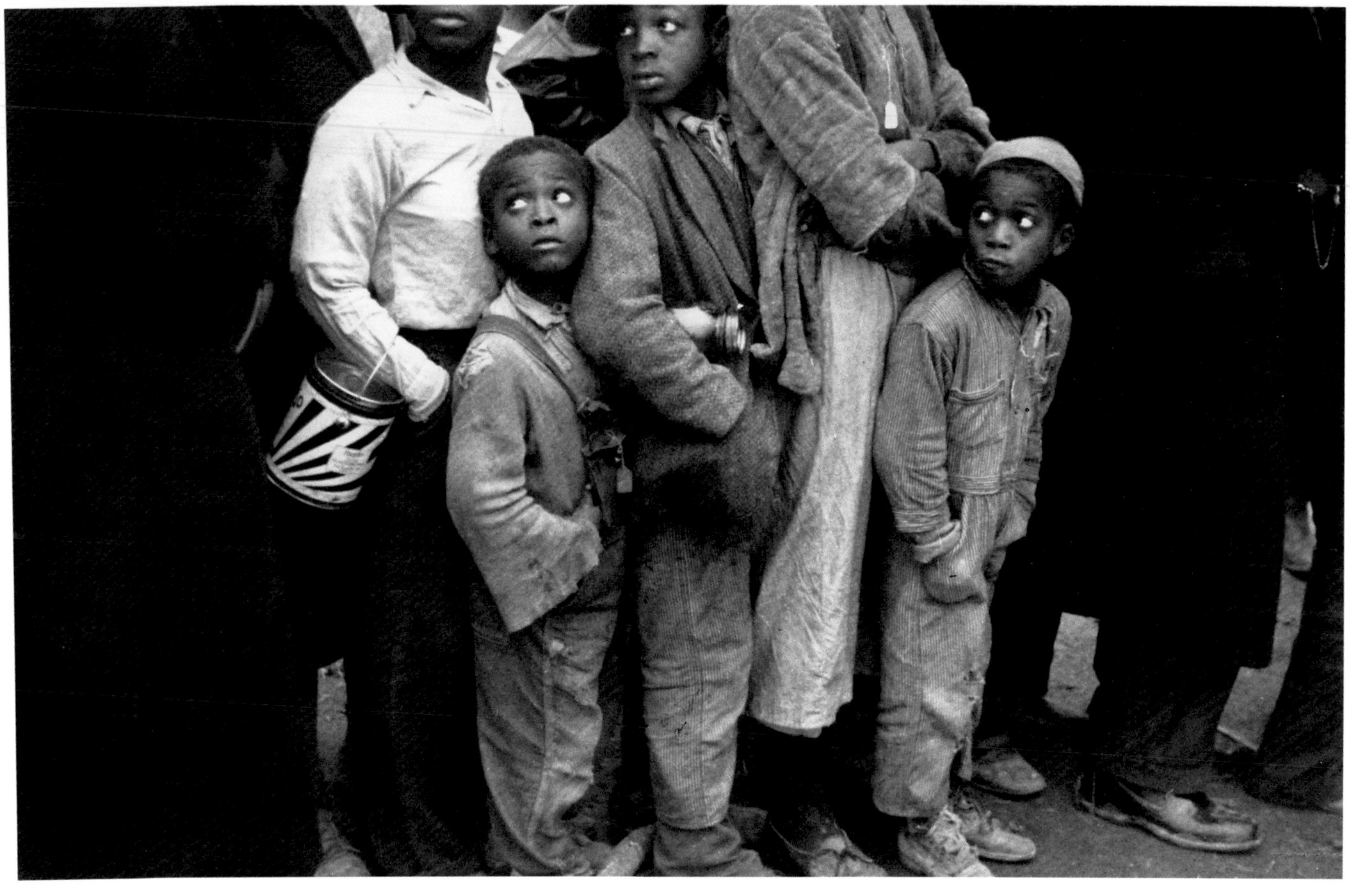

107 Flood Refugees, Forrest City, Arkansas 1937
Opfer einer Flutkatastrophe
Les victimes d'une inondation
洪水の避難民たち アーカンソー州 フォレスト市

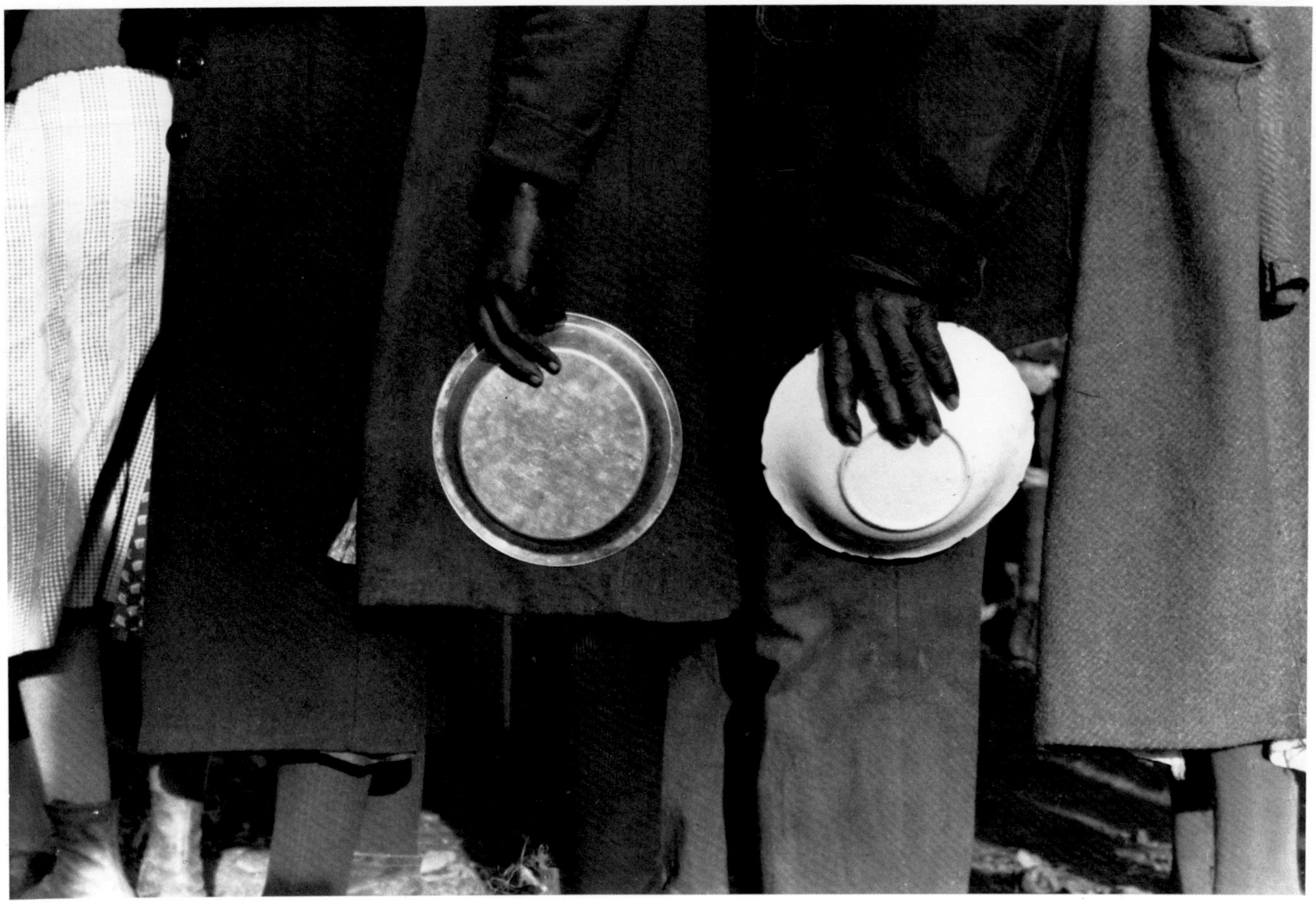

108 Flood Refugees, Forrest City, Arkansas 1937
Opfer einer Flutkatastrophe
Les victimes d'une inondation
洪水の避難民たち アーカンソー州 フォレスト市

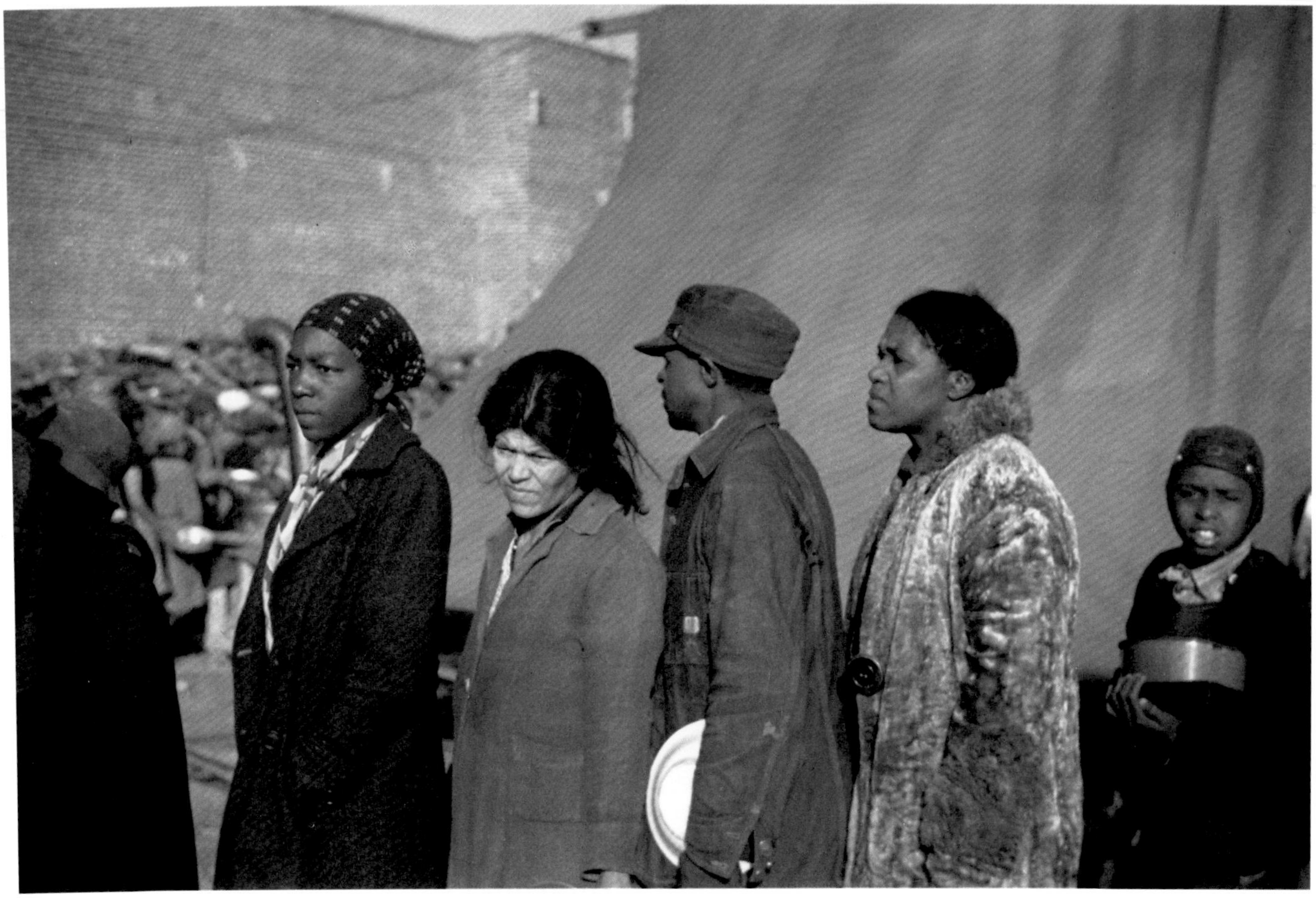

109 Flood Refugees, Forrest City, Arkansas 1937
Opfer einer Flutkatastrophe
Les victimes d'une inondation
洪水の避難民たち アーカンソー州 フォレスト市

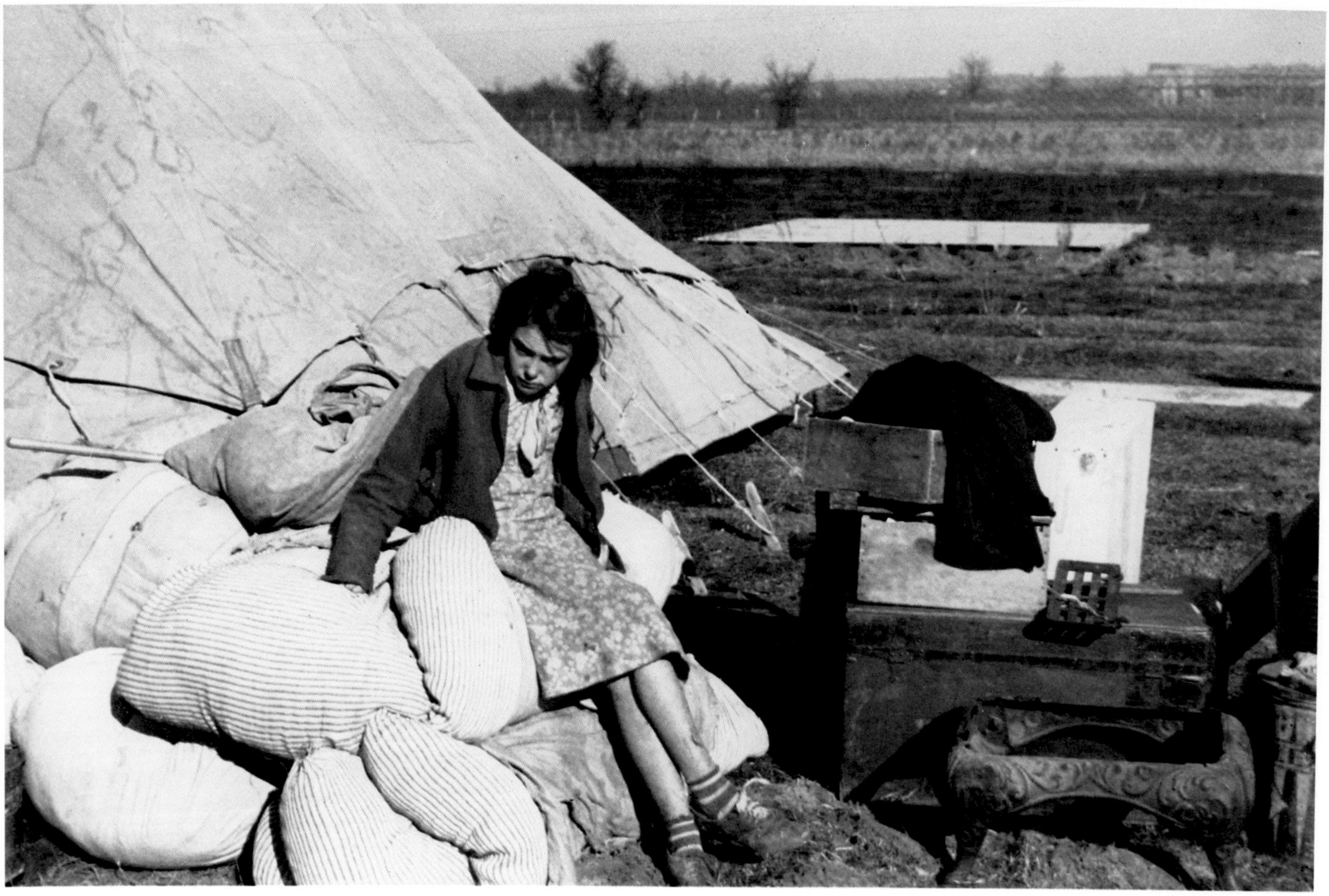

110 Flood Refugee, Forrest City, Arkansas 1937
Opfer einer Flutkatastrophe
Victime d'une inondation
洪水の避難民 アーカンソー州 フォレスト市

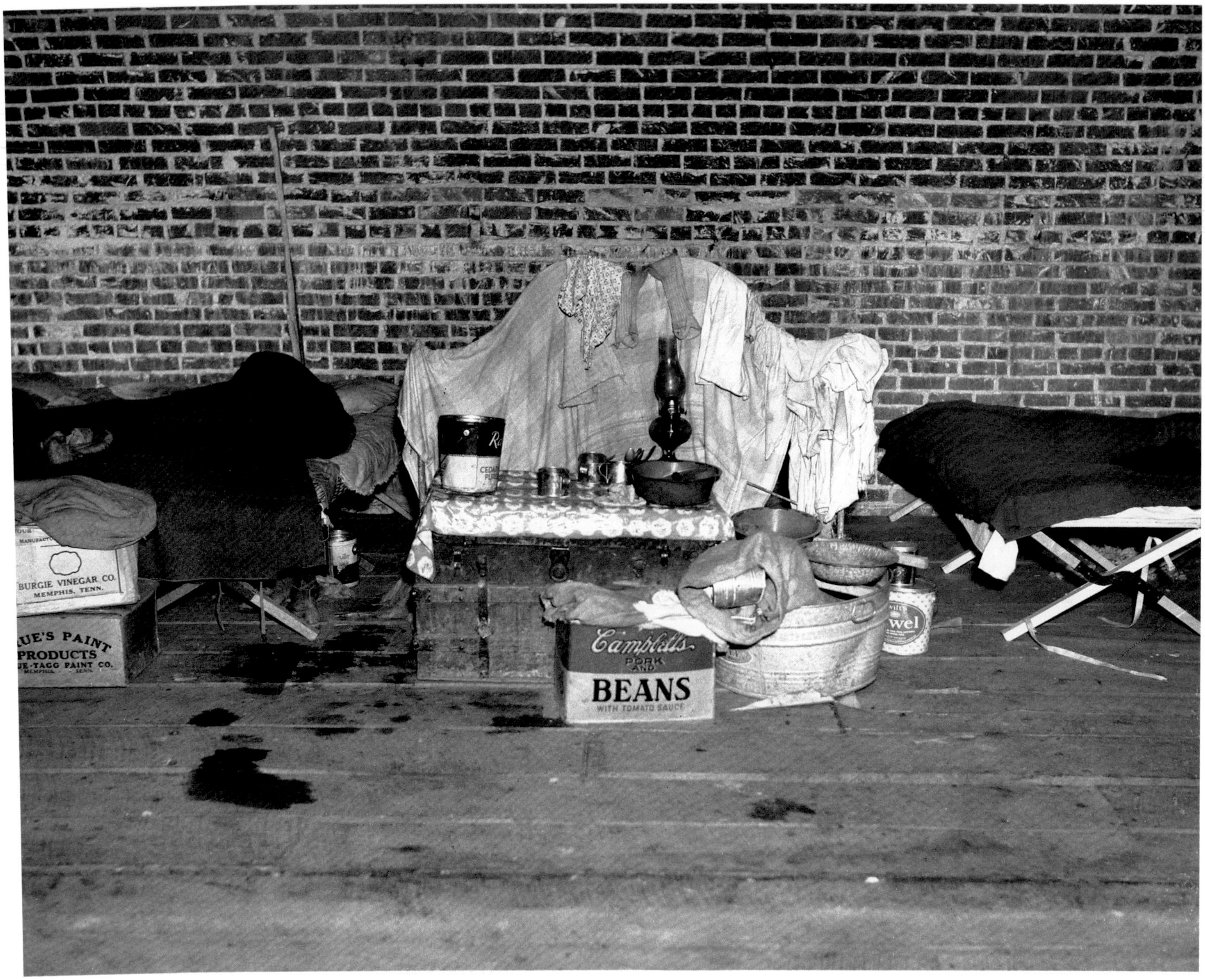

111 Belongings of a Flood Refugee, Forrest City, Arkansas 1937
Die Habe eines Opfers der Flutkatastrophe
Les biens d'une victime de l'inondation
洪水避難民の持ち物 アーカンソー州 フォレスト市

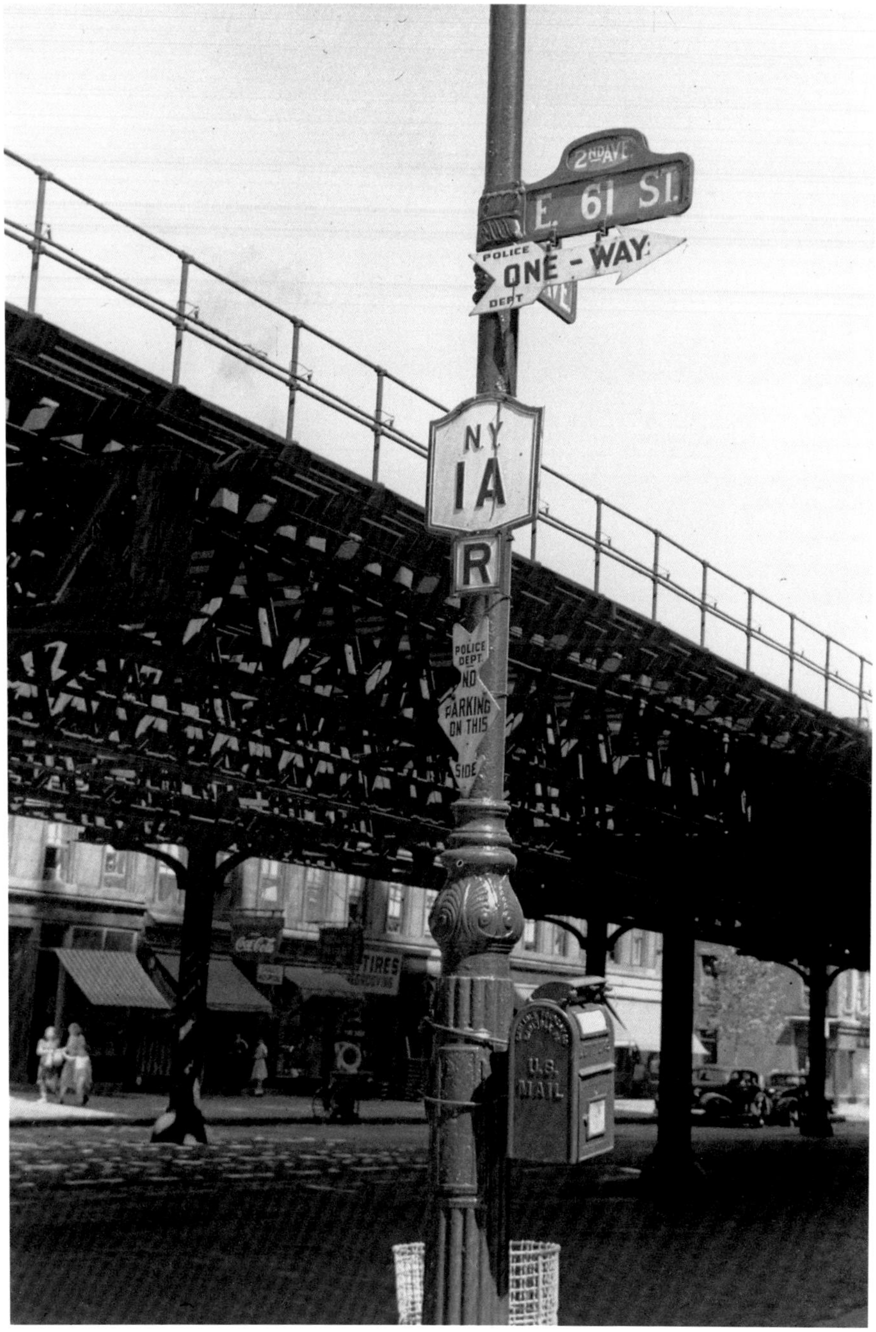

112 Street and Bridge, New York City 1938
Straße und Brücke
Rue et pont
街路と橋 ニューヨーク市

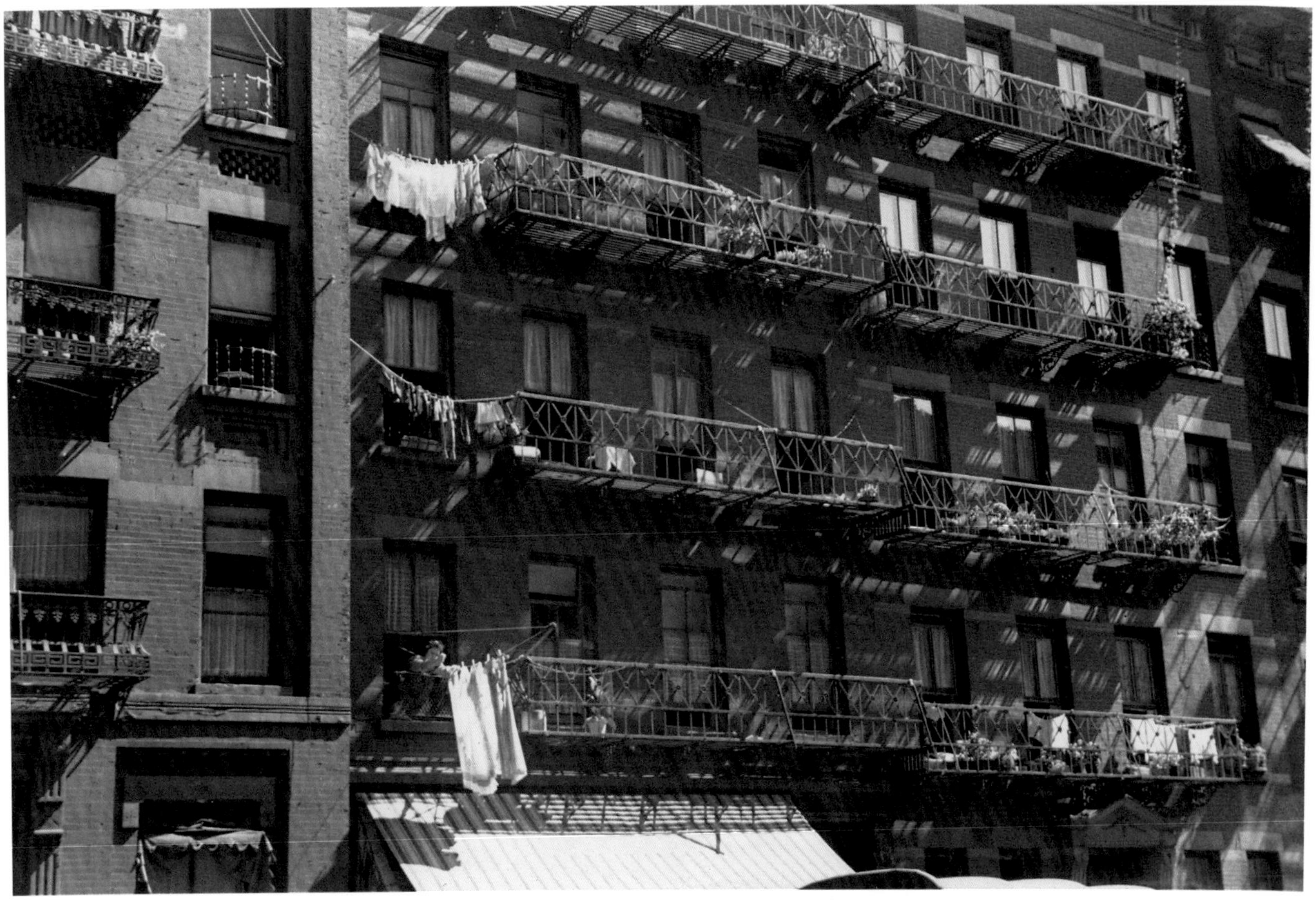

113 Building Fronts, New York City 1938
Häuserfassaden
Façades de maisons
建物の正面 ニューヨーク市

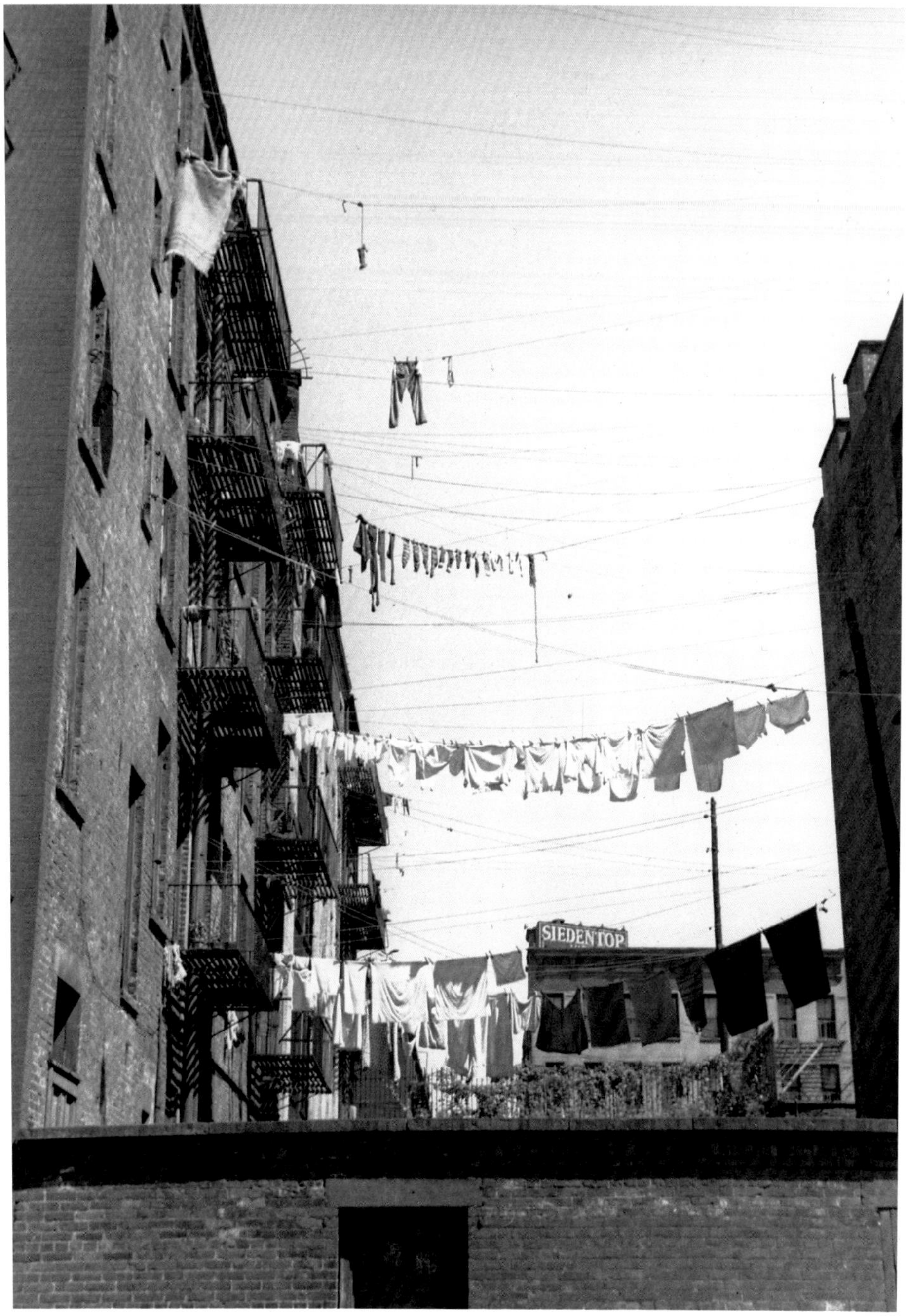

114 Backyard with Clothes-lines, New York City 1938
Hof mit Wäscheleinen
Cour avec cordes à linge
洗濯ロープを張った裏庭 ニューヨーク市

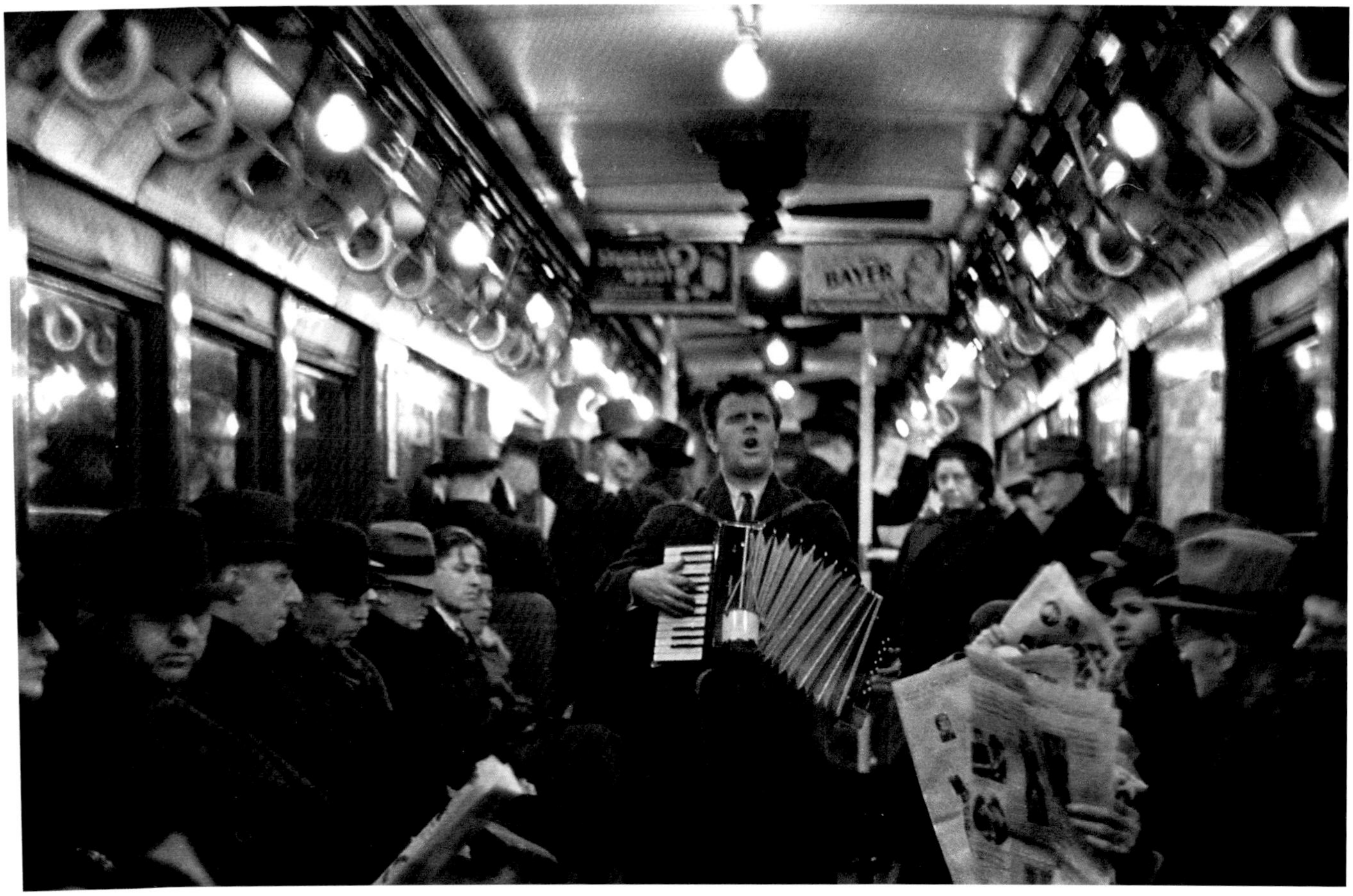

115 Subway with Accordion Player, New York 1939 – 41
Subway mit Akkordeon-Spieler
Joueur d'accordéon dans le métro
地下鉄のなかのアコーデオン弾き ニューヨーク市

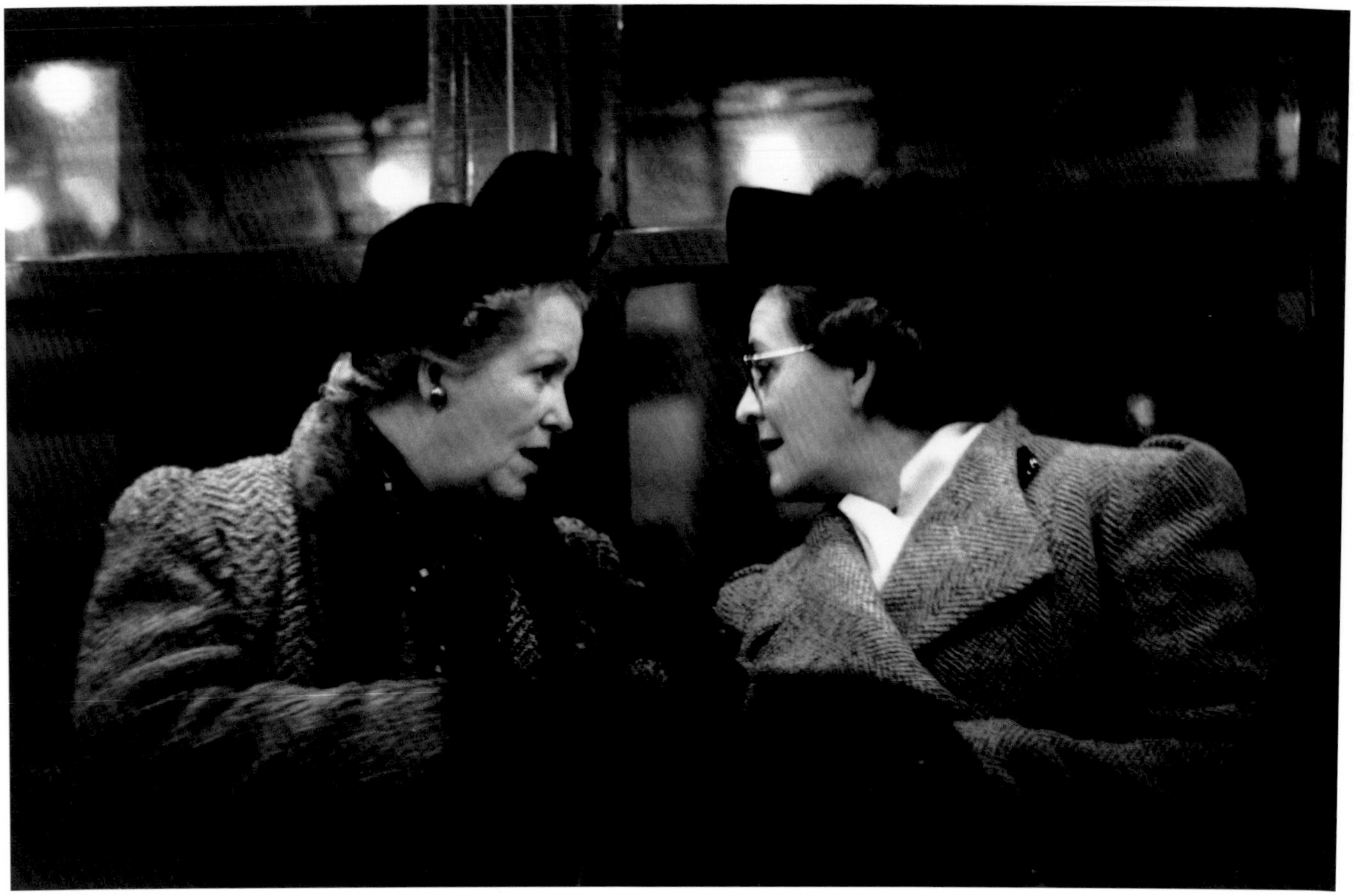

116 Subway Portraits, New York 1939 – 41
Subway-Portraits
Portraits dans le métro
サブウェイ・ポートレイト ニューヨーク市

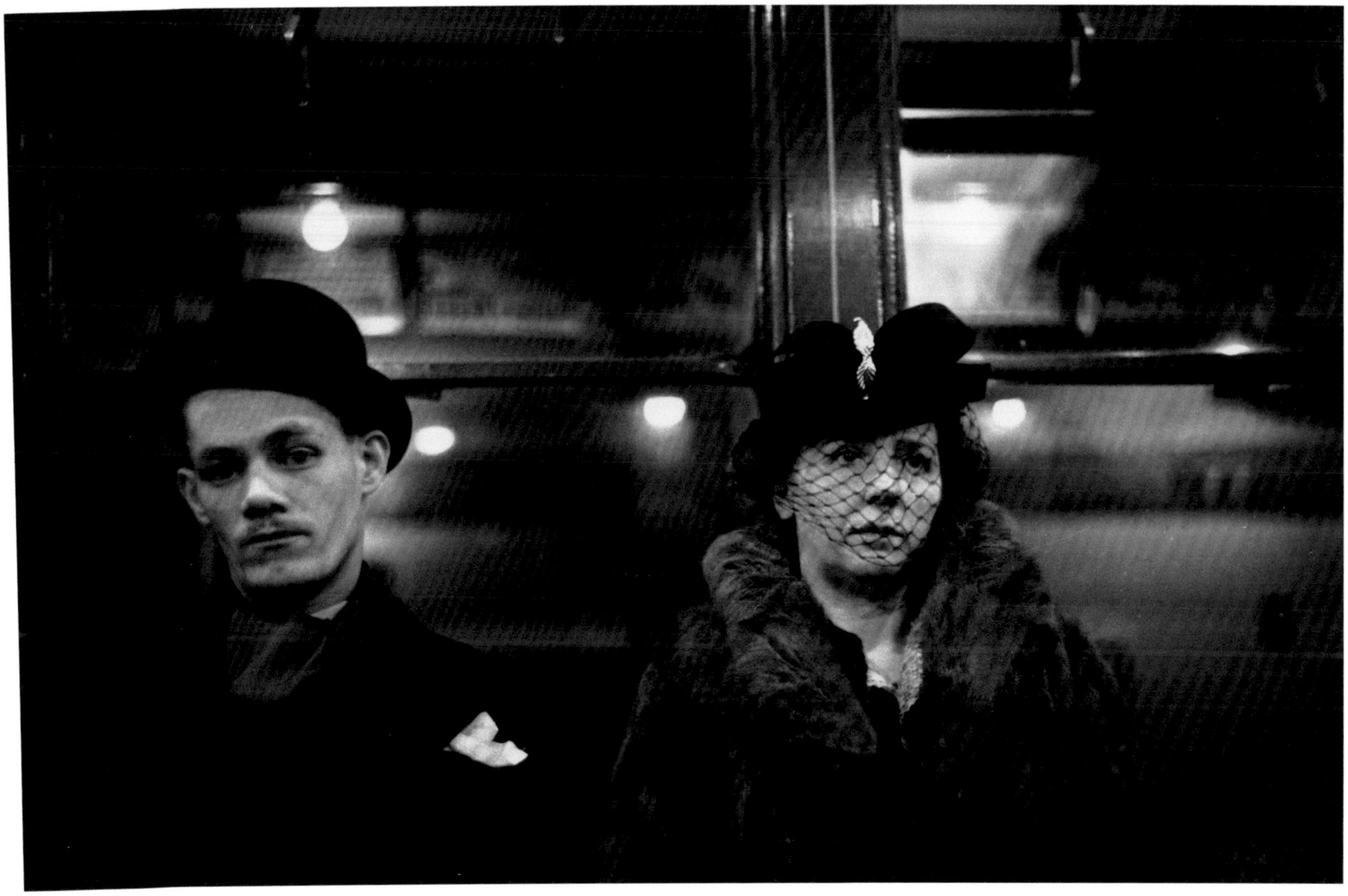

117 Subway Portraits, New York 1939–41
Subway-Portraits
Portraits dans le métro
サブウェイ・ポートレイト ニューヨーク市

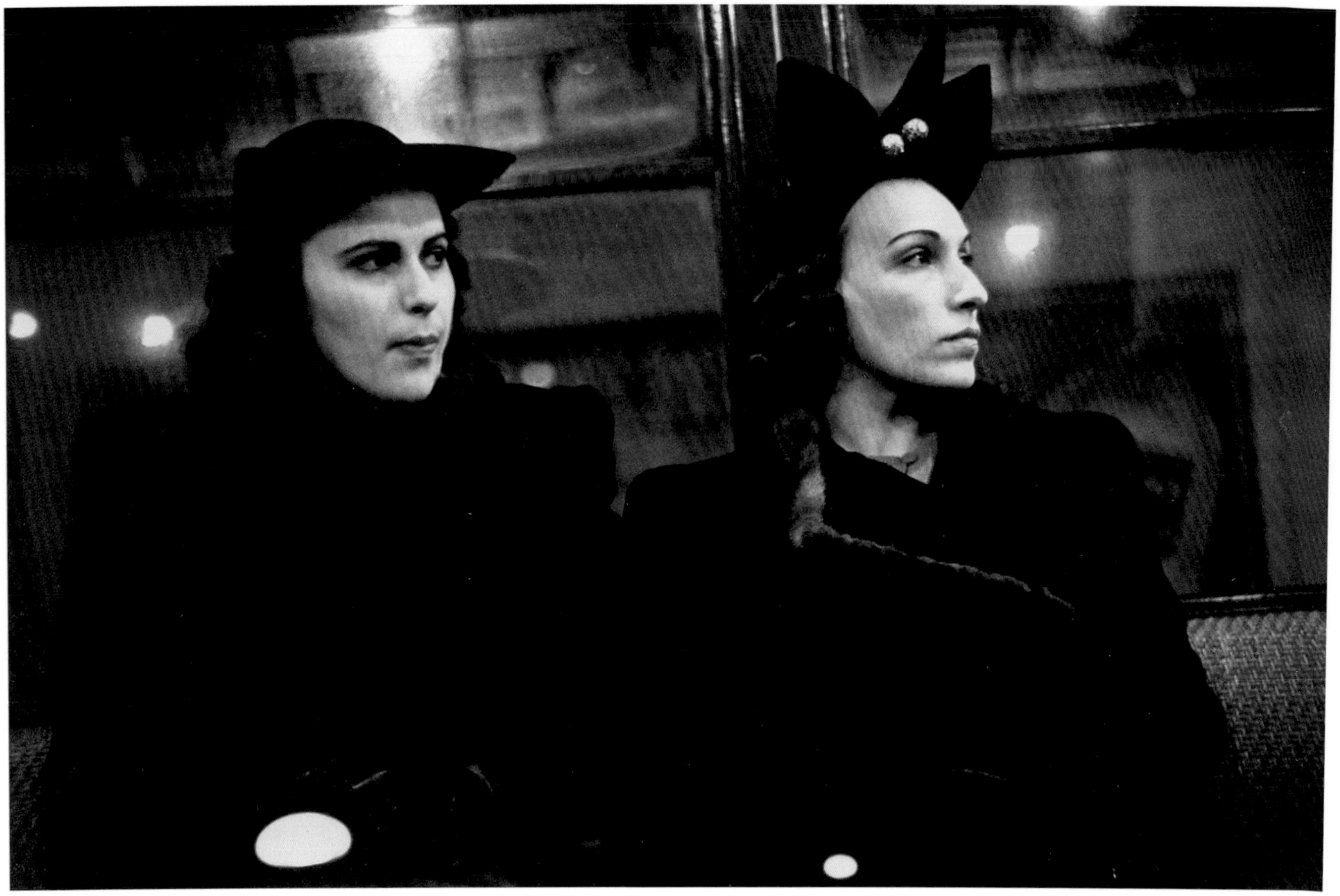

118 Subway Portraits, New York 1939–41
Subway-Portraits
Portraits dans le métro
サブウェイ・ポートレイト ニューヨーク市

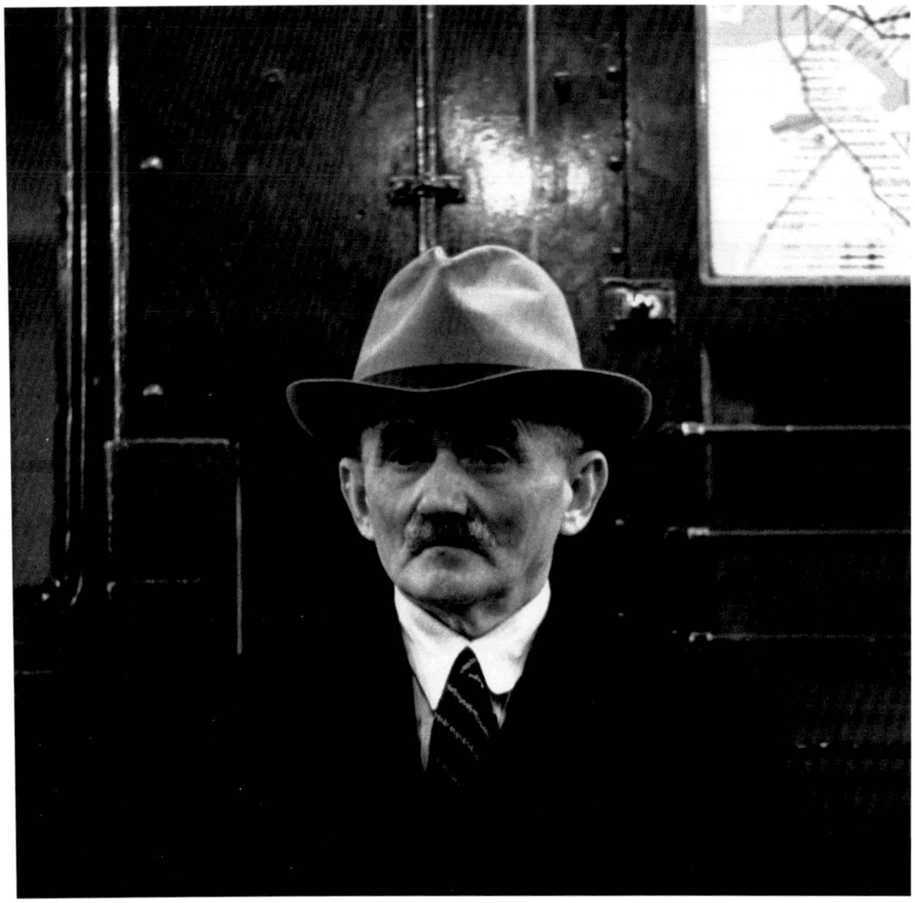

119 Subway Portrait, New York 1939 – 41
Subway-Portrait
Portrait dans le métro
サブウェイ・ポートレイト ニューヨーク市

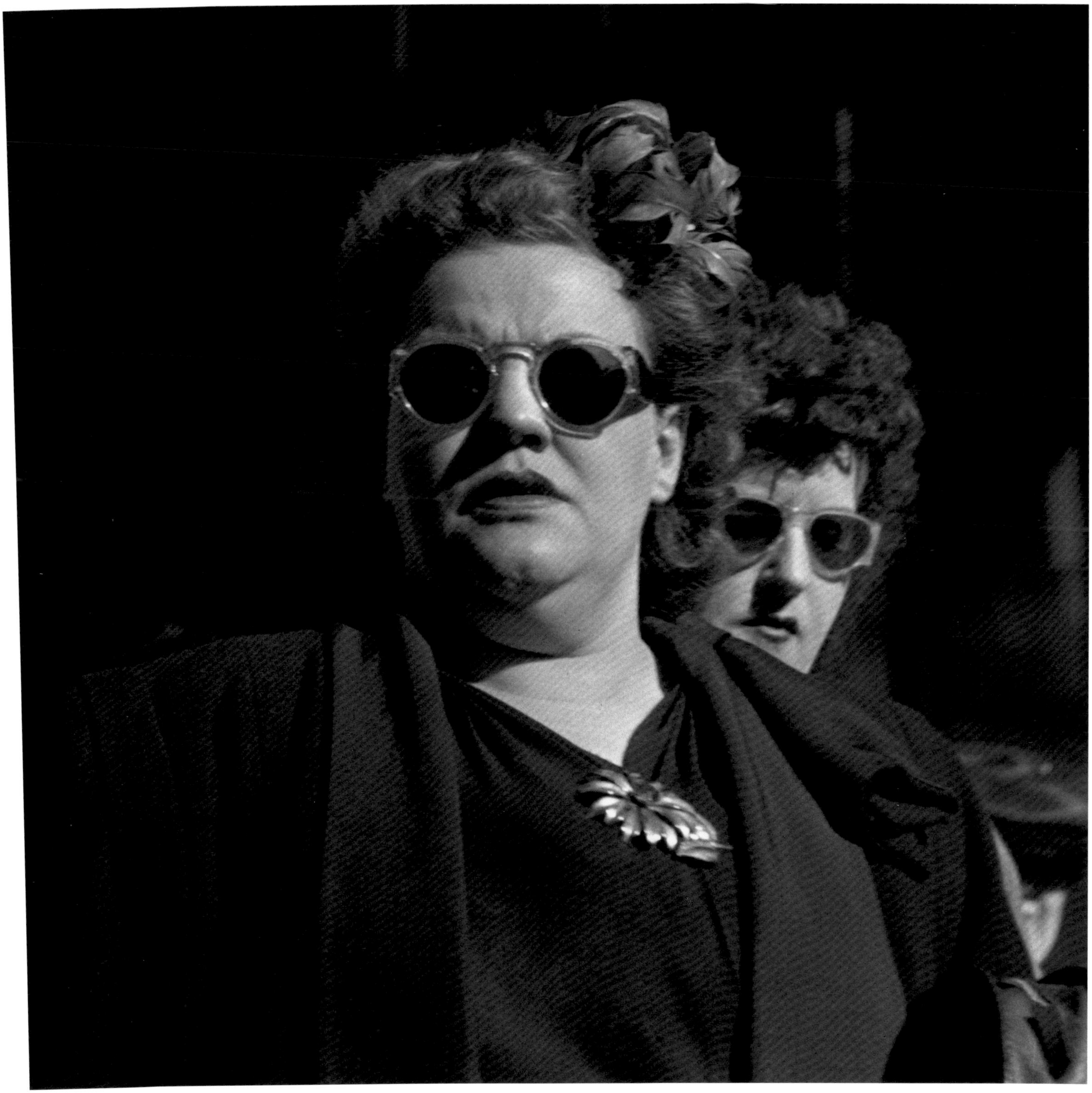

120 Street Portrait, Chicago 1947
Straßen-Portrait
Portrait dans la rue
ストリート・ポートレイト シカゴ

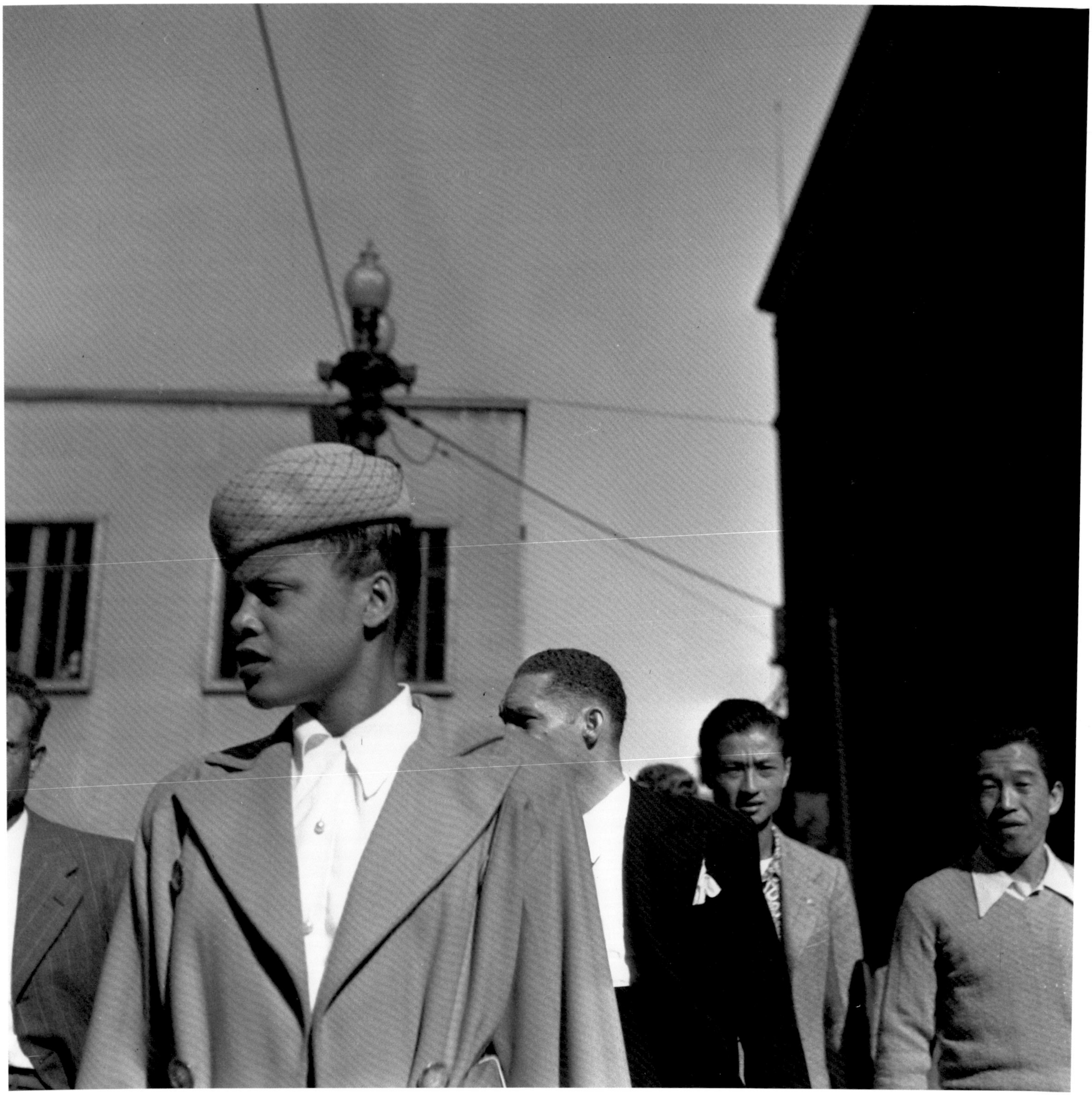

121 Street Portrait, Chicago 1947
Straßen-Portrait
Portrait dans la rue
ストリート・ポートレイト シカゴ

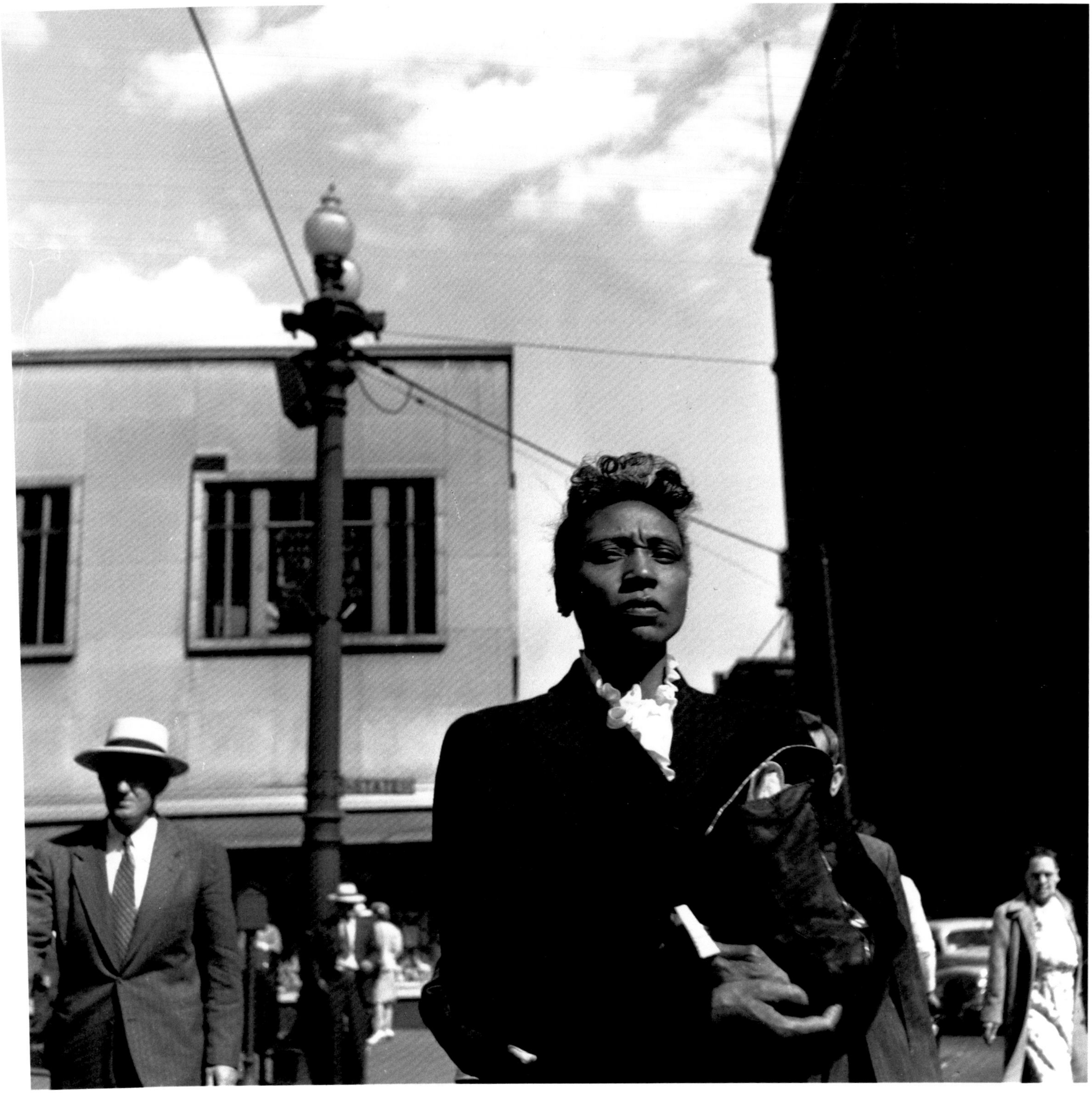

122 Street Portrait, Chicago 1947
Straßen-Portrait
Portrait dans la rue
ストリート・ポートレイト シカゴ

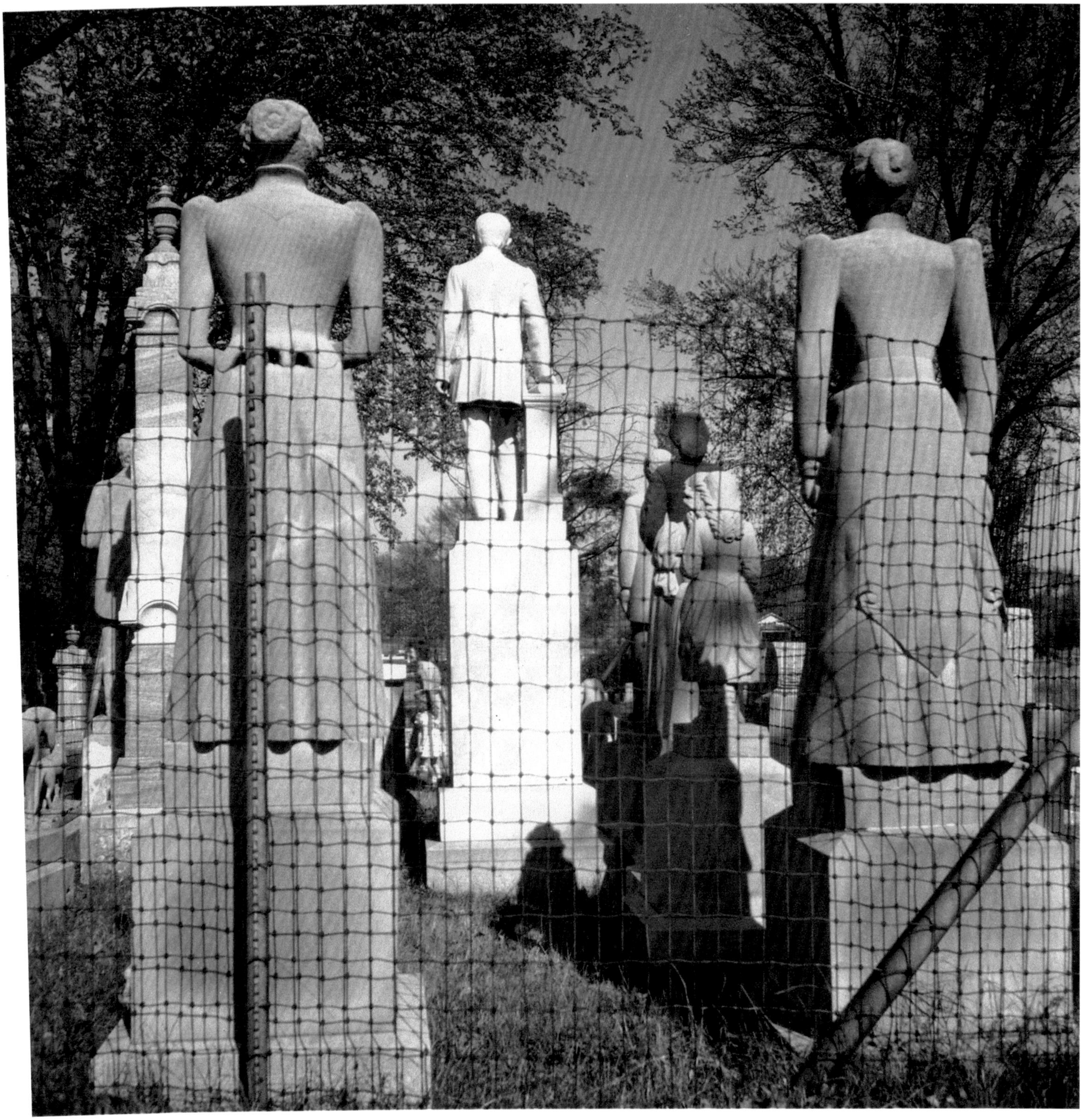

123 Woodbridge Family Monument, Mansfield, Kentucky ca. 1945
Grabmal der Familie Woodbridge
Monument funéraire de la famille Woodbridge
ウッドブリッジ家の墓碑 ケンタッキー州 マンスフィールド